La cocina anticáncer

Título original: *La cuisine anticancer*

Primera edición: noviembre de 2016

© 2016, David Khayat
© 2016, Odile Jacob
© 2016, de la presente edición en castellano para todo el mundo:
Penguin Random House Grupo Editorial, S.A.U.
Travessera de Gràcia, 47-49. 08021 Barcelona
© 2016, Àngels Polo Mañá, por la traducción

Printed in Spain — Impreso en España

Fotografías: Pierre-Louis Viel
Estilismo: Valéry Drouet
Fotografías pp. 8, 10, 11 y 384: Philippe Vaurès Santamaria
Fotografía p. 12: © DRFP@leemage
Maquetación: gama, sl

ISBN: 978-84-16449-78-1
Depósito legal: B-19.703-2016

Impreso en Impuls 45
Granollers (Barcelona)

DO 4 9 7 8 1

Penguin
Random House
Grupo Editorial

Prof. David Khayat
Cécile Khayat

La cocina anticáncer

con la colaboración de Nathalie Hutter-Lardeau

Grijalbo

Introducción
del profesor David Khayat

Prevenir el cáncer sigue siendo el mejor modo de evitar el sufrimiento que genera la enfermedad, los tratamientos y el dolor. Sin embargo, prevenir esta enfermedad es todavía un gran desafío. En primer lugar, debido a su prevalencia: en Francia, uno de cada dos hombres y una de cada tres mujeres están o estarán afectados por el cáncer a lo largo de su vida. En segundo lugar, porque desde hace más de diez años el cáncer se ha convertido en la primera causa de mortalidad en nuestro país, igual que, por cierto, en otros lugares del mundo. Y finalmente, porque, tanto desde el punto de vista médico como científico, y a pesar de los increíbles avances realizados durante estos últimos años, el cáncer sigue siendo un gran campo por explorar.

¿Podemos hacer algo para intentar reducir el riesgo de que ese mecanismo infernal se active y se establezca en nuestro cuerpo? La respuesta es sí, y es una suerte. Por supuesto, no estamos afirmando, ni afirmaremos nunca, que nuestro destino, en lo que al cáncer se refiere, esté real y totalmente en nuestras manos. ¡No es tan fácil!

Eso sí, mediante ciertos hábitos de vida podemos reducir en alguna medida nuestro riesgo de sufrir cáncer. Las reglas para ello son relativamente sencillas y, al fin y al cabo, constituyen, ni más ni menos, las bases de una vida saludable.

● No fumar, porque el tabaco es el responsable del 30 % de los cánceres. Y para los que aún fuman a pesar de todos los mensajes de alerta, esperemos que un día no muy lejano tengamos cigarrillos menos cancerígenos.

● Hacer ejercicio físico de forma regular y evitar el exceso de peso, ya que actualmente está demostrado que la obesidad y el sedentarismo son causas de cáncer.

● Vacunarse o seguir los tratamientos preventivos de las enfermedades que derivan en algunos cánceres, como los de hígado, ganglios, cuello del útero, pene, ano, boca, estómago, entre otros...

● Evitar la exposición al sol, sobre todo durante la infancia, pero también en la edad adulta.

La alimentación es responsable de aproximadamente un 20 % de los cánceres. Y no solo de los cánceres digestivos, sino también de los cánceres de mama, próstata y otros muchos. Un cáncer de cada cinco se debe a lo que comemos, a cómo elegimos nuestros alimentos y también al modo de prepararlos.

Comer mejor y de forma más saludable es el objetivo de este libro de cocina que mi hija Céline —pastelera de profesión y que conoce también la cocina, ya que regentó un restaurante en París— y yo mismo hemos escrito para ti.

A continuación enumero algunas reglas sencillas que pueden ayudarte.

- Diversifica tu alimentación, sigue las estaciones: por ejemplo, tomar zumo de naranja cada día podría aumentar el riesgo de desarrollar cáncer de piel. Es en invierno cuando debe tomarse.

- Diversifica los métodos de cocción.

- Cocinar en la barbacoa o en el wok es claramente cancerígeno. Así que, no abuses de estos métodos.

- Evita marcar los alimentos en la llama, que no haya nada «negro» por encima, porque ese «negro» en realidad es de la misma naturaleza que el humo del tabaco y, por consiguiente, comporta los mismos riesgos.

- Controla tu peso, principalmente con el ejercicio físico, como ya hemos mencionado.

Hemos seleccionado alimentos beneficiosos para tu salud, los hemos clasificado por estaciones, e incluido todos sus datos históricos, nutricionales, gustativos y, con estos 60 productos, hemos preparado 120 recetas saludables. Son sabrosas y sanas, porque sí es posible cocinar platos que sean agradables al paladar, al tiempo que resultan beneficiosos para la salud. Son muy fáciles y bastante rápidas de elaborar, cualidades que debe tener la cocina de cada día para adaptarse a la vida moderna. No son caras, ya que en mi opinión, en este aspecto, como en tantos otros, el dinero no debe marcar la diferencia. Las hemos probado todas. Y las hemos ido variando hasta estar satisfechos de ellas desde todos los puntos de vista.

En definitiva, lo que recomendamos con estas recetas es comer un poco menos de carne (aunque la que consumimos en Francia probablemente no sea cancerígena), un poco más de verduras frescas, proteínas procedentes de las legumbres y, en general, comidas menos abundantes, menos azucaradas, menos saladas y menos grasas.

Estas 120 recetas reflejan la filosofía del «placer con salud», que debe ser, en nuestra opinión, la base de la cocina del futuro.

Por tanto, te ofrecemos este libro para que cocines recetas más sanas manteniendo el sabor de las cosas buenas.

Unas recetas deliciosas, fáciles de preparar para todos, hombres o mujeres.

Ahora te toca a ti cocinarlas.

¡Buen provecho y... buena salud!

ÍNDICE

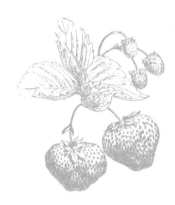

PRIMAVERA

VERANO

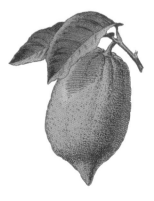

OTOÑO

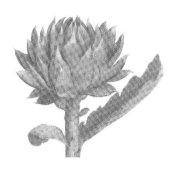

INVIERNO

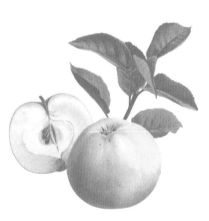

ORGANIZACIÓN GENERAL

PARA EMPEZAR

1. Comprueba la lista de ingredientes. ¡No hay nada más frustrante que darse cuenta de que te falta uno en plena preparación de una receta!

2. Lee la receta antes de empezar para saber qué tendrás que hacer y evitar sorpresas desagradables. Así también podrás preparar todos los utensilios necesarios.

3. Ten siempre una tabla grande, un cuchillo y un paño de cocina listos para utilizar, y un bol grande sobre la encimera para ir dejando los residuos y así ahorrar tiempo.

4. Ve limpiando la encimera mientras vayas cocinando. Créeme, al final te alegrarás de haberlo hecho.

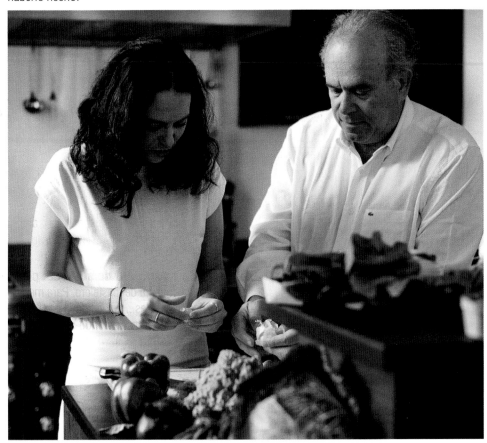

5. Ahorra tiempo: enciende el horno en cuanto empieces a cocinar. Haz lo mismo con una hervidora o una cacerola con agua caliente. Cuando hay que cocinar rápidamente, ganarás unos valiosos minutos.

6. Para evitar las prisas y el estrés, ¡haz los preparativos con antelación! Muchos de ellos (lavar, cortar las verduras, etc.) pueden hacerse la víspera para que el mismo día solo tengas que ocuparte de cocer.

7. Prepara siempre un poco más: unos cuantos guisantes sobrantes que guardarás para otra receta, o un ragú que congelarás y que será perfecto para otra cena. ¡No te arrepentirás!

8. ¡Prueba, prueba y prueba! No olvides probarlo todo en cada fase. No todos los ingredientes tienen siempre el mismo sabor; las frutas y verduras cambian con las estaciones, por lo que no dudes en probar.

9. Cuidado con los aliños; se trata de hacer una cocina sabrosa, por supuesto, pero saludable. No abuses de la sal ni de las materias grasas, compénsalo con especias, pimienta o semillas, que darán sabor a tus platos.

10. Las recetas de este libro son, ante todo, una fuente de inspiración, no una biblia culinaria. Confía en ti mismo, sigue tus gustos y no dudes en hacer algunos ajustes si fuera necesario, ya sea un ingrediente o la presentación del plato.

UTENSILIOS NECESARIOS

Balanza: es indispensable, sobre todo para la pastelería, que requiere mucha precisión.

Cuchara de helado: muy práctica y no solo para los helados. Permite hacer porciones para albóndigas de carne, galletas...

Pelador de verduras: el clásico, que también puede utilizarse para hacer tallarines de verduras o virutas de chocolate.

Cuchillo grande bien afilado: ¡es LA BASE! No hace falta decir más; sin él, nada funciona.

Tarros de cristal de distintos tamaños: para conservar algunas salsas, mermeladas o encurtidos, y un bonito detalle decorativo para tus estantes.

Mandolina: para conseguir fácilmente un corte fino y regular. Pero ¡cuidado con los dedos!

Túrmix o batidora: no importa la forma, si es de brazo o no, ¡ahorrarás tiempo y fregarás menos cacharros!

Pinzas de metal: ¡es el utensilio más práctico! Sirve para todo, desde dar la vuelta a un trozo de carne hasta remover la pasta; en resumen, una extensión de tus dedos que no teme el calor.

Pincel: muy útil para obtener bonitos acabados, pero asegúrate de que sean pinceles para uso alimentario.

Prensador de ajos: es muy práctico, ahorra mucho tiempo, incluso se puede introducir el ajo entero con la piel.

Espátula o espátula de silicona: podría llamarse la cuchara del pastelero. Para mezclar y rebañar los bordes... ¡lo sentimos por los que siempre quieren lamer el fondo de la cacerola cuando ya hemos terminado de cocinar!

Rallador Microplane®: perfecto para rallar finamente parmesano o cáscara de cítricos, es el utensilio que permite obtener un acabado profesional de todos tus platos. Se puede comprar en tiendas de cocina o por internet.

EXPLICACIÓN DE ALGUNOS TÉRMINOS

Preparación base: ¡es la palabra clave del pastelero! Designa las masas, cremas, mousses... en resumen, los elementos que crean las bases de un postre o de un plato.

Baño María: cocción en un recipiente colocado encima o dentro de una cacerola con agua hirviendo. Por lo tanto, la cocción se hace de forma indirecta y suavemente.

Mantequilla pomada: hablamos de mantequilla pomada cuando la dejamos reblandecer a temperatura ambiente y la trabajamos para obtener una consistencia lisa y ligera.

Blanquear: en general, en cuanto a las verduras, blanquear significa precocerlas en agua hirviendo. No olvides tener cerca un gran bol con agua helada para sumergir las verduras una vez blanqueadas, pues eso detendrá la cocción y hará que conserven un color intenso.

Encamisar: consiste en untar un molde con mantequilla, luego espolvorearlo con azúcar o harina, o simplemente forrarlo con papel vegetal, para evitar que la preparación se pegue. Un proceso que a menudo es indispensable.

Picar: cortar más o menos finamente, sobre todo, hierbas. Aunque, en general, prefiero cortar las hierbas en grandes trozos, para que tengan más sabor y visualmente sean más atractivas.

Desglasar: añadir un líquido, a menudo vino o caldo, para recoger los jugos de cocción.

Marinar: técnica que consiste en macerar los alimentos con especias o condimentos. Estos últimos impregnarán la carne para darle más sabor. Un pequeño truco: ¡haz unas incisiones para que la marinada penetre bien!

Escaldar: este término significa sumergir en agua hirviendo un ingrediente para pelarlo fácilmente. Se hace con los tomates, que luego se sumergen en agua con hielo antes de pelarlos.

Mojar: se trata de añadir caldo o agua a un plato, principalmente en las cocciones lentas, como en un risotto.

Escalfar: el alimento se cuece en agua próxima al punto de ebullición, por lo que es una cocción sin grasa.

Temperar: para el chocolate, consiste en hacerlo pasar por tres temperaturas diferentes para que esté brillante y sea fácil de trabajar. También se hace con los bombones o las placas de chocolate.

Tornear: referido a las verduras, en particular a las alcachofas. Significa dar forma a la verdura quitando las partes externas poco a poco para conservar solo la parte comestible del centro. En el caso de las alcachofas, se retira la base y todas las hojas exteriores.

Rallar: referido a los cítricos, es la acción de retirar la cáscara para luego aromatizar una preparación. Se puede sacar el máximo de cáscara con un rallador Microplane® o con un pelador de verduras, y, sobre todo, hay que evitar la parte blanca porque es muy amarga.

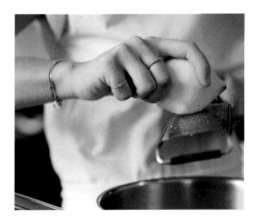

CONSEJOS DE SALUD

REGLAS BÁSICAS

1. Consume preferentemente productos artesanales, de la zona, de agricultura sostenible. Elige siempre productos con la menor cantidad de pesticidas posible.

2. Lava cuidadosamente las frutas y las verduras, incluso con un poco de jabón, antes de enjuagarlas y pelarlas.

3. Pela las frutas y las verduras, algo obligatorio cuando se trate de coles y todo tipo de ensaladas.

4. Diversifica los métodos de cocción: preparar los alimentos al vapor o a fuego lento, el asado y el salteado ligero en sartén son mucho mejores para la salud.

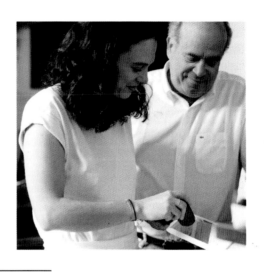

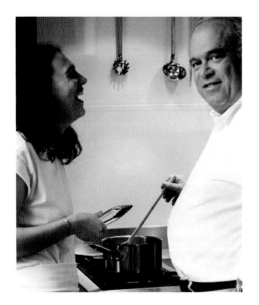

LOS MÉTODOS DE COCCIÓN ACONSEJABLES

Cocción al vapor: los alimentos no se cuecen por el calor directo del fuego, sino por el vapor que produce el agua hirviendo.

Cocción en papillote: una cocción dentro de papel vegetal que conserva todos los aromas del producto. Y cuando se abre, ¡maravillosas fragancias a raudales! Esta cocción también permite no añadir demasiada materia grasa.

Saltear: método que consiste en cocer rápidamente carnes o verduras con poca materia grasa. El alimento conserva así todos sus aromas y vitaminas.

Asar: una cocción más lenta, en el horno, que mantiene tiernos los alimentos y que también requiere poca materia grasa.

CÓMO LEER ESTE LIBRO

Para cada estación, hemos seleccionado varios productos por sus propiedades anticancerígenas. Cada uno de ellos es protagonista de dos recetas sanas y deliciosas para que aproveches sus beneficios al tiempo que disfrutas de ellas.

PÁGINAS DE PRODUCTOS

LOS ARÁNDANOS Y LOS FRUTOS ROJOS

Pequeños frutos repletos de propiedades antioxidantes y anticancerígenas excepcionales que debemos tener en cuenta si queremos prevenir la aparición del cáncer.

Los frutos rojos pertenecen a tres categorías diferentes de frutas: las bayas como el arándano y la grosella negra, las drupas como la frambuesa y la cereza y los pseudofrutos como la fresa.
Hoy en día, estos pequeños y deliciosos frutos crecen en todos los continentes, pero no todos tienen el mismo origen. La fresa crecía en estado silvestre en América, Europa y Asia, mientras que el arándano, el aciano (variedad del arándano) y el arándano rojo eran originarios de América del Norte. Repletos de agua y sabrosas fragancias, primero fueron la delicia de los cazadores-recolectores y luego de los hombres modernos. La leyenda divina sobre el color rojo de las frambuesas es de origen griego. Los amerindios, conscientes de la excepcional calidad nutricional de los arándanos y de los acianos, profesaban un verdadero culto a estas bayas. Probablemente ya se habían dado cuenta de que comer con fruición frutos rojos ¡no es un pecado sino un acto saludable!

PROPIEDADES ANTICANCERÍGENAS

Protección del sistema digestivo y del colon en particular

● Los frutos rojos son una fuente excelente de fitocompuestos con propiedades antioxidantes y anticancerígenas, entre los cuales destacan el ácido elágico, las antocianidinas y las proantocianidinas.
Según los resultados de algunos estudios, el ácido elágico, a través de varios mecanismos, permite la inhibición de la proliferación de las células cancerosas, la activación de su autodestrucción, rompiendo las conexiones entre los agentes cancerígenos y el ADN, y el bloqueo de la construcción de redes de vasos sanguíneos que alimentan el tumor para que se desarrolle. Se trata, pues, de una molécula formidable con una eficacia demostrada que sería una lástima no aprovechar.
● Las antocianidinas y las proantocianidinas, responsables del color rojo y negro azulado de los frutos rojos, muestran propiedades similares en los estudios realizados.

162

● Los frutos rojos son también una excelente fuente de fibra que favorece el buen funcionamiento del tránsito intestinal, por lo que prevendría el cáncer colorrectal.
● Por último, en un estudio reciente publicado por el *British Journal of Nutrition*, se demostró que los mayores consumidores de frutos rojos tenían un riesgo significativamente menor de desarrollar un cáncer de colon en comparación con los que consumían menos.

BENEFICIOS NUTRICIONALES

Los frutos rojos son verdaderas reservas de vitamina C, una sustancia antioxidante llamada también ácido ascórbico, que parece particularmente beneficiosa en la prevención de ciertas enfermedades como el cáncer. También son una fuente de manganeso y aportan grandes cantidades de vitamina B9, una vitamina que interviene, entre otras, en la síntesis de proteínas y en la reproducción celular.

Valores nutricionales por 100 gramos	Frutos rojos (frambuesa, fresa, grosella, grosella negra)
Energía	47 kcal
Agua	86 g
Glúcidos	5,3 g
Fibra	4,6 g

COMPRARLOS Y COCINARLOS

Frescos o congelados. Cuando llega el verano, vemos aparecer en tiendas y mercados pequeñas cestas llenas de fresas, frambuesas o cerezas. El resto del año, tenemos que recurrir a los congelados para poder disfrutar de estos hermosos frutos. Con excepción de la fresa, los frutos rojos se congelan muy bien. Además, el congelado tiene la ventaja de conservar las cualidades nutricionales de los frutos. Si quieres aprovechar al máximo la vitamina C presente en los frutos rojos, lo mejor es consumirlos crudos, pues esta vitamina es sensible al efecto del calor.
Saborearlos. Los más golosos que no pueden resistirse a ellos, solo tienen que variar las formas de tomarlos. Por ejemplo, los frutos rojos crudos son exquisitos en una ensalada acompañados con requesón, en zumo o en batidos mezclados con otras frutas, pero también con muesli o granola caseros en el desayuno.

163

● Se destacan las principales propiedades anticancerígenas del producto.

● Los valores nutricionales y las principales aportaciones de cada producto se exponen según las siguientes fuentes: la tabla Ciqual, Anses (referencia francesa, enlace: https://pro.anses. fr/tableciqual/) y el USDA National Nutrient Database, Departamento de Agricultura de Estados Unidos (referencia estadounidense, enlace: https://ndb.nal. usda.gov/), salvo que se indique lo contrario.

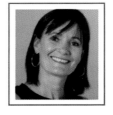

«Cada uno de los alimentos presentados es una delicia para el paladar y una fuente de beneficios, cuyo alcance no se conoce aún. En estas páginas, nos hemos esforzado por transcribir todas las propiedades anticancerígenas demostradas por los datos científicos actuales.»

NATHALIE HUTTER-LARDEAU

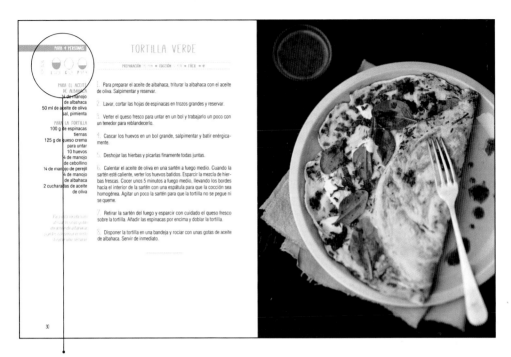

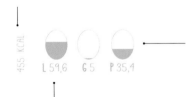

Para cada receta, indicamos:

- El valor calórico
de cada ración.

- Estos pequeños símbolos, más o menos llenos según los porcentajes, te permiten saber de un solo vistazo si el plato es rico en grasas, azúcares o proteínas.

- Los porcentajes de lípidos, glúcidos (carbohidratos) y proteínas.

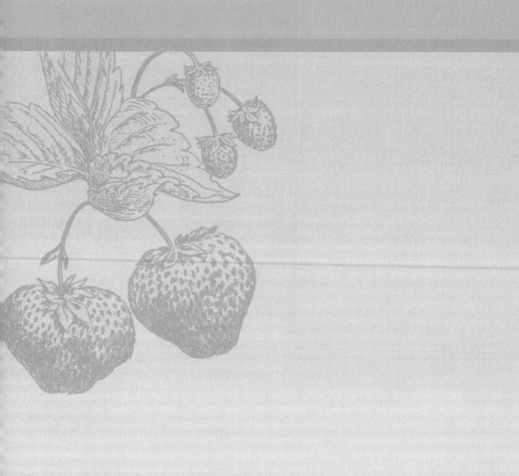

PRIMAVERA

EL AJO

Utilizado en todas las grandes civilizaciones antiguas como protector de la salud, el ajo tiene propiedades anticancerígenas, que en la actualidad se han demostrado científicamente. Hay numerosos modos de aprovechar sus beneficios sin el inconveniente de su pronunciado olor. ¡No lo dejes de lado!

El ajo procede de una planta perenne de la familia de las aliáceas. Una cabeza de ajo se compone de dientes, entre tres y veinte, que se utilizan como condimento. Su cultivo, que se remonta a más de cinco mil años atrás, empezó probablemente en Asia y en Oriente Medio antes de extenderse por Occidente.

Durante mucho tiempo, el fuerte olor del ajo hizo que fuera menospreciado por los nobles. Sin embargo, es un símbolo de fuerza y sus beneficios son reconocidos desde la Antigüedad. Las primeras noticias de su uso con fines medicinales se remontan al Antiguo Egipto. Los restos arqueológicos indican que el ajo se utilizaba en todas las grandes civilizaciones antiguas para cuidar la salud y tratar las enfermedades.

Son tantas sus propiedades que pertenece al grupo de alimentos altamente recomendados como parte de una dieta sana y preventiva. Igual que la granada, la cúrcuma y el té verde, se recomienda consumirlo con frecuencia.

PROPIEDADES ANTICANCERÍGENAS

Protección del sistema digestivo

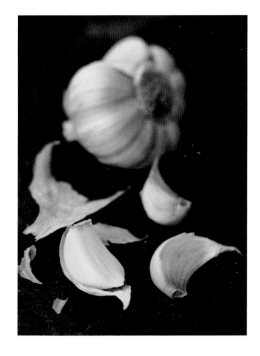

● Las aliáceas tienen la particularidad de contener en abundancia ciertas moléculas que, una vez roto el tejido vegetal, se transforman en compuestos de azufre muy reactivos. Uno de ellos, la alicina, se produce al triturar el ajo al cocinar o al masticar. Tiene propiedades antioxidantes, anticarcinógenas, antivíricas y desintoxicantes.

● Consumir hortalizas de la familia de las aliáceas puede tener un efecto protector contra los cánceres del sistema digestivo, especialmente de estómago, intestinos y esófago.

● Estudios epidemiológicos han demostrado el efecto beneficioso del ajo en la prevención de algunos cánceres. Así, se ha visto que las poblaciones con mayor consumo de ajo (6 dientes por semana) tenían un 30 % menos de riesgo de desarrollar un cáncer colorrectal; en el caso del cáncer de estómago, este riesgo disminuye en un 50 %. Otros estudios también sugieren una correlación positiva entre consumo de ajo y menor riesgo de cáncer de próstata y de mama.

● Según la literatura científica, la alicina y los demás compuestos activos del ajo están implicados en varios mecanismos de protección del organismo. Muestran una capacidad para eliminar sustancias extrañas que pueden causar daños en el ADN y para inhibir el crecimiento de las células cancerosas.

BENEFICIOS NUTRICIONALES

A igual peso, el ajo posee más propiedades antioxidantes que la mayoría de frutas y verduras. Incluso si se consume en pequeñas cantidades, constituye un superalimento muy interesante para completar los aportes nutricionales diarios. Sus propiedades provienen de su contenido en vitaminas, minerales y compuestos de fenol y de azufre; es rico en manganeso, fósforo, potasio, cobre, vitamina B6 y vitamina C, y también contiene selenio, de propiedades antioxidantes reconocidas, así como tocoferoles, polifenoles y flavonoides.

Valores nutricionales por 100 gramos	Ajo crudo
Energía	93 kcal
Proteínas	7,1 g
Fibra	1,8 g

COMPRARLO Y COCINARLO

Para aprovechar sus beneficios. Es preferible pelar y aplastar los dientes de ajo antes de cocinarlos. Al triturar los tejidos vegetales, se desencadena la formación de un compuesto sulfuroso, la alinasa, cuya capacidad para inhibir el crecimiento de las células cancerosas se ha demostrado en los laboratorios.

Crudo o cocido. La temperatura y el tiempo de cocción influyen en el contenido de compuestos sulfurosos del ajo y en sus propiedades antioxidantes. Las propiedades protectoras del ajo son mayores si no se ha sometido a cocción. Por ejemplo, la alinasa es muy poco resistente al efecto del calor.

En la cocina. Se pueden aplicar estos consejos utilizando preferentemente el ajo crudo y picado en ensaladas variadas, sopas de verduras, platos de carne, pollo o pescado. También es esencial para realzar el sabor de un plato, al igual que las especias, y disminuir así el contenido de materias grasas y sal en las preparaciones culinarias.

COBBLER CON AJO ASADO Y TOMATES CHERRY

PREPARACIÓN 20 MIN ● COCCIÓN 1 H ● MEDIO ● €

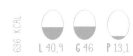

636 KCAL
L 40,9   G 46   P 13,1

2 cabezas de ajo
1 kg de tomates cherry amarillos y rojos
3 cucharadas de aceite de oliva

PARA LA MASA
150 g de harina
30 g de parmesano
30 g de polenta
1 sobre de levadura en polvo
1 cucharadita de tomillo
1 cucharadita de romero seco
140 g de mantequilla
4 cucharadas de leche
sal, pimienta

ACABADO
20 g de parmesano

1. Precalentar el horno a 200 °C.

2. Cortar el extremo superior de las cabezas de ajo y ponerlas enteras en una fuente cubierta con papel vegetal, verter 1 cucharada de aceite de oliva y hornear de 30 a 40 minutos vigilando la cocción.

3. Mientras, en una sartén que pueda ir al horno o en una cacerola, rehogar los tomates cherry con 2 cucharadas de aceite de oliva durante 15 minutos a fuego suave y tapado. Sazonar, destapar la cacerola y cocer a fuego medio 10 minutos más. Remover a menudo vigilando que los tomates no se aplasten demasiado. Reservar fuera del fuego.

4. Para preparar la masa del cobbler, poner la harina, el parmesano, la polenta, la levadura y las hierbas en un bol. Salpimentar y añadir la mantequilla bien fría cortada en daditos. Con la punta de los dedos, frotar la mantequilla con la mezcla de ingredientes secos para integrarla, como si fuera un crumble. Luego, alisar la mezcla entre las palmas de las manos, sin dejar trozos grandes. Añadir la leche poco a poco mezclando. Cuando la leche esté bien incorporada, dejar de mezclar. Debe quedar una masa bastante espesa.

5. Sacar el ajo del horno y bajar la temperatura a 190 °C. Extraer la pulpa de los dientes de ajo de la piel; como estarán muy blandos, saldrá fácilmente. Aplastarlos para obtener un puré y añadir con cuidado este puré de ajo asado a los tomates mezclando bien.

6. Con una cuchara, formar bolas pequeñas de masa de igual tamaño y repartirlas sobre la mezcla de tomates y ajo en la sartén o en la cacerola. Esparcir el parmesano y hornear 30 minutos hasta que el cobbler esté bien dorado.

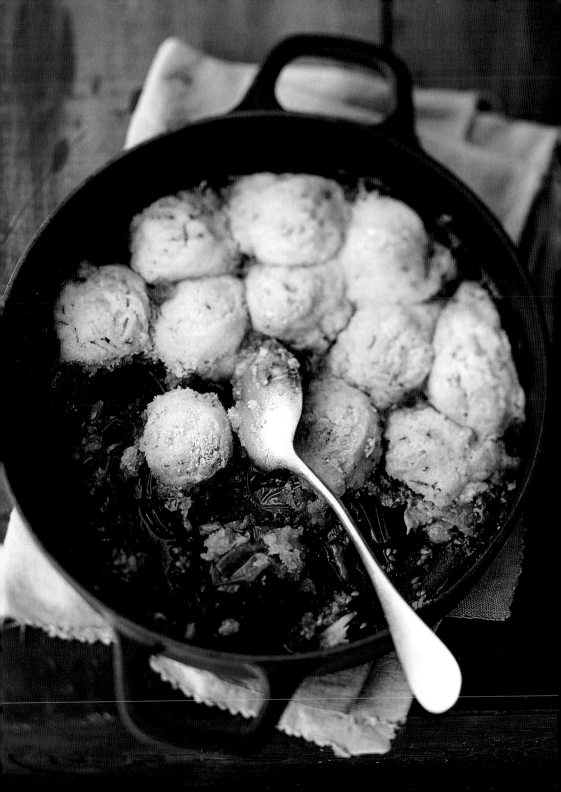

ENSALADA CÉSAR LIGERA

572 KCAL   L 37,2   G 8,8   P 53,6

8 cogollos
2 chalotas pequeñas
600 g de pechuga
de pollo
1 cucharada de aceite
de oliva
40 g de virutas de
parmesano

PARA LA VINAGRETA
4 dientes de ajo
2 filetes de anchoa
4 cucharadas de vinagre
de vino
6 cucharadas de aceite
de oliva
6 cucharadas de agua
2 cucharaditas
de mostaza a la antigua
1 aguacate
30 g de parmesano
sal, pimienta

1. Cortar los cogollos en cuatro a lo largo y disponerlos en una fuente de servir.

2. Cortar finamente las chalotas y esparcirlas por encima de los cogollos.

3. Salpimentar las pechugas de pollo.

4. Calentar ligeramente el aceite de oliva en una sartén, marcar las pechugas de pollo a fuego vivo de 2 a 3 minutos por un lado, luego 2 o 3 minutos por el otro. Bajar el fuego y dejar cocer otros 2 o 3 minutos. Apagar el fuego y tapar la sartén. Dejar reposar las pechugas para que acaben de cocerse en la sartén todavía caliente.

5. Mientras, preparar la vinagreta triturando todos los ingredientes. El aguacate, que también liga la salsa pero es más saludable, sustituye el huevo y la nata líquida de la salsa César tradicional.

6. Verter la vinagreta sobre la ensalada.

7. Cortar las pechugas de pollo en lonchas al bies y colocarlas sobre la ensalada.

8. Acabar con las virutas de parmesano, y ¡solo queda saborearlo!

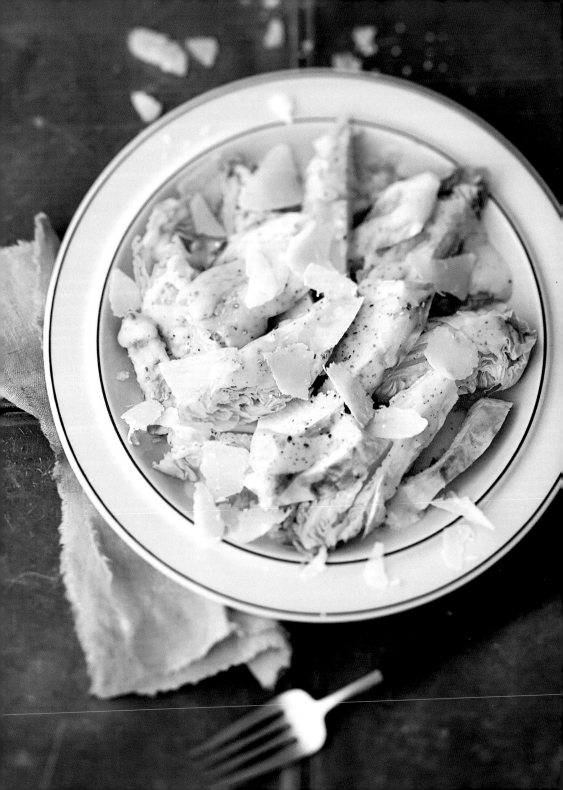

LA BAYA DE GOJI

No dudes en probar estas deliciosas bayas exóticas que han sabido seducir por su alto contenido en antioxidantes y su acción protectora del organismo. Puedes utilizarlas para aderezar postres, meriendas e incluso en desayunos.

La baya de goji es una fruta de aspecto atractivo, pequeña, oval y carnosa procedente del cambrón (*Lycium barbarum*), un arbusto de la familia de las solanáceas, igual que el tomate, el pimiento y la berenjena. Por su color rojo brillante y su forma alargada, la baya de goji fresca se asemeja a un tomate cherry.

Muy apreciada por sus numerosas virtudes, hoy se puede encontrar en los comercios de varias formas: seca, en polvo o en zumo. Su nombre, goji, proviene del tibetano *gou qi zi*, que significa «el fruto de la felicidad».

Ha ganado adeptos gracias a su elevado contenido en antioxidantes, pero no es este su único beneficio: protege el hígado, los ojos y los riñones, estimula el sistema inmunitario, ralentiza el envejecimiento neurológico, tiene efectos antiinflamatorios. Ofrece tantos beneficios que se considera un superfruto.

PROPIEDADES ANTICANCERÍGENAS

Lucha contra la inflamación ● Favorece la destrucción de las células dañadas

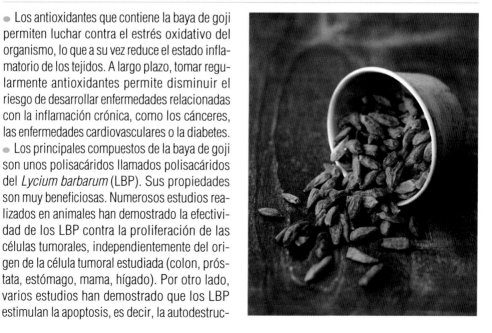

● Los antioxidantes que contiene la baya de goji permiten luchar contra el estrés oxidativo del organismo, lo que a su vez reduce el estado inflamatorio de los tejidos. A largo plazo, tomar regularmente antioxidantes permite disminuir el riesgo de desarrollar enfermedades relacionadas con la inflamación crónica, como los cánceres, las enfermedades cardiovasculares o la diabetes.

● Los principales compuestos de la baya de goji son unos polisacáridos llamados polisacáridos del *Lycium barbarum* (LBP). Sus propiedades son muy beneficiosas. Numerosos estudios realizados en animales han demostrado la efectividad de los LBP contra la proliferación de las células tumorales, independientemente del origen de la célula tumoral estudiada (colon, próstata, estómago, mama, hígado). Por otro lado, varios estudios han demostrado que los LBP estimulan la apoptosis, es decir, la autodestrucción de las células dañadas actuando directamente contra el crecimiento de los tejidos cancerosos y obligando a las células cancerosas a suicidarse.

● La baya de goji también contiene niveles importantes de fibra alimentaria soluble, que las bacterias autóctonas de la flora intestinal utilizan en el colon. El resultado es una producción local de compuestos que pueden desempeñar un papel beneficioso en la prevención de enfermedades intestinales, principalmente el cáncer de colon.

BENEFICIOS NUTRICIONALES

La baya de goji seca es un concentrado de nutrientes, vitaminas y minerales, lo que le confiere un excelente papel de complemento de la alimentación cotidiana. Al ser muy rica en azúcares simples, no se debe comer en exceso a diario: una porción de 30 g basta para obtener los beneficios de la baya de goji sin ningún efecto para el azúcar en sangre.

La baya de goji es también una fuente de vitamina E y de vitamina C, y aporta otros antioxidantes, como polisacáridos, carotenoides o flavonoides.

Valores nutricionales por 30 gramos	Bayas de goji disecadas*
Energía	104,7 kcal
Agua	2,3 g
Proteínas	4,3 g
Glúcidos (azúcares incluidos)	23,1 (13,7) g
Fibra	3,9 g

COMPRARLA Y COCINARLA

Preferiblemente ecológica. La baya de goji proviene casi exclusivamente de China. Los productos comercializados pueden tener altos contenidos de sulfitos, utilizados para preservar su color. Por lo tanto, es preferible escoger bayas de goji de agricultura ecológica.

Modo de empleo. Según la cocina china, las bayas de goji pueden consumirse de distintas formas y con alimentos diferentes según la estación. Por ejemplo, se podrían degustar secas en primavera, con té verde en verano, acompañadas con una fruta jugosa en otoño, y como guarnición de un plato de carne en invierno.

Pero, de acuerdo con tus gustos, también puedes completar tus platos o postres con esas pequeñas y sabrosas bayas; son deliciosas por la mañana con un poco de queso fresco o mezcladas con copos de avena. Y, para merendar, puedes elaborar barras de cereales caseras a base de goji, muesli y almendras: un verdadero placer para el cuerpo.

Aumentar su sabor. Para que tengan más sabor, se pueden rehidratar las bayas antes de consumirlas, por ejemplo, con té verde o zumo de granada. La textura será más tierna y sabrosa.

MÚSICOS DE CHOCOLATE CON BAYAS DE GOJI

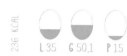

236 KCAL

L 35   G 50,1   P 15

PREPARACIÓN 40 MIN ● REPOSO 2 H EN LA NEVERA ● ELABORADO ● € €

50 g de bayas de goji secas
50 g de avellanas
30 g de pistachos
30 g de naranja confitada
300 g de chocolate negro para pastelería

MATERIAL ESPECÍFICO
Termómetro de cocción

1. Precalentar el horno a 180 °C.

2. Poner las avellanas sobre una placa forrada con papel vegetal y hornear, con el horno caliente, unos 10 minutos, hasta que estén ligeramente doradas. Dejar enfriar, partirlas en trozos grandes y reservar.

3. Hacer lo mismo con los pistachos. Una vez fríos, picarlos en trozos pequeños y reservar.

4. Cortar las naranjas confitadas en daditos y reservarlas también. Es importante tener todos los ingredientes preparados para que, una vez que el chocolate se haya fundido a la temperatura adecuada, puedan añadirse a la placa inmediatamente antes de que el chocolate se endurezca.

5. Para preparar el chocolate, hay que temperarlo para que esté brillante una vez se enfríe. Fundir el chocolate en un bol al baño María hasta 50 °C vigilando que no supere los 55 °C, pues de lo contrario se formarán unas aguas blancas sobre la placa de chocolate. Una vez alcanzada dicha temperatura, dejar enfriar el chocolate a 27-28 °C removiendo a menudo. Para que se enfríe más rápidamente, se puede sumergir el bol de chocolate fundido en uno de agua fría y seguir mezclando. Poner de nuevo el bol al baño María hasta que el chocolate alcance los 30-32 °C. El chocolate obtenido será perfecto para cualquier tipo de elaboración que requiera un acabado brillante, por ejemplo decoraciones de chocolate.

Si no dispones de termómetro, te aconsejo que fundas el chocolate suavemente al baño María sin calentarlo demasiado, y que añadas 1 cucharada de aceite neutro antes de utilizarlo: así obtendrás un chocolate menos mate.

6. Verter el chocolate en un molde o bandeja preferentemente cuadrado o rectangular. Esparcir las bayas de goji, las avellanas, la naranja confitada y acabar con los pistachos picados. Repartirlos bien para que en cada trozo haya un poco de todos los ingredientes. Dejar endurecer en la nevera durante 2 horas.

7. Desmoldar la placa y romperla en trozos para saborear los músicos.

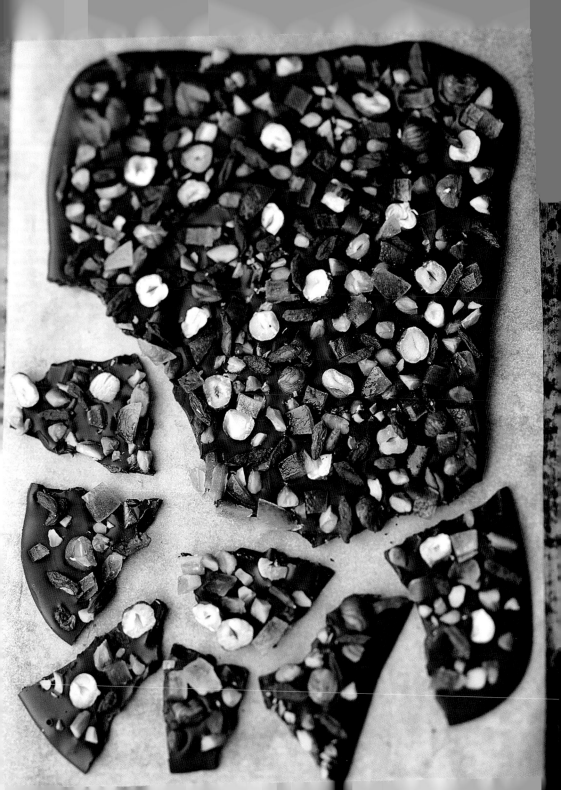

REFRESCO CON BAYAS DE GOJI

211 KCAL

L 2,2   G 90,9   P 7

PREPARACIÓN 2 H (O LA VÍSPERA) + 5 MIN ● FÁCIL ● € €

80 g de bayas de goji
2 limones
Un trozo de 30 g
de jengibre fresco
(con la piel)
4 cucharadas de miel
1 l de agua con gas
500 ml de agua
1 pomelo
½ manojo de menta

1. Poner en remojo las bayas de goji en 500 ml de agua al menos 2 horas antes, o la víspera, para reblandecerlas. Deben quedar completamente blandas.

2. En una batidora de vaso, verter las bayas de goji con el agua de remojo.

3. Añadir el zumo de un limón y medio, y reservar la mitad restante.

4. Pelar y rallar muy finamente el jengibre, añadirlo a la batidora junto con la miel. Triturar hasta obtener un líquido homogéneo.

5. Pasar el líquido por un colador y verterlo en una jarra llena de cubitos. Añadir el agua con gas para elaborar el refresco.

6. Cortar el resto de limón en rodajas, igual que el pomelo. Añadirlo todo al refresco.

7. Deshojar la menta, disponer las hojas en montoncitos y partirlas por la mitad aplastándolas ligeramente para que desprendan todo su aroma. Añadirlas al refresco.

8. Probar; debe quedar un sabor fresco, especiado con el jengibre, pero no demasiado ácido. Si lo estuviera, añadir un poco de miel al gusto.

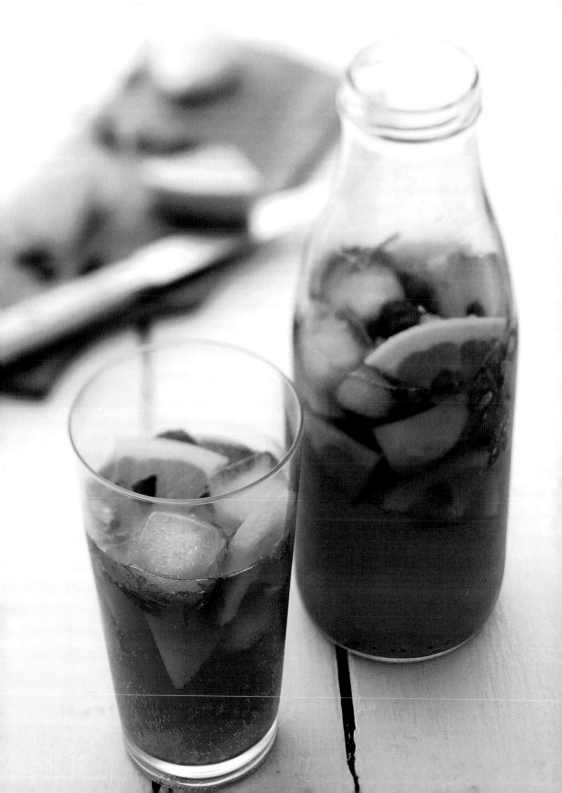

LA ALBAHACA

Planta aromática por excelencia, la albahaca se utiliza en todo el mundo
para realzar el sabor de las preparaciones culinarias. Su fragancia es reflejo
de su gran riqueza de polifenoles, unos compuestos de propiedades antioxidantes,
cuyo efecto beneficioso en la prevención del cáncer está demostrado.

Existen unas sesenta variedades de *Ocimum basilicum*. Entre estas, las más conocidas son
la albahaca común o «genovesa», que se caracteriza por sus grandes hojas verde esmeralda, la
albahaca de limón y la albahaca tailandesa. Todas ellas tienen fragancias y sabores distintos gracias
a los diferentes compuestos aromáticos que contienen. De este modo, ofrecen una amplia gama de
aromas, como anís, clavo, limón, jazmín, jengibre o incluso regaliz.
Originaria de Asia o de África, la albahaca ha ido pasando de una época y de una civilización a otra
dando lugar a numerosas leyendas. Varias de ellas están relacionadas con los escorpiones. Por
ejemplo, oler con insistencia la fragancia de la albahaca haría nacer escorpiones en el cerebro.

PROPIEDADES ANTICANCERÍGENAS

Limita la oxidación de las grasas y el crecimiento y proliferación de tumores ●
Actividad antivírica

● El aroma de la albahaca refleja su gran riqueza
en polifenoles aromáticos, que son compuestos
con propiedades antioxidantes. El principal de
ellos es el ácido rosmarínico, que actúa con la
vitamina E para aumentar sus propiedades. En
estudios con animales, los extractos de las
hojas de albahaca muestran una capacidad para
incrementar la respuesta antioxidante y limitar
la oxidación de las grasas. Esta aromática
hierba protege las células contra los daños causados por los radicales libres, principalmente
en el ADN.
● Además de su actividad antioxidante, algunas
moléculas actúan directamente sobre las células cancerosas para frenar su crecimiento y
activar su autodestrucción. Este es el caso del
ácido ursólico, que inhibe la proliferación de los
tumores impidiendo su división celular. Estas
observaciones se han efectuado en cánceres del
tipo mieloma. Los ensayos preclínicos realiza-

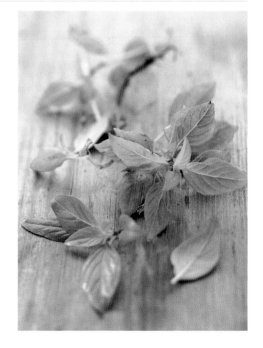

dos en ratones han puesto de manifiesto la capacidad de la albahaca para limitar el crecimiento del cáncer de piel.

● El consumo de albahaca también es beneficioso para las personas con hepatitis B, que, como consecuencia, tienen mayor riesgo de desarrollar un cáncer del tejido hepático. Esto es así porque la albahaca fomenta una potente actividad antivírica que actúa directamente sobre el virus de la hepatitis B.

BENEFICIOS NUTRICIONALES

Cinco hojas de albahaca (el equivalente a 2,5 g) aportan menos de una caloría. En cantidades superiores, la albahaca es muy recomendable por contener numerosas vitaminas y minerales, especialmente betacaroteno, vitamina C, calcio, potasio y hierro. También es una fuente de fibra alimentaria, que, a pesar de sus reconocidas propiedades para el tránsito intestinal, aún se consume en cantidades insuficientes.

Valores nutricionales por 100 gramos	Albahaca fresca
Energía	30,7 kcal
Agua	90 g
Proteínas	3,1 g
Fibra	3,4 g

COMPRARLA Y COCINARLA

Consejos de compra. Las hojas de albahaca deben presentar un color verde homogéneo, sin manchas, así como un aspecto liso y suave. Estas cualidades garantizan un producto muy fresco que aportará el máximo sabor. Si compras la albahaca en maceta, es aconsejable trasplantarla, colocarla en un lugar soleado y regarla regularmente, pero evitando que el agua se estanque. Las hojas de albahaca envasadas tienen que respirar a través de agujeros de aireación, así se conservarán unos días en el refrigerador.

Conservar sus cualidades. Los antioxidantes contenidos en la albahaca son sensibles al calor y pierden sus propiedades si se someten a demasiada cocción. Por lo tanto, es preferible incorporar las hojas al final de la preparación o finalizada la cocción en el momento de montar los platos.

Para disfrutar de sus beneficios. Se puede elaborar un pesto casero con hojas de albahaca común denominada «genovesa», simplemente triturando la albahaca con ajo y aceite de oliva. La salsa obtenida será una delicia para el paladar y para tu salud.

TORTILLA VERDE

424 KCAL L 57,3   G 5,3   P 37,4

PREPARACIÓN 30 MIN ● COCCIÓN 5 MIN ● FÁCIL ● €

PARA EL ACEITE
DE ALBAHACA
¼ de manojo
de albahaca
50 ml de aceite de oliva
sal, pimienta

PARA LA TORTILLA
100 g de espinacas
tiernas
125 g de queso crema
para untar
10 huevos
¼ de manojo
de cebollino
¼ de manojo de perejil
¼ de manojo
de albahaca
2 cucharadas de aceite
de oliva

Para esta receta solo
utilizarás unas gotas
de aceite de albahaca;
puedes conservar el resto
durante una semana.

1. Para preparar el aceite de albahaca, triturar la albahaca con el aceite de oliva. Salpimentar y reservar.

2. Lavar, cortar las hojas de espinacas en trozos grandes y reservar.

3. Verter el queso fresco para untar en un bol y trabajarlo un poco con un tenedor para reblandecerlo.

4. Cascar los huevos en un bol grande, salpimentar y batir enérgicamente.

5. Deshojar las hierbas y picarlas finamente todas juntas.

6. Calentar el aceite de oliva en una sartén a fuego medio. Cuando la sartén esté caliente, verter los huevos batidos. Esparcir la mezcla de hierbas frescas. Cocer unos 5 minutos a fuego medio, llevando los bordes hacia el interior de la sartén con una espátula para que la cocción sea homogénea. Agitar un poco la sartén para que la tortilla no se pegue ni se queme.

7. Retirar la sartén del fuego y esparcir con cuidado el queso fresco sobre la tortilla. Añadir las espinacas por encima y doblar la tortilla.

8. Disponer la tortilla en una bandeja y rociar con unas gotas de aceite de albahaca. Servir de inmediato.

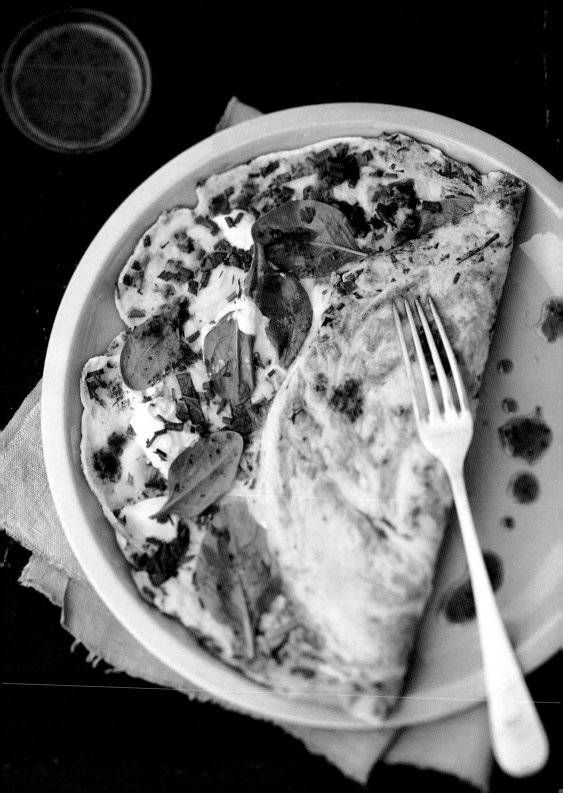

CAZUELA DE PESCADO

549 KCAL

L 8,6   G 15,2   P 76,2

PREPARACIÓN 20 MIN ● COCCIÓN 35 MIN ● FÁCIL ● € €

6 dientes de ajo
8 chalotas pequeñas
2 cucharadas de aceite
de oliva
2 hinojos
200 ml de vino blanco
500 g de tomates cherry
2 salmonetes en filetes
500 g de filetes
de bacalao
8 langostinos grandes
600 g de berberechos
dos pizcas de pimento
de Espelette
1 manojo de albahaca
½ manojo de eneldo
sal, pimienta

1. En una cacerola grande, rehogar los dientes de ajo y las chalotas, finamente picados, con el aceite de oliva, de 5 a 10 minutos.

2. Mientras, cortar el hinojo en láminas muy finas, si es posible con una mandolina.

3. Añadirlas a la cacerola, salpimentar y rehogar 5 minutos más.

4. Verter el vino blanco y los tomates cherry, tapar y dejar cocer 10 minutos a fuego suave.

5. Mientras, sazonar los filetes de pescado y los langostinos. Lavar los berberechos con agua fría.

6. Incorporarlos a la cacerola, mezclar con cuidado para no romper los filetes de pescado. Añadir el pimiento de Espelette.

7. Tapar de nuevo y dejar cocer 10 minutos, a fuego medio.

8. Mientras, deshojar y cortar las hierbas en trozos grandes.

9. Todos los filetes de pescado deben estar cocidos, los langostinos bien rosas y los berberechos abiertos. Si no es así, prolongar la cocción 5 minutos más.

Puedes aderezar este plato con unas gotas de aceite de albahaca (véase p. 30) en el momento de servir.

10. Probar, rectificar la sazón si fuera necesario y esparcir las hierbas por encima antes de servir.

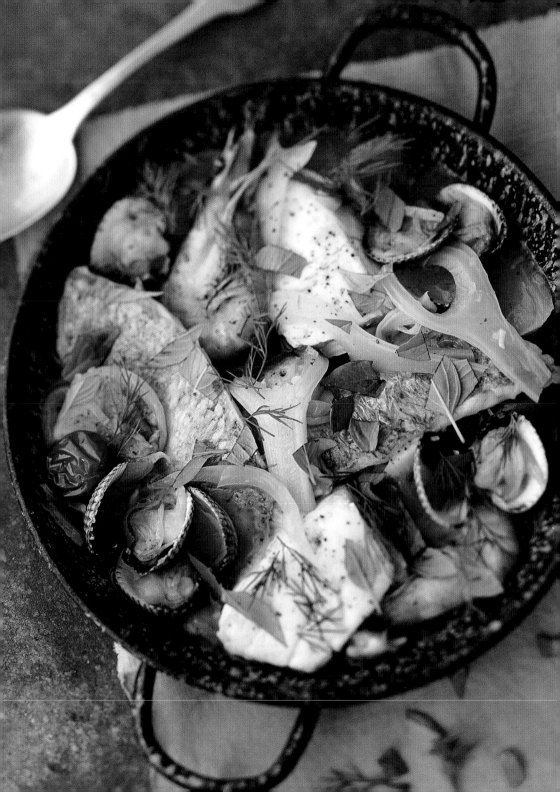

LA ACELGA

Hay que redescubrir esta antigua hortaliza que tiene todas las cualidades para ser apreciada, pues sus propiedades nutricionales, su riqueza en fibra y sus virtudes son innegables. La acelga contiene también fitocompuestos especialmente activos para la prevención del cáncer.

La acelga (*Beta vulgaris*), hortaliza de la familia de las amarantáceas, es una subespecie de remolacha de la que solo se consumen las hojas y las pencas (nervadura central muy carnosa que une la hoja al tallo). Dependiendo de la variedad, la penca de la acelga puede tener un color blanco, verde, naranja, rojo o violeta, que aportan color al plato. Sin embargo, actualmente la acelga no pasa su mejor momento, ya que es víctima de una imagen de verdura monótona y terrosa, una especie de «comida de pobres». Bien distinto era en la época grecorromana, cuando era muy apreciada tanto por su sabor como por sus propiedades medicinales. Hasta finales del siglo xix fue muy popular, y con el tiempo fue adquiriendo distintos nombres según las regiones: acelga, celga, beta, bleda, remolacha de hoja, armuelle y remolacha espinaca.

PROPIEDADES ANTICANCERÍGENAS

Protección del organismo contra el estrés oxidativo ● Protección del colon

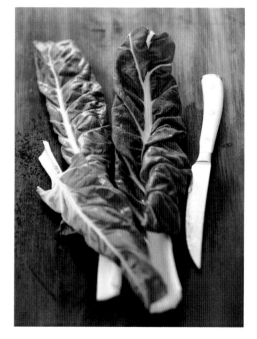

● Las hojas de acelga son ricas en carotenoides, como el betacaroteno y la luteína. Una dieta rica en betacaroteno se relaciona con un aumento de riesgo de cáncer de pulmón, pero solamente en los fumadores, que deberían evitar consumirlo en exceso.

● En cambio, los no fumadores no tienen razón para dudar, pues el betacaroteno es una de las sustancias que protegen el organismo contra el estrés oxidativo.

La acelga también contiene apigeninas, unos fitocompuestos de la familia de los flavonoides que, en el laboratorio, muestran la capacidad de inhibir la proliferación de las células cancerosas. Uno de los mecanismos que citan los investigadores es la capacidad de las apigeninas de provocar la muerte de las células cancerosas y, por consiguiente, de limitar el crecimiento incontrolado de los tejidos cancerosos. Las apigeninas también tienen una actividad antiinflamatoria que contribuye a disminuir a largo plazo el riesgo de desarrollar enfermedades crónicas como el cáncer o la diabetes. Por último, parece ser que la fibra de la acelga participa en la prevención del cáncer de colon gracias a su acción sobre el tránsito intestinal.

BENEFICIOS NUTRICIONALES

Rica en agua y muy poco calórica, la acelga presenta un interés nutricional similar a otras verduras más comunes, como el calabacín, las espinacas o la col. Aporta fibra alimentaria, que es beneficiosa para el tránsito intestinal. Hipócrates describe el zumo de acelga como un laxante, y también habla de los jugos purgantes y diuréticos de la planta. Por lo tanto, es ideal para las personas que sufren estreñimiento. Los romanos consideraban que la acelga era refrescante y emoliente. En cuanto a vitaminas y minerales, es rica en potasio y constituye una buena fuente de fósforo, magnesio, vitamina C y vitamina A.

Valores nutricionales por 100 gramos	Acelgas cocidas
Energía	20,6 kcal
Agua	92,6 g
Proteínas	1,9 g
Fibra	2,1 g

COMPRARLA Y COCINARLA

Múltiples recetas. Las acelgas tienen algo en común con las zanahorias y los salsifíes: su reputación se ha visto desacreditada por los comedores escolares. Nos las imaginamos frías, amargas, algo crudas y bañadas en una salsa sin sabor y de dudosa textura. Sin embargo, pueden ser deliciosas gratinadas, en un risotto, un flan, en crema o en una salsa italiana, acompañadas, por ejemplo, de albahaca, ajo, aceite de oliva y tomates. En Niza, podrían hablarnos durante horas de la famosa empanada de acelgas, una receta que tiene variantes tanto dulces como saladas y cuyo relleno se compone de acelgas, parmesano, piñones, pasas, azúcar, peras y... pastís. ¡Al final, esta verdura no es tan monótona como se piensa!

Saber escogerla. Comprueba que las hojas tengan un bonito color y que no estén estropeadas.

Prepararla. Las hojas y las pencas deben lavarse bien con abundante agua antes de cocerlas, lo que se hará por separado. Para minimizar la pérdida de vitaminas y minerales, hay que escoger métodos de cocción a temperatura moderada. Pero también se pueden preparar en salsas a fuego lento para servirlas con aves o pescado, y aderezarlas, si gusta, con especias orientales.

HOJALDRE CON ACELGAS

313 KCAL

L 28   G 46,2   P 25,8

PREPARACIÓN 30 MIN ● COCCIÓN 30 MIN ● FÁCIL ● €

30 g de piñones
400 g de acelgas
1 cebolla amarilla
2½ cucharadas
de aceite de oliva
8 hojas de pasta brick
2 cucharadas de ricotta
2 huevos
80 g de parmesano
sal, pimienta

1. Precalentar el horno a 180 °C.

2. Disponer los piñones en una placa forrada con papel vegetal y hornear unos 10 minutos hasta que estén dorados. Reservar.

3. Mientras, retirar la mitad de la parte blanca de las acelgas y cortarlas en trozos finos.

4. Cortar finamente la cebolla y rehogarlo todo en una sartén o cacerola con 1 cucharada de aceite de oliva de 10 a 15 minutos a fuego medio hasta que las acelgas estén bien blandas. Salpimentar.

5. Verter la preparación en un bol y dejar enfriar.

6. En una fuente que pueda ir al horno, colocar una primera hoja de brick. Con un pincel, untarla ligeramente con aceite de oliva. Repetir la operación con 3 hojas más de brick.

7. Para preparar el relleno, mezclar las acelgas con la ricotta, los huevos, el parmesano y los piñones. Mezclar. Salpimentar de nuevo si fuera necesario.

8. Repartir el relleno sobre las hojas de brick de la fuente, luego cubrir con las 4 hojas de brick restantes, untar con aceite de oliva sin excederse.

9. Compactarlo todo y hornear durante unos 20 minutos.

10. Cortar en raciones pequeñas. Estos hojaldres pueden degustarse tanto fríos como calientes.

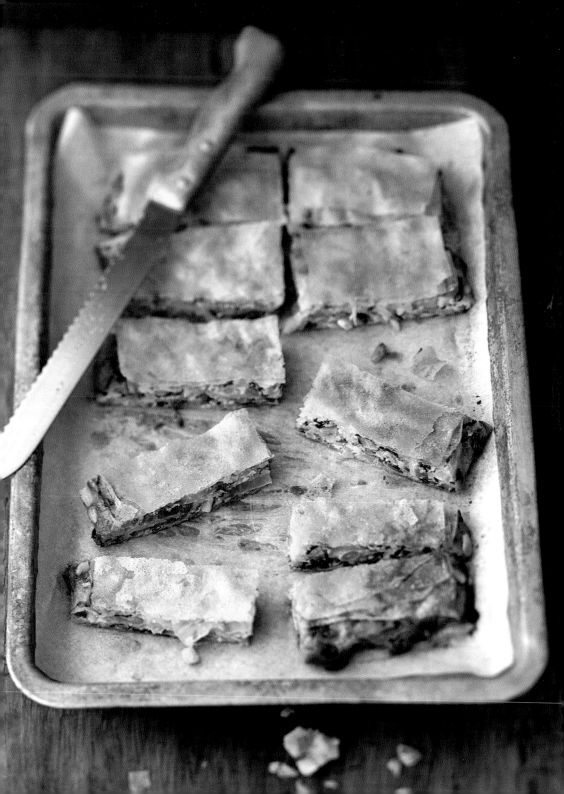

EL RAGÚ DE GABY

411 KCAL   L 27,9   G 49,4   P 22,7

280 g de carne
de ternera picada
1 cebolla amarilla
2 dientes de ajo
150 g de arroz
½ manojo de cilantro
½ manojo de menta
½ manojo de perejil
300 g de acelgas
2 cucharadas de aceite
de oliva
2 cubos de caldo de ave
1 l de agua hirviendo
sal, pimienta

1. En un bol, mezclar la carne picada, la cebolla finamente picada, los ajos aplastados y el arroz crudo. Salpimentar generosamente.

2. Deshojar y picar finamente las hierbas.

3. Retirar la mitad de la parte blanca de las acelgas y cortarlas finamente. Añadir las hierbas y las acelgas a la mezcla a base de arroz.

4. Rehogarlo todo en una olla grande con el aceite de oliva, a fuego medio, de 3 a 5 minutos.

5. Bajar el fuego, verter el agua hirviendo y añadir los cubos de caldo (o 1 litro de caldo de ave casero).

6. Mezclar bien para diluir los cubos de caldo, dejar cocer de 15 a 20 minutos a fuego suave hasta que el arroz esté cocido. Debe quedar caldoso, como si fuera una sopa minestrone.

7. Degustar bien caliente.

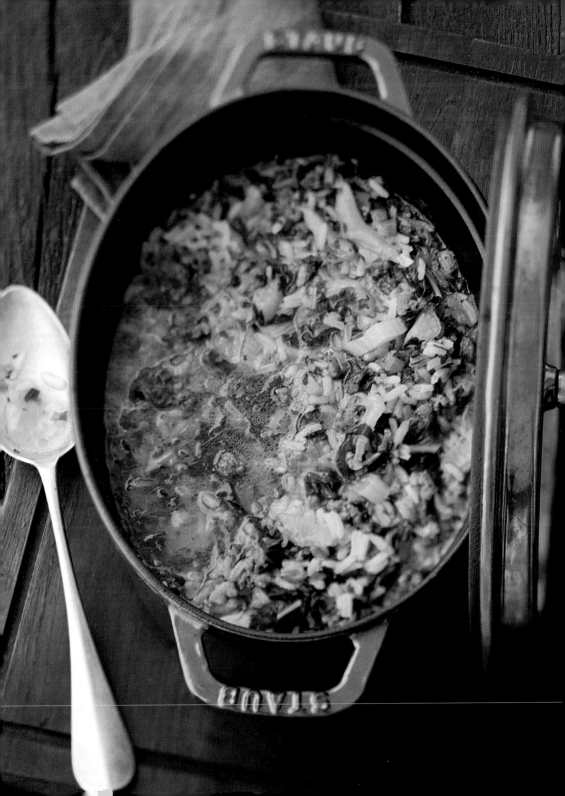

LA ALCAPARRA

Este pequeño condimento de sabor acentuado, utilizado a menudo en la cocina
mediterránea, contiene uno de los fitocompuestos más potentes:
la quercetina, reconocida por sus propiedades antioxidantes y anticancerígenas.

La alcaparra es el botón de la flor de la alcaparra común. Este arbusto, que puede alcanzar hasta
50 cm de altura, se encuentra en estado silvestre en las regiones mediterráneas. La recolección de
las alcaparras es delicada y debe hacerse a mano. Conocidas desde hace miles de años, ya las
consumían los antiguos griegos y romanos. De hecho, parece ser que el nombre de alcaparra
proviene del griego *kapparis*. Una vez encurtida en vinagre o conservada en salmuera, se utiliza
como condimento.

PROPIEDADES ANTICANCERÍGENAS

Acción antioxidante

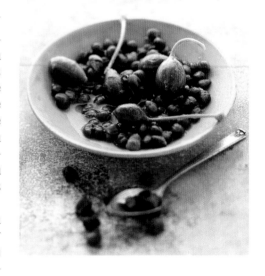

● La alcaparra, el apio de monte y la cebolla
roja constituyen el top 3 de los alimentos más
ricos en quercetina. Contienen respectivamente
180, 170 y 20 mg de quercetina por 100 g de
alimento, una característica muy interesante
como ingrediente de una dieta alimentaria para
la prevención del cáncer. La quercetina pertenece a la familia de los flavonoides, que agrupa
numerosos fitocompuestos estudiados por sus
propiedades anticancerígenas.
Varios estudios epidemiológicos llevados a
cabo en seres humanos han permitido asociar
una dieta rica en quercetina con la disminución
del riesgo de desarrollar cáncer de ovario y pán-
creas. Dichos estudios se realizaron respectivamente en 66.940 mujeres y 27.111 hombres.
● La mayoría de estudios sobre la quercetina se han llevado a cabo de manera experimental con
células cancerosas o con animales. Los resultados del laboratorio corroboran las observaciones de
los estudios realizados en seres humanos, y ponen de relieve la capacidad de la quercetina para
frenar el crecimiento de los tejidos cancerosos. En cuanto a los mecanismos involucrados, no se
han descubierto todos, por lo que es necesario continuar con las investigaciones. No por ello la
quercetina deja de ser uno de los fitocompuestos más potentes por sus propiedades antioxidantes
y anticancerígenas a la vista de los datos existentes.
● La alcaparra también es rica en rutina, un flavonoide, parecido a la quercetina, que es también
uno de los más potentes antioxidantes de esta familia de fitocompuestos. La rutina tiene un amplio

espectro de aplicaciones en farmacología, entre ellos el tratamiento de enfermedades crónicas, como el cáncer, según los últimos estudios sobre el tema.

BENEFICIOS NUTRICIONALES

La alcaparra es una fuente de vitamina E y aporta cantidades nada despreciables de vitamina C. No obstante, al ser muy rica en sal, hay que añadirla a los platos con moderación.

Valores nutricionales por 30 gramos	Alcaparras
Energía	8,8 kcal
Agua	26,6 g
Proteínas	0,7 g
Lípidos	0,1 g
Glúcidos (azúcares incluidos)	0,6 g
Fibra	0,7 g
Sal	1,68 g

COMPRARLA Y COCINARLA

La alcaparra, utilizada como aromatizante y como condimento, realza el sabor de las preparaciones culinarias. Forma parte de los ingredientes del bistec tártaro y de salsas frías, como la tapenade y la salsa rémoulade.

Disfrutar de sus beneficios. Este condimento es delicioso cocido, e incluso así podemos disfrutar de sus beneficios. Pero si deseamos maximizar su aporte de quercetina, es preferible no someterla a cocción, sobre todo a alta temperatura. Podemos añadirlas al final de la preparación, justo antes de degustar el plato, o bien incorporarlas a recetas frías, como ensaladas variadas.

Dónde encontrarla. La alcaparra es un producto que, normalmente, encontramos en conserva. Un precio elevado puede ser garantía de calidad, ya que otros botones florales se venden a veces con el nombre de «alcaparras» por un precio mucho más bajo, como los botones florales de la capuchina. Podemos detectar el fraude por el tamaño de los botones florales, que son anormalmente grandes en comparación con las auténticas alcaparras.

VITELLO TONNATO

620 KCAL

L 29,3   G 8,4   P 62,3

500 g de redondo
de ternera
2 hojas de laurel
1 ramita de tomillo
1 diente de ajo
1 cebolla blanca
¼ de manojo de perejil
1 zanahoria pequeña
½ puerro
sal, pimienta

PARA LA SALSA
6 filetes de anchoa
300 g de atún escurrido
20 g de alcaparras
½ manojo de perejil
100 g de mayonesa
ligera
1 cucharada de aceite
de oliva
3 a 4 cucharadas
del caldo de cocción
de la ternera

PARA LA GUARNICIÓN
3 manojos pequeños
de diente de león
(o achicoria)
2 cucharadas de aceite
de oliva
1 cucharada de vinagre
de vino
20 g de alcaparras

1. En una cacerola, poner el trozo de ternera junto con el laurel, el tomillo, el ajo, la cebolla, el perejil, la zanahoria y el puerro pelados y cortados en trozos grandes. Añadir agua hasta cubrirlo todo. Salpimentar generosamente.

2. Cocer a fuego medio, y contar 20 minutos de cocción una vez el líquido empiece a borbotear. Hay que vigilar que no hierva. Espumar de vez en cuando para eliminar las impurezas que se forman en la superficie del caldo. Al cabo de 20 minutos, dejar enfriar la carne dentro del caldo fuera del fuego (si es posible, lo mejor sería hacer este paso el día anterior).

3. Para preparar la salsa, triturar todos los ingredientes hasta obtener una salsa no demasiado líquida, añadiendo el caldo frío poco a poco hasta obtener la consistencia cremosa deseada; rectificar la consistencia si fuera necesario.

4. Sacar la carne del caldo y cortarla lo más fina posible. Disponer las lonchas sobre una fuente como si fuera un carpaccio y verter la salsa por encima.

5. En un bol pequeño, sazonar el diente de león con el aceite de oliva y el vinagre. Salpimentar.

6. Disponer de forma atractiva la ensalada sobre el vitello tonnato y esparcir por encima las alcaparras.

7. Se puede servir de inmediato, o preparar los distintos componentes de antemano, luego sazonar y disponer la ensalada justo antes de servir.

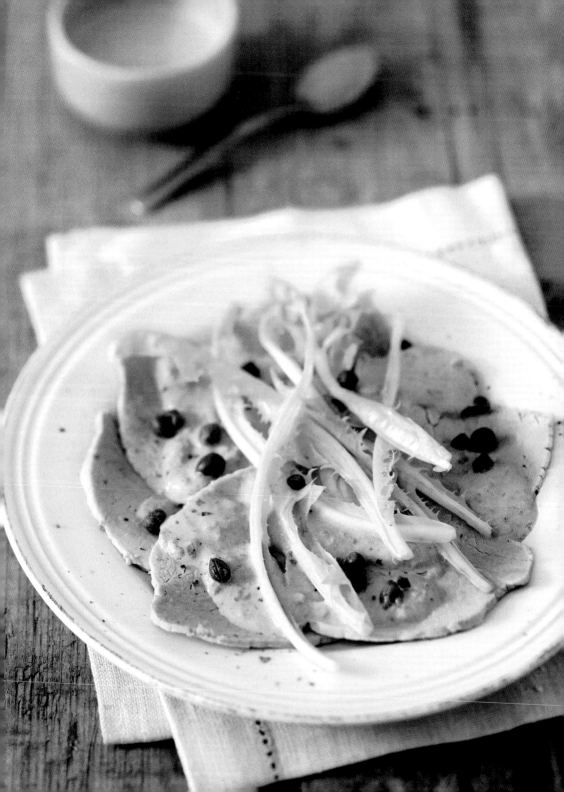

PATATAS CRUJIENTES, LIMÓN, ALCAPARRAS Y ROMERO

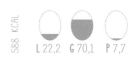

588 KCAL L 22,2 G 70,1 P 7,7

PREPARACIÓN 30 MIN ● COCCIÓN 1 H 40 ● FÁCIL ● €

1½ kg de patatas
1 limón entero
4 cucharadas de aceite de oliva
2 ramitas de romero fresco
4 dientes de ajo
3 cucharadas colmadas de alcaparras
la ralladura de 1 limón
una pizca de pimiento de Espelette
sal, pimienta

1. Precalentar el horno a 210 °C.

2. Lavar y cortar ligeramente la base de las patatas a lo largo, sin pelarlas, para que se mantengan estables.

3. Con un cuchillo, hacer unos cortes como si se cortaran las patatas en rodajas finas pero sin llegar al final. Colocarlas en una fuente de horno.

4. Salpimentar las patatas, regar con un chorrito de aceite de oliva para que queden bien untadas y el aceite penetre en los cortes.

5. Hornear durante 1½ h, sacando la fuente cada 15 minutos para untar las patatas con el aceite de oliva que se va depositando en el fondo.

6. A media cocción, añadir las ramitas de romero partidas en trozos grandes, el limón en rodajas y los dientes de ajo enteros. Intentar introducir las rodajas de limón en los cortes para que su aroma penetre en la carne de las patatas.

7. Al cabo de 1 h 30, retirar la fuente del horno y añadir las alcaparras. Esparcir la ralladura de limón y el pimiento de Espelette, y listo para saborear.

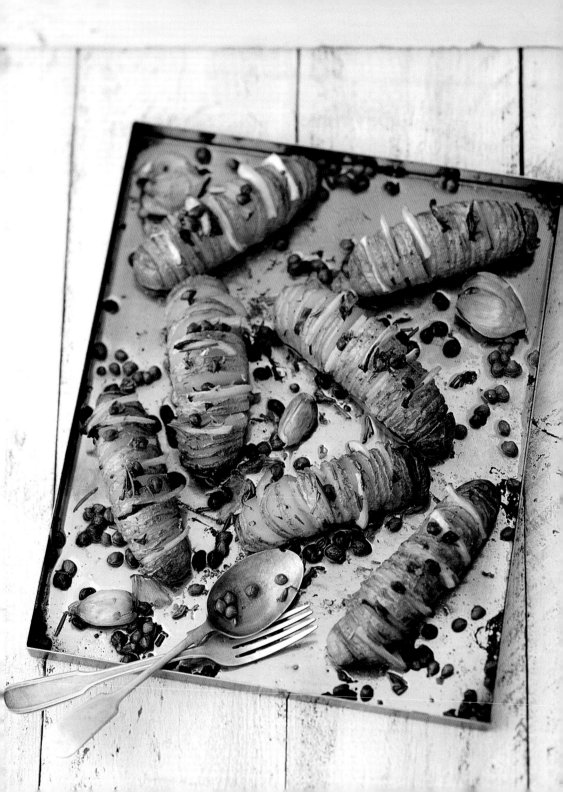

LA FRESA

Este pequeño fruto rojo, rico en vitamina C, poco calórico, que anuncia
el buen tiempo, tiene potentes propiedades antioxidantes que pueden ayudar
a prevenir el cáncer.

La fresa es el pequeño fruto rojo de la planta homónima, planta rastrera de la familia de las rosáceas que, preferentemente, se trasplanta en septiembre. Empezó a cultivarse en el siglo xx. Antes de eso, la fresa vivía en estado silvestre en América, Asia y Europa.

Desde el punto de vista botánico, la fresa no es propiamente un fruto, pues sus verdaderos frutos son los granitos negros repartidos por su superficie, que se denominan «aquenios». La fresa debe su forma redondeada y carnosa a la hinchazón de su receptáculo floral.

Su nombre proviene de su delicioso aroma y sabor. En efecto, el nombre «fresa» viene del latín *fraga*, que significa «fragancia». Los romanos la utilizaban para confeccionar mascarillas de belleza. Existen más de seiscientas variedades de fresas, que difieren en tamaño, sabor y textura.

PROPIEDADES ANTICANCERÍGENAS

Protección del tubo digestivo ● Limita las mutaciones del ADN y favorece la capacidad antioxidante de la sangre

● La fresa contiene numerosos polifenoles, unos compuestos de potentes propiedades antioxidantes que, consumidos en cantidad suficiente, pueden contribuir a prevenir el desarrollo de algunos cánceres.

● Entre las moléculas beneficiosas que aporta la fresa, la más notoriamente eficaz contra el cáncer es el ácido elágico. Su acción anticancerosa se ha estudiado en el laboratorio y en animales. Uno de esos estudios, llevado a cabo en animales expuestos a una sustancia cancerígena, muestra que una dieta en la que el consumo de fresas sea abundante permite reducir de modo significativo el número de tumores de esófago. A nivel celular, parece que el ácido elágico ayuda a las células a defenderse contra las sustancias cancerígenas que inducen mutaciones en el ADN.

● La fresa también contiene antocianidinas, compuestos fenólicos que juegan un papel en

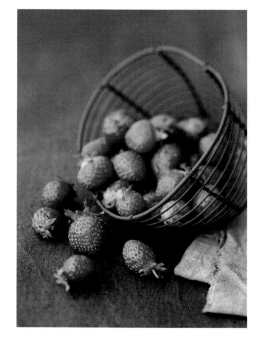

la desaceleración del crecimiento tumoral, lo que permite reducir el riesgo de sufrir cáncer de colon y de la cavidad bucal. Varios estudios realizados en humanos también han demostrado que algunos compuestos derivados de extractos de fresa permiten frenar la multiplicación de células cancerosas en el cuello del útero. El consumo diario de fresas también se asocia a un aumento de la capacidad antioxidante de la sangre.

BENEFICIOS NUTRICIONALES

La fresa está generosamente repleta de agua, por lo que es muy poco calórica: la energía que aporta proviene sobre todo de su contenido en azúcar. Es rica en vitamina C y una fuente de vitamina B9, esencial para el buen desarrollo del sistema nervioso del feto en mujeres embarazadas. También contiene cantidades significativas de vitamina K, con propiedades anticoagulantes, y de manganeso, con propiedades antioxidantes.

Valores nutricionales por 100 gramos	Fresa fresca
Energía	28,5 kcal
Agua	91,6 g
Azúcar	4,1 g
Fibra	1,9 g

COMPRARLA Y COCINARLA

Saber prepararlas y combinarlas. Para evitar que las fresas se llenen de agua, conviene lavarlas sin quitar el pedúnculo y no dejarlas en remojo. Las fresas no son muy resistentes al frío, pero, una vez congeladas, se pueden utilizar para elaborar mermeladas, helados y salsas. Si bien la fresa se consume principalmente cruda, combina a la perfección con algunos alimentos salados. Para introducir un poco de novedad, podemos añadir unas cuantas a una ensalada variada.

La cocción. Cuando incluimos fresas en una receta que precise cocción, la exposición al calor provoca una reducción del 15 al 20 % del contenido en compuestos antioxidantes, como los flavonoides, los compuestos fenólicos y las antocianinas. En cambio, el contenido en algunos flavonoides y en ácido elágico no disminuye, incluso tiende a aumentar con el tiempo de almacenamiento de las mermeladas, que puede durar varios meses.

CHIPS DE FRESAS

52,3 KCAL   L 0,8   G 97,1   P 2,1

PREPARACIÓN 30 MIN ● COCCIÓN 1 H ● FÁCIL ● €

Una docena de fresas
1 clara de huevo
40 g de azúcar glas

1. Precalentar el horno a 90 °C.

2. Quitar el rabito de las fresas. Cortarlas en láminas muy finas, de unos 2 mm de grosor, con un cuchillo o una mandolina.

3. Colocar las fresas a intervalos regulares en una placa de horno cubierta con papel vegetal.

4. Batir la clara de huevo con el azúcar glas hasta obtener una mezcla homogénea. Con un pincel, untar cada una de las láminas de fresa con la mezcla.

5. Hornear la placa aproximadamente 1 hora.

6. Al retirar la placa del horno, no hay que preocuparse por la textura de las fresas, ya que estarán todavía blandas. Al dejarlas enfriar, tendrán una textura crujiente.

7. Se pueden tomar los chips como un pequeño tentempié dulce o añadirlos a los postres.

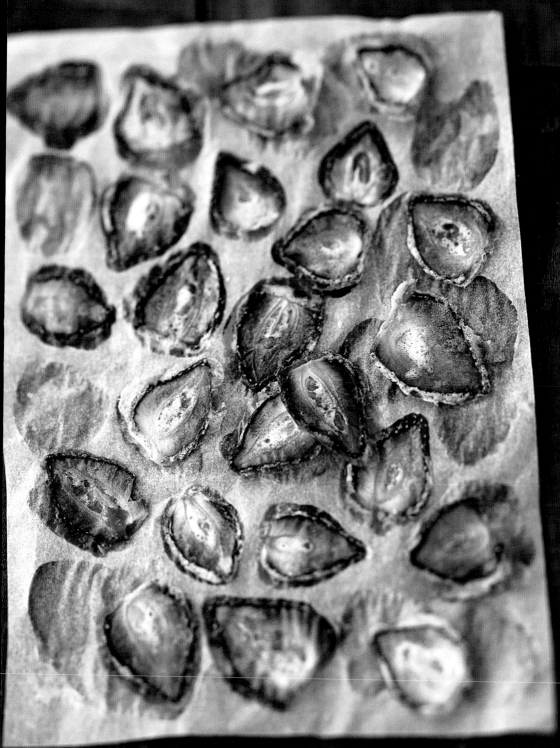

PAVLOVA
CON YOGUR GRIEGO

268 KCAL

L 17,1 G 76,3 P 6,6

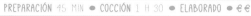

PREPARACIÓN 45 MIN ● COCCIÓN 1 H 30 ● ELABORADO ● € €

PARA EL MERENGUE
4 claras de huevo
120 g de azúcar
una pizca de sal
100 g de azúcar glas

PARA LA NATA
200 ml de nata líquida
200 g de yogur griego
35 g de azúcar glas
2 vainas de vainilla

PARA LA DECORACIÓN
1 cestita de fresas
1 cestita de frambuesas
1 granada

1. Precalentar el horno a 140 °C. Preparar una placa cubierta con una hoja de papel vegetal.

2. Para hacer el merengue, batir las claras a punto de nieve con una batidora a velocidad media. Cuando estén esponjosas, añadir 20 g de azúcar y una pizca de sal. Seguir batiendo las claras durante 5 minutos. Mezclar el azúcar glas y el azúcar restante e incorporarlos a las claras firmes en forma de lluvia. Batir de 2 a 3 minutos más a velocidad máxima para obtener un merengue liso y brillante.

3. Sobre la hoja de papel vegetal, hacer un círculo de merengue de unos 18 o 20 cm de diámetro con una espátula o una manga pastelera dejando los bordes más gruesos. Levantar los bordes con la ayuda de una espátula formando pequeñas franjas y dejando un hueco en el centro, que contendrá la guarnición.

4. El merengue es una preparación que no puede esperar, ¡se debe cocer inmediatamente! Hornear enseguida durante 1 h 30 aproximadamente. Cuando el merengue esté cocido y bien seco, dejar reposar fuera del horno. Se puede preparar el merengue la víspera conservándolo en un lugar bien seco para que no se reblandezca.

5. Mientras, preparar la nata. En un bol muy frío, montar la nata bien firme con las semillas de vainilla y el azúcar glas. Cuando la nata esté bien montada, incorporarla al yogur griego, en varias veces, con una espátula, procurando que no pierda volumen. Reservar en frío.

6. Para preparar las frutas, retirar el rabito de las fresas y desgranar la granada.

7. En el momento de servir, disponer la nata en el centro de la pavlova con una cuchara y decorar repartiendo las frutas por encima y acabando con los granos de granada. Degustar de inmediato.

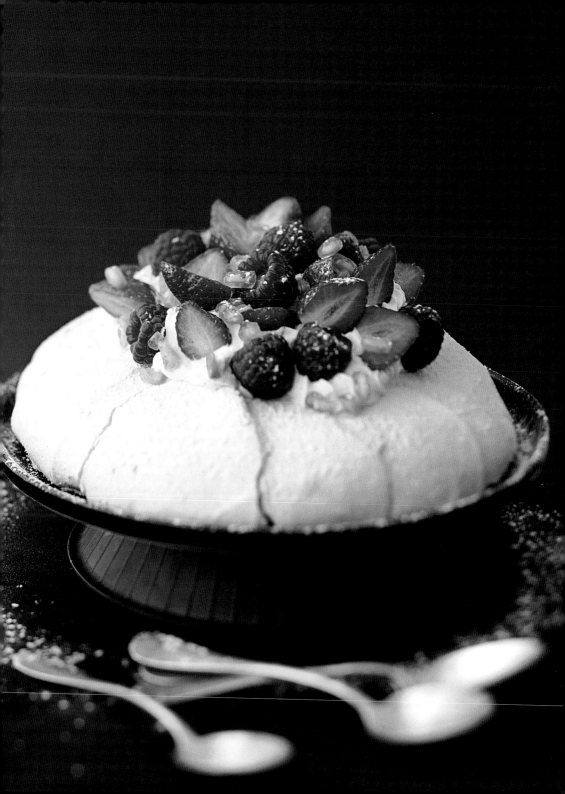

EL ACEITE DE OLIVA Y LA ACEITUNA

Los beneficios de la aceituna y del aceite de oliva son de todos conocidos. Alimento emblemático de la famosa dieta mediterránea y reconocida por sus beneficios para la salud, la aceituna contiene fitocompuestos particularmente potentes en una dieta anticáncer.

El antepasado del olivo procede de Asia Menor, de una zona fronteriza entre Siria y Turquía. Cuando se empezó a cultivar, el olivo arraigó en Oriente Próximo, así como en el mar Egeo y el estrecho de Gibraltar, antes de expandirse ampliamente por todo el Mediterráneo y convertirse así en el símbolo de esta región del planeta.

Las primeras noticias de la cosecha y utilización de la aceituna se remontan a seis u ocho mil años atrás: en la antigua Grecia, el aceite de oliva servía de combustible para las lámparas y como ingrediente para fabricar jabón.

La diferencia de color que se observa entre las aceitunas verdes y las negras se debe al grado de maduración del fruto. Las aceitunas pueden recolectarse todavía verdes a finales de verano o bien maduras entre los meses de noviembre y febrero, cuando lucen un color negro.

PROPIEDADES ANTICANCERÍGENAS

Acción antioxidante sobre el organismo, principalmente el ADN ● Protección contra el cáncer de mama y de colon

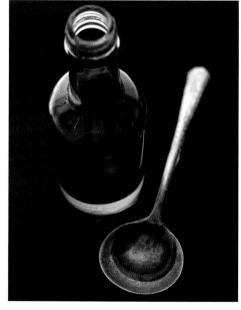

● La aceituna es uno de los alimentos típicos de la famosa dieta mediterránea, reconocida por sus beneficios para la salud. Los estudios llevados a cabo han demostrado de manera clara que las poblaciones que siguen esta dieta tienen un menor riesgo de desarrollar algunos cánceres. Eso se explica, en parte, por la importante cantidad de antioxidantes que aportan los alimentos que la componen, como la aceituna, naturalmente rica en compuestos fenólicos y fuente de vitamina E.

● Un estudio basado en una encuesta sobre frecuencia de consumo en 2.368 mujeres demostró que utilizar a diario aceite de oliva como materia grasa en la cocina disminuye de manera significativa el riesgo de cáncer de mama. Las investigaciones realizadas con el hidroxitirosol, uno de los principales fitocompuestos del aceite de oliva, han demostrado su capacidad de proteger las células de los daños causados por la oxidación del ADN y frenar el crecimiento de las células cancerosas.

● Otro de los beneficios del aceite de oliva radica en su estabilidad durante la cocción. En cambio, los aceites vegetales ricos en ácidos grasos poliinsaturados son inestables cuando se someten a la acción del calor, lo que provoca la formación de sustancias cancerígenas. El aceite de oliva, rico en ácidos grasos monoinsaturados, es más resistente al calor, lo que permite limitar la ingesta de agentes cancerígenos. Esta característica derivaría, en concreto, en un menor riesgo de cáncer de colon.

BENEFICIOS NUTRICIONALES

Los ácidos grasos monoinsaturados, y en particular el ácido oleico, son los principales compuestos lipídicos del aceite de oliva, por lo que este resulta muy interesante para sustituir las materias grasas ricas en ácidos grasos saturados, como la mantequilla. Usar a diario aceite de oliva en la cocina ayuda a mantener un nivel de colesterol correcto.

Valores nutricionales por 100 gramos	Aceitunas verdes en salmuera	Aceitunas negras en salmuera	Aceite de oliva
Energía	145 kcal	162 kcal	900 kcal
Agua	75,2 g	68,5 g	0 g
Lípidos	13,9 g	14 g	99 g
Fibra	5,1 g	12,5 g	0 g
Sal	de 2,4 a 7,3 g	de 1,2 a 2,5 g	0 g

COMPRARLOS Y COCINARLOS

Cómo elegirlos. Las cualidades organolépticas y nutricionales del aceite de oliva dependen de cómo ha sido extraído. Por lo tanto, hay que elegirlo bien y comprobar que conste en la etiqueta «aceite de oliva virgen extra», sinónimo de extracción en frío. La opacidad de la botella también es un criterio importante, ya que los ácidos grasos del aceite son sensibles a la luz.

Cocción. En la cocina, el aceite de oliva puede usarse para la cocción en la sartén, siempre que la temperatura no supere los 190 °C para un aceite virgen extra y 210 °C para un aceite de oliva no virgen extra. Cuando el aceite está demasiado caliente, echa humo, lo que es un buen indicador.

Consumirlas correctamente. Las aceitunas se conservan casi siempre en salmuera, lo que explica su alto contenido en sal. Esta característica no suele representar un problema teniendo en cuenta el uso culinario de las aceitunas: más que un ingrediente principal, acostumbran a ser un complemento, se picotean pero no se comen en grandes cantidades. Comer pasta italiana, pizza o tapenade nos proporciona la ocasión de consumirlas con placer y moderación.

FOCACCIA

430 KCAL

L 11,1   G 77,6   P 11,4

PREPARACIÓN 30 MIN ● REPOSO 3 X 30 MIN ● COCCIÓN 20 A 30 MIN ● MEDIO ● €

PARA LA MASA
1½ sobres de levadura seca de panadero
300 ml de agua templada
500 g de harina
8 g de flor de sal
10 ml de aceite de oliva

PARA LA GUARNICIÓN
10 ml de agua
20 ml de aceite de oliva
1 cucharada de flor de sal
100 g de tomates cherry
40 g de aceitunas verdes y negras
2 ramitas de romero fresco
80 g de tapenade

1. Para preparar la masa, diluir la levadura en el agua templada en un bol grande. Mezclar bien, luego añadir la harina en forma de lluvia. Mezclar de nuevo, añadir la sal y un chorrito de aceite de oliva. Hay que obtener una masa homogénea pero que se pegue. Amasarla en un robot con el accesorio de «gancho», 10 minutos a velocidad media, o a mano durante unos 20 minutos hasta que ya no esté pegajosa.

2. Poner la bola de masa en un bol untado con aceite, tapar con un paño de cocina húmedo y dejar que aumente de volumen durante 30 minutos en un lugar caliente (por ejemplo en el horno a 40 °C, o cerca de un radiador). Debe doblar su volumen.

3. Cuando la masa haya fermentado, aplastarla para que salga el aire, luego colocarla en una fuente rectangular grande que pueda ir al horno, untada con aceite. Dejar fermentar de nuevo 30 minutos en un lugar caliente.

4. Emulsionar el agua y el aceite de oliva como si fuera una vinagreta.

5. Cuando la masa esté lista, presionar con los dedos para ir haciendo huecos por toda la masa. Untarla toda con el aceite de oliva emulsionado. Dejar subir la masa de nuevo durante 30 minutos a temperatura ambiente.

6. Mientras, preparar la guarnición. Cortar los tomates cherry y las aceitunas por la mitad, y deshojar el romero.

7. Precalentar el horno a 200 °C.

8. Esparcir los tomates cherry, las aceitunas y el romero por la focaccia, y acabar con la flor de sal. La masa de focaccia es poco salada, por eso necesita la flor de sal. Hornear de 20 a 30 minutos aproximadamente. La focaccia debe quedar ligeramente hinchada y dorada.

9. Dejarla enfriar unos minutos, cortarla por la mitad a lo ancho, como si fuera un sándwich, y extender la tapenade. Cerrarla de nuevo y cortar en porciones pequeñas, que se servirán como aperitivo.

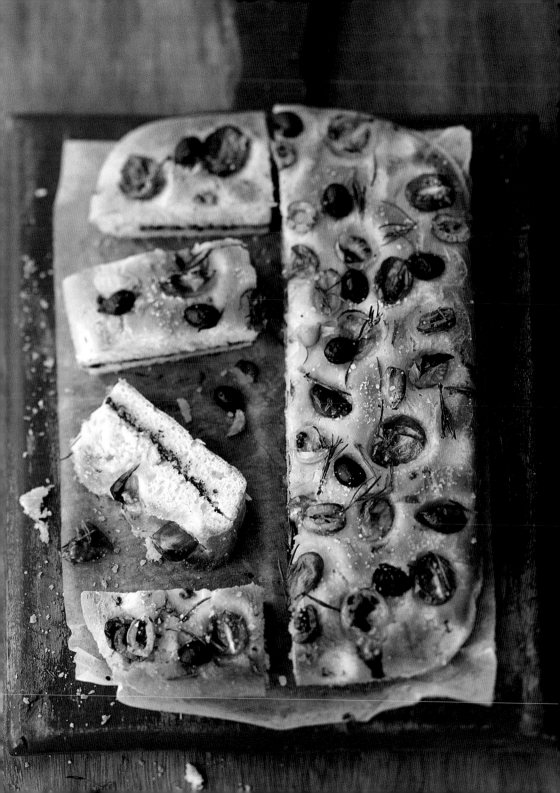

LA SALSA PUTANESCA DE JULIE

236 KCAL

L 50,6   G 17,9   P 31,5

PREPARACIÓN 10 MIN ● COCCIÓN 20 MIN ● FÁCIL ● €

4 cucharadas de aceite
de oliva
3 dientes de ajo
1 cebolla blanca
5 filetes de anchoa
4 cucharadas
de alcaparras
1 docena de aceitunas
negras, mejor sin hueso
400 g de passata
(o de puré de tomate)
1 manojo de albahaca
lavada
sal, pimienta

1. Pelar los dientes de ajo y cortarlos por la mitad.

2. Pelar la cebolla y cortarla en trocitos.

3. Rehogar el ajo y la cebolla en el aceite de oliva a fuego medio-fuerte hasta que la cebolla esté traslúcida. Remover a menudo para que el ajo no se queme, lo que daría un sabor desagradable a la salsa.

4. Añadir las anchoas, cortadas en trozos grandes y chafarlas sin dejar de remover. Incorporar las alcaparras y luego las aceitunas negras. Si las aceitunas son pequeñas, dejarlas enteras; si son demasiado grandes, cortarlas por la mitad. Rehogar unos minutos.

5. Reducir el fuego y verter la salsa de tomate. Mezclar bien y dejar reducir de 10 a 15 minutos removiendo de vez en cuando. Sazonar al gusto. Como las alcaparras, las aceitunas y las anchoas ya son saladas, hay que tener cuidado de no salar demasiado.

6. Tradicionalmente, esta salsa sirve para acompañar la pasta, pero combina muy bien con el pescado blanco o carnes blancas. En cualquier caso, añadir la albahaca en trozos grandes en el momento de servir.

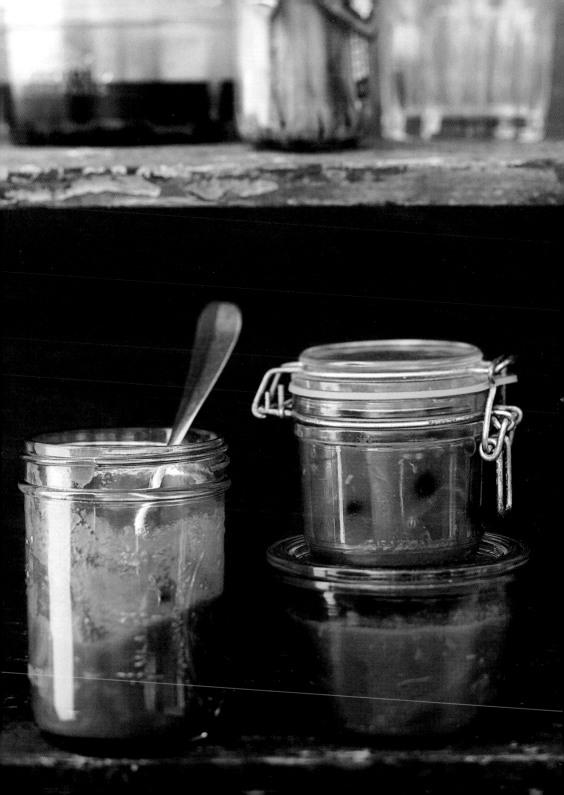

LA CEBOLLETA

Alimento ineludible, símbolo de vida, la cebolleta es rica en vitamina C, en vitamina B y en fibra. Además, contiene quercetina, cuyas propiedades protectoras contra varios tipos de cáncer han sido científicamente demostradas.

La cebolla es una hortaliza bulbosa de la familia de las aliáceas, como el ajo y la chalota. Empezó a cultivarse hace más de cinco mil años en Asia central, pero es difícil establecer la fecha exacta porque sus tejidos dejan pocas huellas. En la época de los faraones, la cebolla se utilizaba como ofrenda a los dioses. Los egipcios la veían como un símbolo de vida eterna debido a su estructura en capas concéntricas.

Desde hace siglos, la cebolla es un alimento imprescindible en la elaboración de numerosos platos tradicionales. Si hace llorar a los cocineros, es porque cuando se cortan sus tejidos libera un gas volátil que reacciona con el agua de los ojos formando ácido sulfúrico. Una manera de evitar este inconveniente consiste en cortar la cebolla cerca de una fuente de agua.

Las cebolletas son cebollas frescas que se cosechan en primavera. Son más dulces y se conservan menos que las cebollas secas, más grandes y cubiertas de una fina piel.

PROPIEDADES ANTICANCERÍGENAS

Protección de todo el sistema digestivo ●
Protección de las mutaciones del ADN

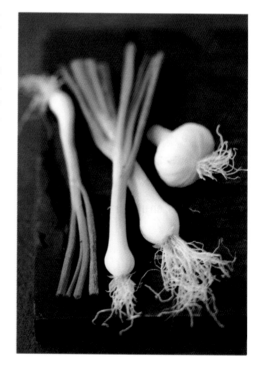

● Se cree que las hortalizas de la familia de las aliáceas protegen de los cánceres del sistema digestivo y, en particular, de estómago y de intestino. También podrían prevenir los cánceres de ovarios y de útero. Los datos epidemiológicos sugieren que un consumo suficiente y regular de cebolla, de una a siete raciones semanales, disminuye el riesgo de cáncer de esófago, de cavidad bucal y de faringe.

● Todas estas propiedades derivan de varios mecanismos celulares. El extracto de cebolla muestra en el laboratorio y en animales una actividad antimutagénica. Protege el ADN de los daños causados por los agentes cancerígenos y ataca a las células cancerosas para disminuir su multiplicación. Entre los compuestos fitoquímicos de la cebolla, los compuestos de azufre son, con mayor probabilidad, los que generan sus efectos protectores. Estos se producen, al cortar o triturar los tejidos vegetales, a partir de la aliína mediante una sucesión de numerosas reacciones enzimáticas.

● Dentro de la familia de las aliáceas, la cebolla roja es rica en quercetina, un compuesto muy beneficioso gracias a sus propiedades antioxidantes y anticancerígenas demostradas en animales. Dos estudios epidemiológicos a gran escala también han asociado una dieta rica en quercetina a un menor riesgo de sufrir cáncer de páncreas y de ovario.

BENEFICIOS NUTRICIONALES

La cebolleta es una fuente de vitamina C, vitamina B6, potasio y fibra. Añadida cotidianamente a las preparaciones culinarias, completa los aportes nutricionales diarios. Su principal activo para la salud proviene de su riqueza en antioxidantes. Igual que los demás miembros de la familia de las aliáceas, la cebolleta contiene antocianinas y flavonoides. Las cebollas rojas son las que aportan más compuestos fitoquímicos.

Valores nutricionales por 100 gramos	Cebolla cruda
Energía	43,2 kcal
Agua	88,7 g
Glúcidos (azúcares incluidos)	7,4 g (5,4 g)
Fibra	1,4 g

COMPRARLA Y COCINARLA

Cruda preferentemente. La cebolleta contiene niveles altos de vitamina C, especialmente si se consume cruda. Podemos pues disfrutar de sus beneficios utilizándola cruda y alternando los métodos de cocción, ya que el calor elimina la vitamina C y una parte de sus compuestos antioxidantes.

Para cocerla. A algunas personas les cuesta digerir la cebolla cruda y prefieren cocerla antes de consumirla. En este caso, es preferible picarla finamente para acortar el tiempo de cocción. Puede servir de base para platos de carne o de pescado, acompañada con ajo y pimientos.

Usos variados. La cebolla puede utilizarse en cualquier plato para aportar aroma y sabor, más o menos dulce según su variedad y su modo de preparación. En crudo, podemos tomarla en una ensalada variada, en una sopa fría o como acompañamiento de platos calientes, como carnes rojas o sopas.

PANES PLANOS
CON CEBOLLETAS

347 KCAL

L 20,1   G 69,9   P 9,9

PREPARACIÓN 1 H ● REPOSO 45 MIN ● COCCIÓN 10 MIN POR PAN ● MEDIO ● €

300 g de harina
190 ml de agua
hirviendo
6 cucharadas de aceite
de sésamo
120 g de cebolletas
sal

1. Poner la harina en un bol, añadir poco a poco el agua hirviendo en un chorrito mientras se va mezclando. Hay que obtener una masa homogénea pero que se pegue. Amasarla en un robot con el accesorio de «gancho», 5 minutos a velocidad media, o a mano durante 10 minutos hasta que ya no esté pegajosa.

2. Poner la bola de masa en un bol untado con aceite, cubrir con un paño húmedo y dejarla reposar durante 45 minutos.

3. Mientras, cortar los extremos de las cebolletas retirando un poco más de la parte verde y cortarlas en rodajas muy finas.

4. Dividir la masa en 8 bolas. Estirar cada bola con un rodillo hasta obtener una crep de unos 20 cm de diámetro. Untarla con aceite de sésamo y añadir de 1 a 2 cucharadas de cebolletas. Salar ligeramente.

5. Luego hacer un rollo con la crep y enroscar el rollo obtenido sobre sí mismo para formar una espiral. Untar con aceite el extremo de la espiral para que se pegue a la masa.

6. Aplanar de nuevo con la palma de la mano, luego estirar la masa con el rodillo hasta obtener un pan de unos 12 cm de diámetro.

7. Calentar 1 cucharada de aceite de sésamo en una sartén a fuego medio-fuerte, colocar un pan y cocer unos 5-7 minutos por cada lado. Repetir la operación con cada bola de masa.

8. Cortar los panes en trozos y degustar calientes, como aperitivo o incluso para acompañar una receta asiática.

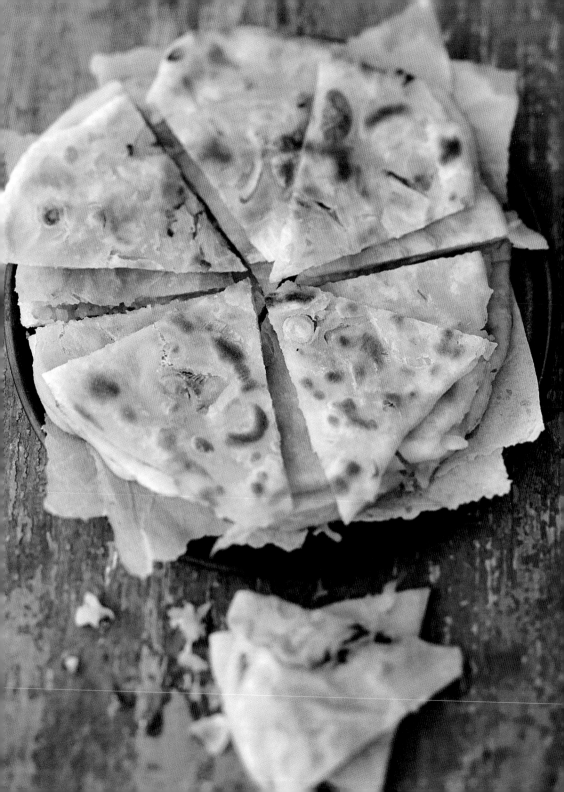

LATKES DE BATATAS

290 KCAL

L 20,8   G 63,9   P 15,3

350 g de batatas
150 g de cebolletas
2 dientes de ajo
80 g de harina
2 huevos
2 cucharadas de aceite
de oliva
sal, pimienta

PARA LA SALSA
125 g de yogur griego
½ manojo de cebollino
½ manojo de cilantro
el zumo de ½ limón

1. Precalentar el horno a 180 °C.

2. Pelar y rallar las batatas en un bol. Añadir las cebolletas cortadas bien finas y el ajo machacado. Salpimentar generosamente. Dejar reposar unos minutos para que las verduras escurran el agua.

3. Mientras, para preparar la salsa, mezclar el yogur griego con la mitad del cebollino finamente picado. Añadir el cilantro picado finamente y el zumo de limón. Mezclar bien, sazonar y reservar en frío.

4. En un bol, mezclar los huevos, la harina y la otra mitad de cebollino finamente picado. Escurrir del todo la mezcla de batatas antes de añadirla a esta preparación. Mezclar bien para repartir los ingredientes.

5. Calentar el aceite de oliva en una sartén grande.

6. Preparar bolas de batata. Para facilitar el trabajo, se pueden hacer con una cuchara de helados. Disponer las bolas en la sartén y aplastarlas con una espátula. Cocer de 3 a 4 minutos por cada lado. Los latkes deben quedar dorados.

7. Dejar reposar sobre papel de cocina mientras se cuecen todos los latkes.

8. Antes de servir, calentarlos. Disponer los latkes en una fuente de horno cubierta con papel vegetal y hornear durante 5 minutos a 180 °C.

9. Servir calientes con la salsa de yogur; acompañados de una ensalada fresca, serán un brunch perfecto.

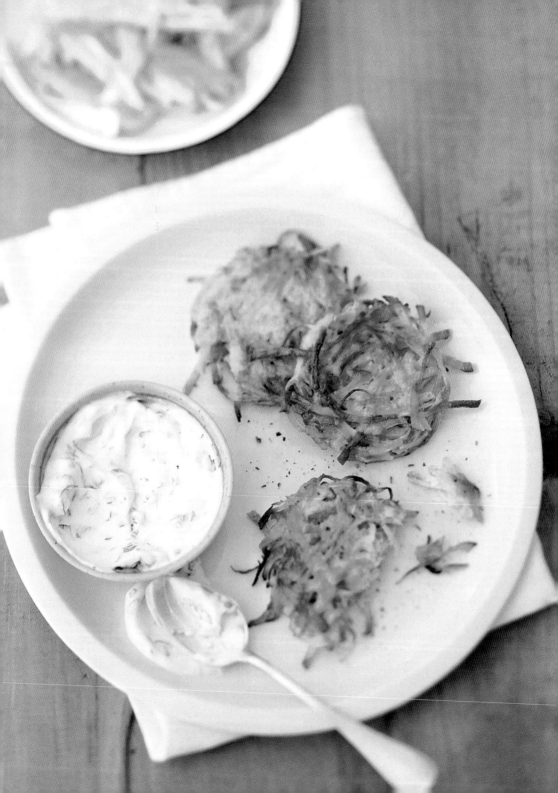

LOS PRODUCTOS LÁCTEOS

Ya sea en forma de nata, queso o yogur, los productos lácteos tienen importantes propiedades anticancerígenas, siempre y cuando no se consuman en exceso. ¡Sigue la guía!

Actualmente existen catorce subcategorías de productos lácteos. Cada uno de estos tipos de alimentos se elabora según un procedimiento específico. Por ejemplo, la mantequilla se obtiene batiendo nata. El queso, el yogur y el kéfir son productos fermentados, cuya textura y sabor dependen de las bacterias y de los mohos empleados en sus elaboraciones respectivas. También existe el suero de la leche, el suero de mantequilla o la *smetana*, una especie de nata fresca agria muy apreciada en los países de Europa del Este.

Las primeras noticias de la fabricación de queso se remontan a más de siete mil años atrás y provienen de un yacimiento arqueológico situado en Polonia. En él se encontraron varios tamices utilizados para la elaboración artesanal del queso, cuya superficie interna estaba completamente impregnada de residuos de materia grasa de la leche. El descubrimiento del queso en esa época debió de favorecer la expansión de una población europea intolerante a la lactosa.

PROPIEDADES ANTICANCERÍGENAS

Protección del colon ● Efecto protector global en las mujeres ● Acción favorable en los hombres en determinadas condiciones

● Ya sea en forma de nata, queso o yogur, los productos lácteos presentan importantes propiedades anticancerígenas, siempre y cuando no se consuman en exceso.

● Un aporte demasiado elevado de calcio de la leche se asocia a un aumento del riesgo de desarrollar un cáncer de próstata: un hombre que ingiera 2 g al día eleva en un 30 % el riesgo en comparación con otro que consuma 1 g al día. Es decir, para los hombres, es mejor consumir estos productos limitando su ración cotidiana y comiendo simultáneamente alimentos prebióticos, como el ajo y la alcachofa, que tienen un papel de acelerador del tránsito intestinal.

● En cuanto a los argumentos a favor de un efecto protector de los productos lácteos, es

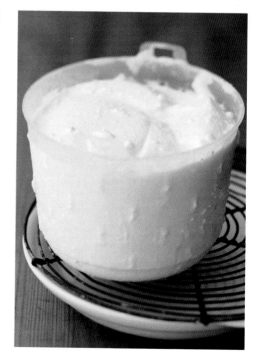

interesante subrayar la calidad de los ácidos grasos que contienen, en particular ácidos grasos saturados de cadena corta, como el ácido butírico. Estos desempeñan un papel protector contra el cáncer de colon y explicarían, en parte, la relación positiva, sugerida por algunos estudios, entre el consumo de productos lácteos y la disminución del riesgo de cáncer colorrectal. Los ácidos grasos saturados de cadena corta también son sintetizados de forma natural en el intestino por bacterias autóctonas, sobre todo en las personas que siguen una dieta alimenticia rica en fibra.

BENEFICIOS NUTRICIONALES

Desde un punto de vista nutricional, no todos los productos lácteos son idénticos ni intercambiables. Es preferible variar cotidianamente las formas y las fuentes. El queso, por ejemplo, contribuye de forma importante a los aportes diarios de sal, por lo que se recomienda no tomar más de 30 o 40 g al día.

Valores nutricionales por 100 gramos	Yogur de leche semidesnatada	Queso tipo comté	Nata ≥ 30 % MG	Mantequilla
Energía	75 kcal	417 kcal	301 kcal	745 kcal
Agua	82 g	32 g	64 g	16 g
Proteínas	2,7 g	28 g	2,3 g	0,7 g
Lípidos	1,4 g	34 g	31 g	82,2 g
Glúcidos	12,1 g	0 g	2,8 g	< 1 g
Sal	0,06 g	1,4 g	0,06 g	0,04 g
Calcio (valores nutricionales de referencia = 800 mg)	96,7 mg 12 % de los VNR	909 mg 114 % de los VNR	75 mg 9,4 % de los VNR	16,5 mg 2 % de los VNR

COMPRARLOS Y COCINARLOS

Para conservarlos bien. Hay que consultar las indicaciones del envase o las que te proporcionen durante la compra. Si bien normalmente todos se conservan en la nevera, los quesos de pasta dura pueden dejarse fuera de ella en un lugar fresco. Así continuará el proceso de maduración, aumentando las calidades organolépticas del queso, sobre todo si este no se ha sometido a procesos térmicos, como la pasteurización. Pero, atención, las mujeres embarazadas no deberían consumir alimentos a base de leche cruda para minimizar los riesgos de intoxicación alimentaria debidos a la presencia de *Listeria* en el producto.

Evitar el exceso de materia grasa. Se aconseja tomar el yogur, el queso fresco de leche de cabra y el requesón en su versión baja en grasa, hasta un 0 %, cuando se está siguiendo una dieta de adelgazamiento, aunque, de vez en cuando, hay que permitirse un gusto y consumir productos lácteos un poco más sabrosos.

DIP DE QUESO FRESCO
CON HIERBAS

96,5 KCAL   L 50,8   G 31,1   P 18

PREPARACIÓN 15 MIN ● FÁCIL ● €

---

200 g de queso fresco
50 g de yogur griego
1 chalota
1 diente de ajo
un puñado pequeño
de perifollo
un puñado pequeño
de perejil
¼ de manojo
de cebollino
1 cucharada de aceite
de oliva
1 cucharadita
de vinagre de vino
sal, pimienta

1. En un bol, mezclar el queso blanco y el yogur griego.

2. Cortar lo más finamente posible la chalota, machacar el diente de ajo y añadirlos a la preparación.

3. Picar las hierbas muy finas, incorporarlas y mezclar bien.

4. Salpimentar generosamente y verter el aceite de oliva y el vinagre. Mezclar de nuevo.

5. Se puede servir de aperitivo, sobre tostaditas, como un dip para mojar, o para acompañar un pescado, por ejemplo.

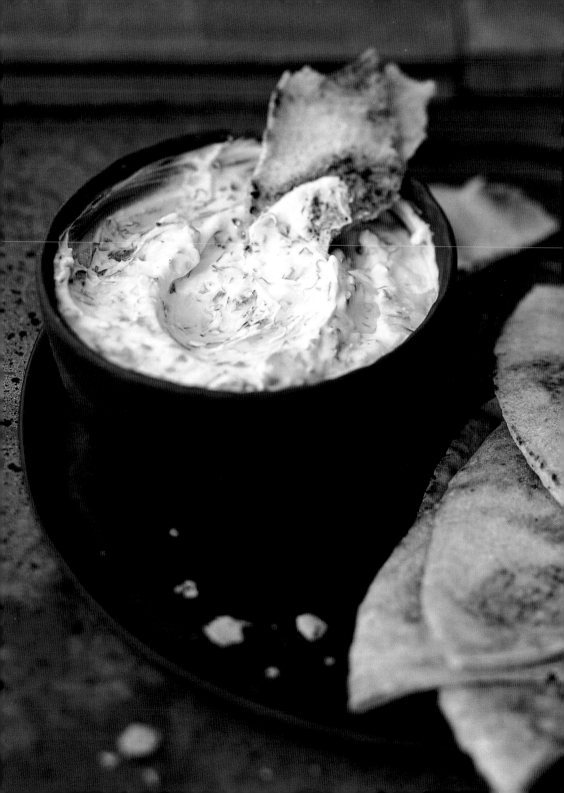

FRUTAS EXÓTICAS, MOUSSE DE MASCARPONE A LA VAINILLA

PREPARACIÓN 30-40 MIN ● FÁCIL ● € €

453 KCAL   L 41,4   G 51,7   P 7

1 mango
1 piña
1 fruta de la pasión
el zumo y la ralladura
de 1 lima

PARA LA MOUSSE
200 g de mascarpone
200 ml de nata líquida
15 g de azúcar glas
1 vaina de vainilla

1. Pelar el mango y cortarlo en daditos recogiendo todo el zumo posible.

2. Cortar la corona y la base de la piña. Con un cuchillo de sierra, retirar la piel. Cortar también la pulpa en daditos y recoger el zumo.

3. Poner los dados de mango y de piña con sus zumos en un bol. Añadir la fruta de la pasión y el zumo de la lima, mezclar y reservar en frío.

4. Para preparar la mousse, trabajar un poco el mascarpone en un bol con un tenedor para ablandarlo.

5. En otro bol, batir la nata líquida, el azúcar glas y las semillas de la vaina de vainilla como una nata montada.

6. Antes de que la nata esté completamente montada, incorporar el mascarpone y batir un poco más hasta obtener una mezcla homogénea. Reservar en frío.

7. En el momento de servir, poner en cada uno de los cuatro ramequines unos cuantos daditos de fruta, añadir la mousse de mascarpone y esparcir la ralladura de lima.

8. Este postre puede prepararse con antelación, guardándolo en la nevera y esparciendo la ralladura de lima en el último momento.

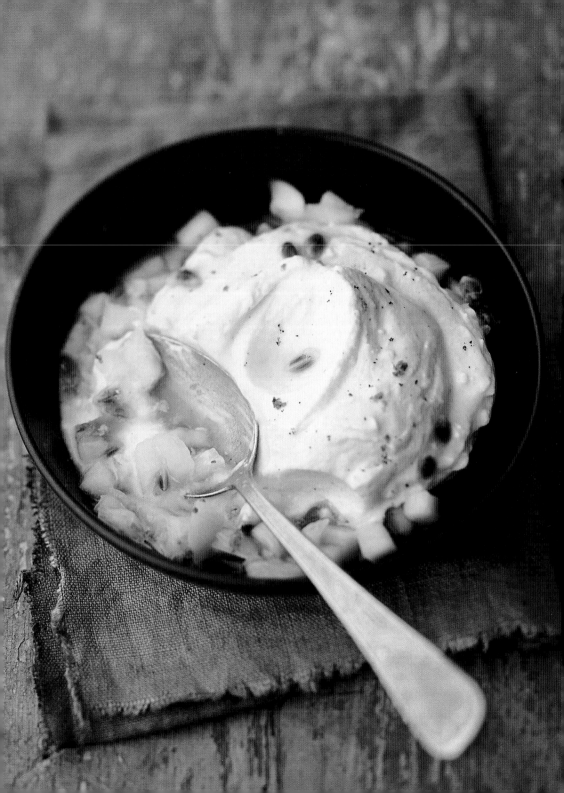

EL RÁBANO

El rábano es un alimento muy antiguo utilizado en la cocina por su sabor picante.
Es muy rico en vitamina C y tiene grandes propiedades antioxidantes,
que hoy ya se han demostrado. Una hortaliza pequeña pero no por ello prescindible,
sobre todo porque sus distintas variedades permiten atractivas variaciones culinarias.

El rábano es una hortaliza de la familia de las brasicáceas, como la rúcula o la col. La raíz del rábano no es la única parte aprovechable en la cocina: las hojas superiores pueden utilizarse como ingrediente en muchas salsas, sopas y otras delicias saladas.

Parece que el rábano es originario del Asia occidental, pues los egipcios y babilonios ya lo consumían. El nombre latino del rábano, *raphanos*, significa «que sube fácilmente», en referencia a la facilidad con que esta planta crece en los huertos.

El rábano es apreciado por su sabor picante característico y su carne blanca y jugosa. Existen distintas variedades que difieren en color, tamaño y forma; las variedades más comunes pertenecen a la categoría de los rábanos rojos. Pero esta hortaliza también es popular en la cocina asiática, en la que encontramos el rábano negro y el rábano blanco gigante, que recibe también el nombre de rábano chino o daikon.

PROPIEDADES ANTICANCERÍGENAS

Protección de los pulmones, de las mamas en la mujer y del sistema gastrointestinal

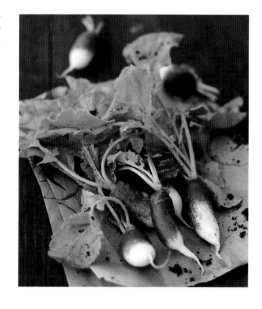

● Muchos estudios sugieren que consumir con regularidad hortalizas de la familia de las brasicáceas está asociado con una reducción del riesgo de desarrollar cáncer de pulmón, de ovario, de vejiga, de mama y del sistema gastrointestinal.

● Entre los numerosos antioxidantes presentes en los tejidos del rábano, las proantocianidinas, y, en particular, las pelargonidinas, actúan sobre las células cancerosas inhibiendo su proliferación. Del mismo modo, el kaempferol, uno de los flavonoles del rábano, tiene propiedades inhibidoras en el desarrollo de ciertos tipos de cáncer.

● La peroxidasa, la vitamina C y todos los antioxidantes del rábano pueden luchar contra el estrés oxidativo de las células del organismo. Un estudio realizado *in vitro* ha demostrado que los extractos del rábano negro reducen la oxidación de los lípidos de las células del intestino, lo que ayudaría a prevenir el cáncer de colon.

● Finalmente, un estudio ha demostrado la eficacia de las semillas de rábano contra las células cancerosas del pulmón. Estas semillas, muy populares en Asia, contienen isotiocianato. Al masticar un rábano, este compuesto entra en contacto con una enzima, la mirosinasa, lo que produce sulforafano, una molécula de propiedades anticancerígenas especialmente potentes.

BENEFICIOS NUTRICIONALES

El rábano rojo es muy bajo en calorías, pero no por ello es menos rico en minerales, vitaminas y otros compuestos muy beneficiosos para el organismo. Por ejemplo, es una fuente de vitaminas C y B9 y proporciona cantidades importantes de potasio y hierro. Sus raíces también contienen pigmentos y, en particular, proantocianidinas, que le confieren propiedades antioxidantes.

Valores nutricionales por 100 gramos	Rábano rojo crudo	Rábano negro crudo
Energía	13,1 kcal	17,8 kcal
Agua	95,4 g	93,6 g
Fibra	1,1 g	1,49 g

COMPRARLO Y COCINARLO

Truco para comprobar su frescura. El aspecto de las hojas superiores es un buen indicador de la frescura del rábano, por lo tanto elije un manojo con las hojas de color verde intenso. Cuidado con los rábanos grandes: a veces, un tamaño demasiado grande de la raíz anuncia que será fofa y sin sabor. Al contrario, los rábanos pequeños garantizan cierta frescura y mejor digestibilidad.

Conservación. Los rábanos se conservan en la nevera, si es posible separados de sus hojas. Sea cual sea la parte comestible de esta hortaliza que deseemos consumir, siempre hay que lavarla bien antes de ingerirla para eliminar los restos de tierra, sobre todo porque los rábanos se toman casi siempre crudos.

La mejor cocción. Si quieres cocer los rábanos, es preferible elegir una cocción al vapor o en agua, por ejemplo en una sopa. Lo cierto es que asar los rábanos en una sartén puede producir sustancias carcinógenas si la temperatura se eleva excesivamente. Por último, hay que recordar que la vitamina C no soporta bien la prueba del calor y que la cocción disminuye el nivel de esta vitamina en función de la temperatura alcanzada y del tiempo de cocción.

CEVICHE DE DORADA

257 KCAL

L 50,8   G 5,2   P 44,1

350 g de filete
de dorada sin espinas
ni piel
¼ de cebolla roja
½ manojo de cilantro
fresco
150 g de rábano negro
80 g de rabanitos
el zumo y la ralladura
de 2 limas
6 cucharadas de aceite
de oliva
flor de sal, pimienta

1. Para preparar la dorada, cortar los filetes en trocitos bastante pequeños y ponerlos en una fuente de servir.

2. Añadir la cebolla roja cortada en rodajas muy finas. Reservar el ceviche en frío mientras se prepara el resto de ingredientes.

3. Deshojar el cilantro y cortarlo grueso. Reservar.

4. Cortar los rabanitos en rodajas muy finas, y el rábano negro, en bastoncitos delgados. Reservar.

5. Aliñar el ceviche justo unos minutos antes de servir, o de lo contrario el pescado quedaría demasiado cocido debido a la acidez del zumo de la lima. Verter el zumo y la ralladura de las limas sobre el pescado y una pizca de flor de sal. Sazonar generosamente con pimienta y verter el aceite de oliva. Mezclar bien.

6. Añadir el cilantro y disponer los rabanitos de forma decorativa.

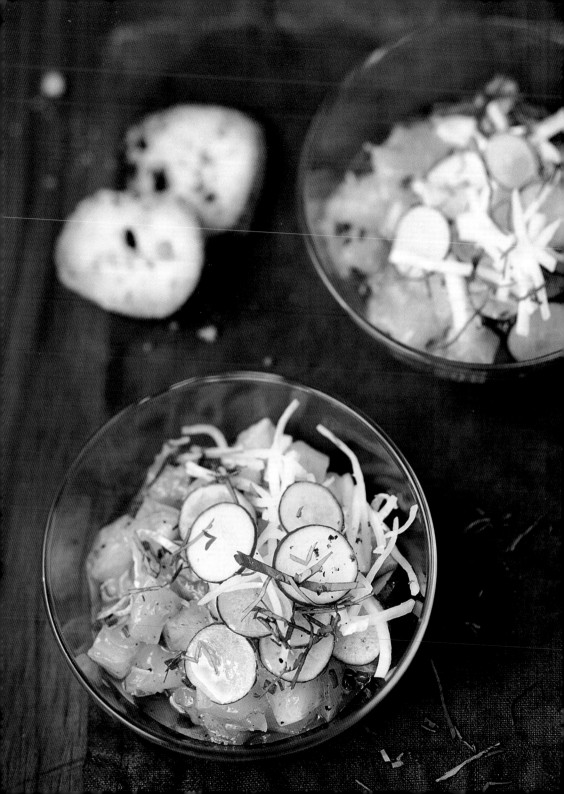

RABANITOS ENCURTIDOS

57,5 KCAL

L 4,5   G 77,6   P 17,9

PREPARACIÓN 20 MIN ● REPOSO 2 DÍAS ● FÁCIL ● €

250 ml de vinagre
de manzana
250 ml de agua
20 ml de jarabe
de agave
1 cucharadita de sal
450 g de rabanitos
(2 manojos pequeños)
3 dientes de ajo
1 cucharadita de
pimienta negra en grano
½ cucharadita
de guindilla en polvo
(o 1 guindilla roja
pequeña)

MATERIAL ESPECÍFICO
tarro

1. En una cacerola, calentar el vinagre, el agua, el jarabe de agave y la sal hasta que empiece a hervir.

2. Mientras, cortar los rábanos en rodajas muy finas, preferiblemente con la mandolina.

3. Poner las rodajas de rábanos en un tarro con los dientes de ajo pelados, la pimienta y la guindilla en polvo.

4. Verter el líquido caliente y dejar enfriar a temperatura ambiente.

5. Cuando la mezcla esté fría, cerrar el tarro y guardarlo en la nevera. Se pueden conservar estos encurtidos durante dos o tres semanas en la nevera.

6. Degustar los rábanos encurtidos como los pepinillos, o para aportar un toque de frescor a platos especiados o asiáticos. (véase la receta de bo bun, p. 90).

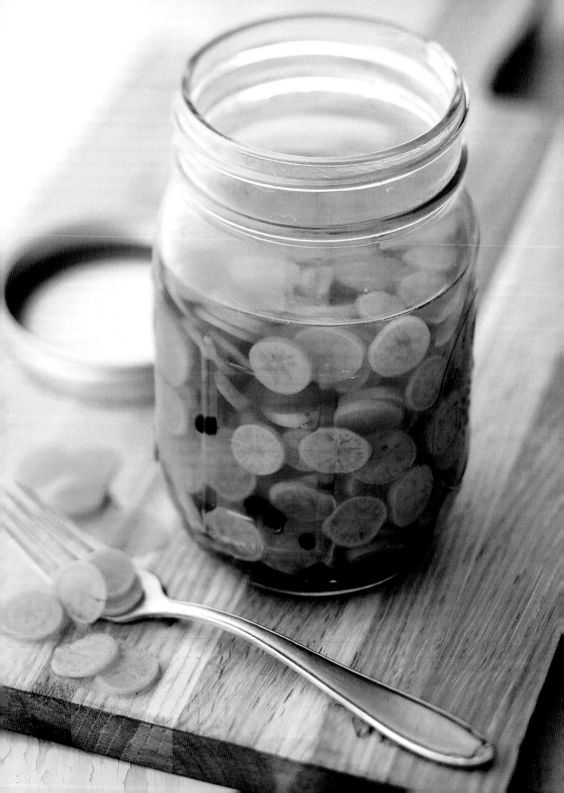

EL ARROZ INTEGRAL

El arroz es el cereal más consumido del mundo. Su versión integral ofrece, además de incomparables cualidades nutricionales, unas propiedades para proteger el organismo bien demostradas. Decántate por el arroz integral, pues permite una amplia variedad de usos culinarios, tanto salados como dulces.

El arroz es un cereal de la familia de las gramíneas. Los primeros vestigios del cultivo de la especie *Oryza sativa* se remontan a diez mil años atrás y se encontraron en el delta del río de las Perlas, en China meridional. Posteriormente, el cultivo del arroz se fue difundiendo por todos los continentes. Hoy en día, es el cereal más consumido a escala mundial, por delante del trigo. En África, de modo paralelo e independiente, evolucionó una segunda especie de arroz, la *Oryza glaberrina*, el arroz rojo originario del delta interior del Níger. Pero su cultivo está poco desarrollado hoy día.

El arroz integral, también llamado arroz pardo, moreno o cargo, es el arroz que no ha sido sometido a la fase de decorticación y que, por tanto, conserva la capa externa (salvado) y el germen. El arroz integral tarda más en cocinarse que el arroz blanco, pero su valor nutricional es mayor.

PROPIEDADES ANTICANCERÍGENAS

Protección de las células y del ADN •
Protección del sistema gastrointestinal, especialmente del colon

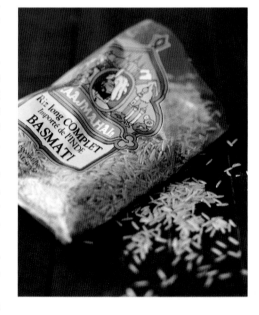

• El arroz integral es rico en antioxidantes, esas moléculas capaces de luchar contra la oxidación de las células del organismo, que genera estrés y, a largo plazo, enfermedades crónicas. Entre sus componentes, destacan ácidos fenólicos, flavonoides, antocianinas, proantocianidinas, tocoferoles, tocotrienoles, gamma-orizanol y ácido fítico. Así, varios estudios epidemiológicos sugieren que la baja incidencia del cáncer observada en algunas regiones de Asia está relacionada con una dieta a base de arroz integral.

• Otros estudios epidemiológicos han demostrado también la correlación entre el consumo de cereales integrales y una disminución del riesgo de sufrir cáncer colorrectal. La corteza de salvado del arroz integral concentra fibras que mejoran el tránsito intestinal y tienen un efecto preventivo contra el cáncer de colon.

• Por último, varias de las moléculas contenidas en el arroz integral han mostrado una acción protectora contra las mutaciones genéticas y el desarrollo de tumores. El manganeso juega un papel clave para mantener la información genética transportada por el ADN, ya que limita los daños que originan las células cancerosas. Por su parte, la lectina del salvado puede inhibir el crecimiento de estas células dañinas.

BENEFICIOS NUTRICIONALES

El arroz integral aporta más glúcidos que el arroz blanco, sobre todo más glúcidos complejos que aportan energía de forma gradual y, por lo tanto, proporcionan mayor sensación de saciedad. Al estar libre de gluten, encaja perfectamente en la dieta de las personas celíacas. También es especialmente rico en manganeso: una porción de 150 g de arroz integral cubre el 68 % de los valores nutricionales de referencia.

Valores nutricionales por 100 gramos	Arroz integral cocido	Arroz blanco cocido
Energía	156 kcal	135 kcal
Agua	61 g	66,5 g
Proteínas	3,5 g	2,5 g
Fibra	2,2 g	< 1,1 g

COMPRARLO Y COCINARLO

Fecha de caducidad. El arroz integral se conserva menos tiempo que el arroz blanco, y empieza a alterarse seis meses después de abrir el paquete.

Limpiarlo. Antes de cocerlo, se puede lavar el arroz integral con agua fría. Para hacerlo, hay que remojarlo en un recipiente grande con agua y después agitar. Este paso es muy común en Asia para eliminar el salvado, el polvo y la suciedad depositada durante el almacenamiento. Sin embargo con ello se pierden nutrientes solubles, lo que reduce el valor nutricional del arroz integral. El arroz integral se cuece con mucha agua; si queremos obtener unos granos tiernos que no se peguen, también puede cocinarse al vapor.

Variedad de usos. Como todas las variedades de arroz, el arroz integral acompaña a la perfección infinitas preparaciones culinarias, tanto dulces como saladas. Acompañado de legumbres, como lentejas o alubias pintas, proporciona a tus platos una excelente calidad nutricional. El arroz integral puede utilizarse para hacer leche de arroz, una bebida deliciosa para el desayuno o la merienda. Su color y su textura son similares a los de la leche de vaca. Pero, cuidado, la leche de arroz integral no sustituye a la leche de vaca, porque, al no tener la misma composición, no proporciona los mismos nutrientes.

EL GRATINADO DE CALABACINES DE MI MADRE

670 KCAL

L 33,5   G 48,4   P 18,1

1 kg de calabacines
3 cucharadas de aceite de oliva
200 g de arroz integral
140 g de mascarpone
40 g de parmesano
120 g de pecorino
sal, pimienta

1. Precalentar el horno a 180 °C.

2. Calentar el aceite de oliva en una cacerola que pueda ir al horno, preferiblemente.

3. Rallar los calabacines bastante finos y ponerlos en la cacerola. Salpimentar.

4. Cocer los calabacines de 5 a 10 minutos, a fuego medio, removiendo a menudo.

5. Mientras, cocer el arroz integral de 1 a 2 minutos menos que el tiempo de cocción indicado en el envase.

6. Cuando los calabacines estén precocidos, es decir cocidos pero todavía firmes, retirar la cacerola del fuego, añadir el mascarpone, la mitad del parmesano y del pecorino rallados. Añadir luego el arroz escurrido y mezclar bien. Probar y rectificar la sazón si fuera necesario.

7. Esparcir el resto de parmesano y de pecorino, y poner la cacerola en el horno unos 20 minutos hasta que esté dorada como un gratén.

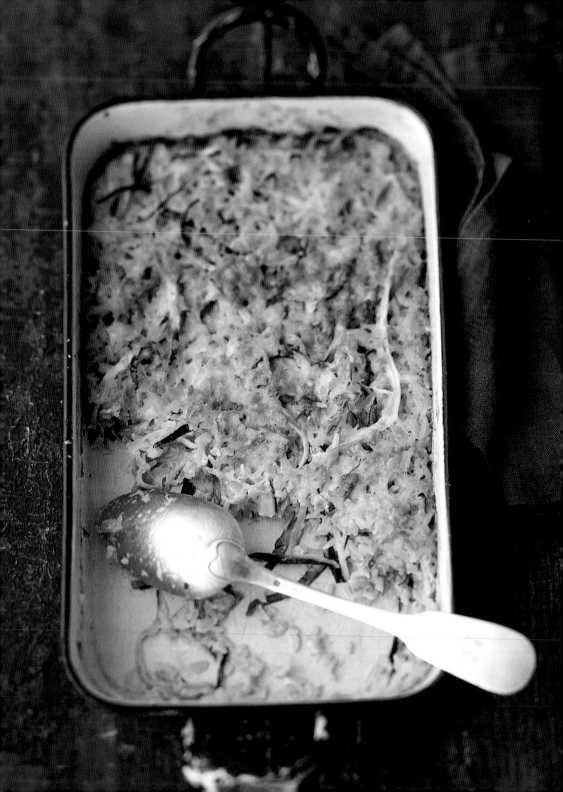

EL ARROZ CON HUEVOS DE BARBARA

479 KCAL   L 11,7   G 73   P 15,3

PREPARACIÓN 10 MIN ● COCCIÓN 15 MIN ● FÁCIL ● €

PARA EL ARROZ
300 g de arroz integral
3 cucharadas de aceite
de sésamo
4 huevos

PARA EL ALIÑO
1 manojo de cilantro
¼ de manojo
de albahaca tailandesa
100 g de cebollino
2 cucharadas de aceite
de sésamo
el zumo de 1 lima
2 cucharadas de salsa
de soja
sal, pimienta

1. Hervir ½ litro de agua.

2. Calentar el aceite de sésamo en una sartén. Añadir el arroz y mezclar bien para que quede bien recubierto de aceite. Cuando empiece a estar traslúcido, verter el agua caliente. Añadir una buena pizca de sal, tapar y dejar cocer durante unos 10 minutos a fuego medio.

3. Mientras, preparar los huevos batiéndolos como si fueran para hacer una tortilla. Salpimentar.

4. Para preparar el aliño, cortar el cilantro, la albahaca tailandesa y el cebollino finamente, y aliñarlo todo con el aceite de sésamo, el zumo de lima y la salsa de soja. Reservar.

5. Comprobar la cocción del arroz, que debe estar en su punto. Verter los huevos uniformemente sobre el arroz, tapar de nuevo y dejarlo de 2 a 3 minutos. Mezclar ligeramente para repartirlos bien por el arroz y por el fondo de la sartén. Dejar cocer unos minutos más, hasta que los huevos estén hechos.

6. Retirar la sartén del fuego y verter la mezcla de hierbas por encima del arroz. Servir de inmediato.

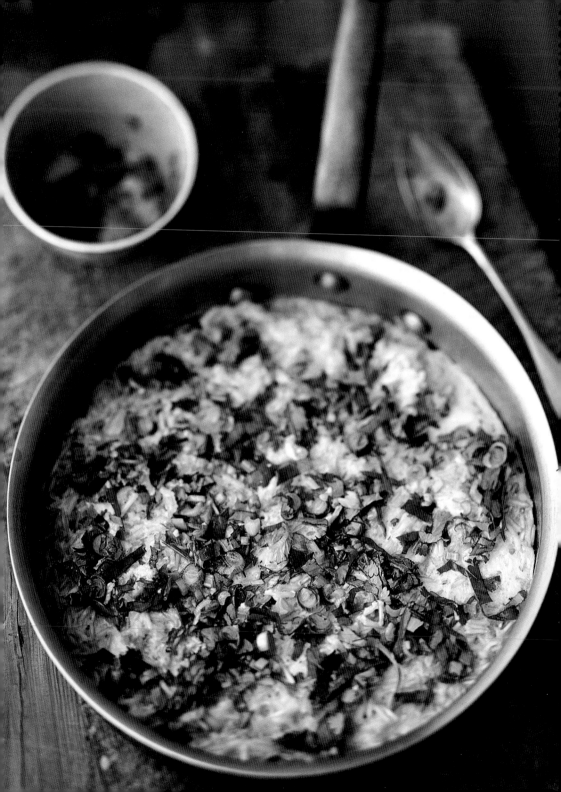

LA RÚCULA

Esta preciosa hortaliza de incomparable sabor presenta muchas ventajas.
En la cocina, la rúcula ofrece una maravillosa gama de preparaciones
a cuál más sabrosa, y para la salud, sus fitoquímicos la convierten
en un alimento anticancerígeno.

La rúcula pertenece a la familia de las brasicáceas (antiguamente denominadas crucíferas), que, entre otras hortalizas, incluye el berro y el rábano. Se cultiva a partir de marzo y se cosecha unos dos meses después. Si se retrasa la cosecha, en la planta aparecerán pequeñas flores blancas o amarillas; no te preocupes, son comestibles y serán un elemento decorativo y original para tus platos. La rúcula es muy sabrosa, proporciona una agradable sensación de hormigueo en las papilas gustativas y realza el sabor de las ensaladas primaverales.

Originaria del Asia occidental, hoy se ha extendido por otras regiones del mundo, aunque en general su uso se relaciona con Europa y el Mediterráneo. Los romanos eran muy aficionados a ella: utilizaban sus hojas en ensaladas, pero, además, aprovechaban sus semillas para elaborar una mostaza que, aún hoy, es apreciada en el Mediterráneo y en Oriente Próximo.

PROPIEDADES ANTICANCERÍGENAS

Protección de los pulmones, del páncreas y del colon ●
En la mujer, protección de los ovarios

● Las hortalizas de la familia de las brasicáceas se consideran grandes reservas de compuestos fitoquímicos con beneficiosas propiedades contra el cáncer. Son particularmente ricas en glucosinolatos, unas moléculas que contienen azufre a partir de las cuales se fabrican los isotiocianatos, unos antioxidantes y anticancerígenos que han sido objeto de numerosos estudios. Uno de ellos destaca las posibilidades de la erucina, contenida en la rúcula, de evitar la proliferación de las células cancerosas en el pulmón.

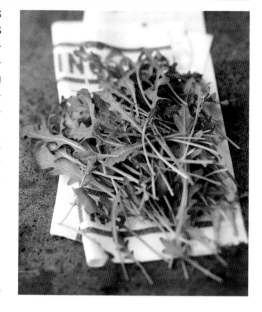

● La rúcula también contiene flavonoides, en especial quercetina y carotenoides. Estos compuestos fitoquímicos son potentes antioxidantes, esenciales en el contexto de una dieta preventiva y que se encuentran en muchos alimentos. Algunos estudios realizados *in vitro*

han demostrado la acción de la quercetina en las células cancerosas, en particular para prevenir su desarrollo. Algunos estudios epidemiológicos demuestran el efecto protector de una dieta rica en quercetina contra los cánceres de ovario, colon y páncreas.

● Si bien el consumo de vitamina K2, denominada menaquinona, se asocia con una disminución de la incidencia de los distintos cánceres y la mortalidad que provocan, a la vitamina K1, que la rúcula contiene en grandes cantidades, no se le conocen en la actualidad tales propiedades.

BENEFICIOS NUTRICIONALES

La rúcula cruda solo aporta 7,5 kcal por una porción de 30 g, lo que significa que su densidad calórica es muy baja. Dicha porción genera una agradable sensación de saciedad que permite evitar una excesiva ingesta de alimentos durante la comida. También es rica en vitamina K1, conocida como filoquinona, de propiedades anticoagulantes; una porción de rúcula ayuda a cubrir el 43 % de los valores nutricionales de referencia para la vitamina K.

Valores nutricionales por 100 gramos	Rúcula cruda
Energía	25 kcal
Agua	92 %
Fibra	1,6 g

COMPRARLA Y COCINARLA

En el momento de comprarla. Es mejor elegir brotes frescos bien verdes y rechazar los marchitos con aspecto grisáceo o amarillento. Las hojas se preparan justo antes de consumirlas para no alterar el sabor de la rúcula. Este paso consiste en cortar los extremos de los tallos y lavar las hojas bajo un chorrito de agua fría.

Conservación. La vitamina K1 (presente en abundancia en la rúcula) es liposoluble, lo que significa que no se combina con el agua y no se elimina al lavar las hojas, al contrario que otras vitaminas. También resiste altas temperaturas y, por lo tanto, la cocción, pero en cambio es susceptible a la oxidación. En consecuencia, hay que conservar los brotes de rúcula en un recipiente cerrado y preservarlo de la luz.

Cruda o cocida. La rúcula se come cruda o cocida. Para ensalada se pueden elegir las hojas más tiernas, que aportarán un toque de avellana. Cocida, decorará las pizzas caseras. Por último, en los platos de pasta, la rúcula puede ser la base de un original pesto.

ÑOQUIS DE RÚCULA

427 KCAL

◯ ◯ ◯
L 4,1   G 83,7   P 12,1

PREPARACIÓN 35 MIN ● COCCIÓN 25 MIN ● MEDIO ● €

600 g de patatas
tipo bintje
150 g de rúcula
2 yemas de huevo
350 g de harina
sal, pimienta

1. Lavar las patatas y cocerlas unos 20 minutos sin pelarlas, en una cacerola grande con agua hirviendo salada.

2. Mientras, triturar la rúcula con las yemas de huevo. Salpimentar.

3. Cuando las patatas estén cocidas, pelarlas todavía calientes; luego aplastarlas con el tenedor o pasarlas por el pasapuré hasta obtener un puré fino. Sobre todo hay que evitar hacerlo en un robot porque nos quedaría un puré elástico.

4. Añadir la preparación a base de rúcula al puré de patatas y mezclar.

5. Verter la harina poco a poco intentando no trabajar demasiado la masa. Ajustar la cantidad de harina para obtener una masa que no se pegue a los dedos, pero que sea blanda.

6. Cortar la masa en cuatro porciones, y luego formar pequeños cilindros del diámetro de una moneda de un euro. Cortar los cilindros en trozos de 2 a 3 cm de largo para obtener los ñoquis.

7. Cocer los ñoquis en una cacerola grande con agua hirviendo salada durante 4 minutos. Cuando suban a la superficie, esperar 1 minuto y ¡ya están cocidos!

8. Estos ñoquis son deliciosos servidos con un pesto, o simplemente con una buena salsa de tomate. Para que tengan una textura todavía más sabrosa, saltearlos en la sartén unos minutos antes de añadir la salsa.

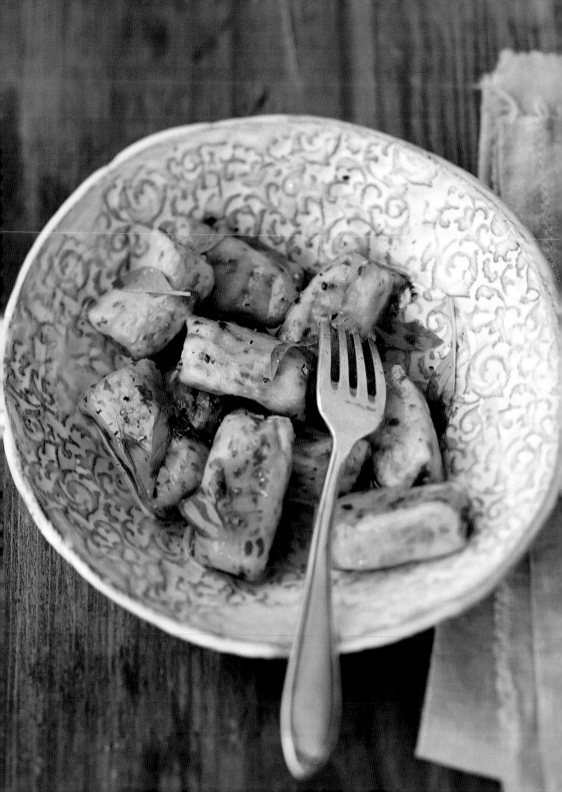

RICOTTA CASERA CON RÚCULA

384 KCAL

L 45,7   G 31,4   P 22,9

150 g de rúcula fresca
el zumo y la ralladura
de 1 limón
4 cucharadas de aceite
de oliva
flor de sal, pimienta

PARA LA RICOTTA
1,8 l de leche
200 ml de nata líquida
5 g de sal
100 ml de zumo de
limón
100 g de rúcula

MATERIAL ESPECÍFICO
colador fino
2 capas de tela fina
o gasa
termómetro de cocción
robot

1. Preparar el material para la ricotta: en un bol grande, colocar un colador fino y, por encima, dos capas de tela fina o gasa. Reservar.

2. En una cacerola grande, calentar suavemente la leche, la nata líquida y la sal, hasta que la mezcla alcance los 85 °C.

3. Cuando llegue a esta temperatura, apartar la cacerola del fuego, añadir el zumo de limón y mezclar con cuidado con una espátula. El líquido empezará a cuajarse. Dejar reposar la cacerola sin tocarla durante 10 minutos.

4. Mientras, preparar la rúcula triturando 100 g en el robot o picándola lo más finamente posible.

5. Añadir la rúcula picada a la cacerola, mezclar con cuidado y verter la preparación en el colador, sobre la gasa.

6. Dejar escurrir la ricotta durante 1 h a 1½ h.

7. Cuando la ricotta esté bien escurrida, ponerla en la nevera durante 30 minutos para que se enfríe completamente.

8. En el momento de servir, poner la ricotta en el centro de un plato, esparcir el resto de rúcula fresca. Añadir la ralladura y el zumo de limón, la flor de sal y pimienta. Acabar con un chorrito de aceite de oliva. Servir como entrante o como aperitivo con rebanadas de pan rústico.

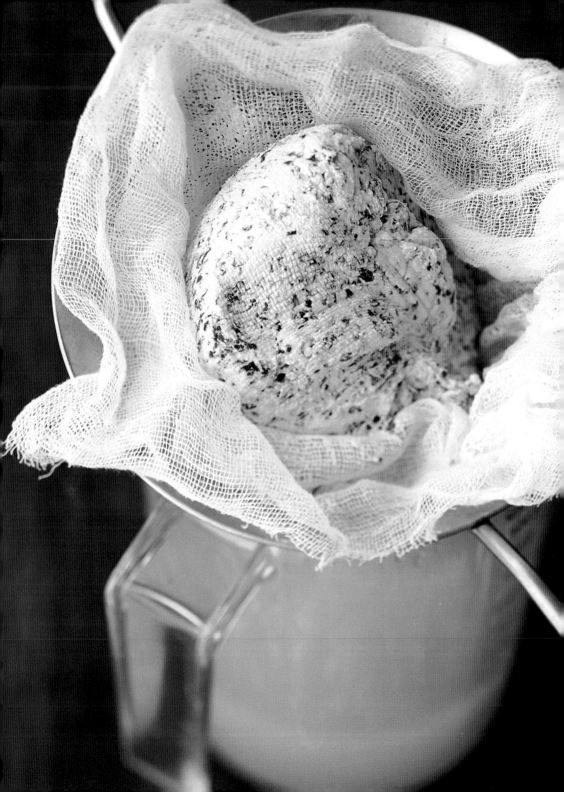

LA SOJA

La soja, gran clásico de la cocina asiática, contiene isoflavonas, cuyos beneficios en la prevención de ciertos cánceres ya han sido estudiados. Aunque ofrece también cualidades nutricionales evidentes, se recomienda a las mujeres consumirla con moderación, en función de la edad.

Alimento asiático por excelencia, la soja es una planta perteneciente a la familia de las leguminosas. Al igual que las alubias, las semillas de soja se encuentran dentro en una vaina, llamada *edamame*, que se recolecta preferiblemente antes de que madure. El cultivo de la soja se estableció por primera vez en China hacia el año 1100 a.C., para extenderse luego por Japón, Corea y el Sudeste Asiático. Desde entonces, la soja forma parte de la dieta en esta región del mundo. La llegada de la soja a Occidente fue muy tardía. El Imperio británico la llevó a Estados Unidos en el siglo xix, pero en Europa no empezó a popularizarse hasta la década de los ochenta.

PROPIEDADES ANTICANCERÍGENAS

Prevención de los cánceres hormonodependientes si se consume soja antes de la menopausia ● Los niños pequeños deben evitar un consumo excesivo

● Como la soja es rica en isoflavonas, esta planta es especialmente adecuada en una dieta preventiva contra los cánceres hormonodependientes, como el cáncer de mama y el cáncer de próstata. Se sabe que el desarrollo de estos cánceres está estrechamente relacionado con la concentración en sangre de hormonas sexuales. Pues bien, las isoflavonas de soja (especialmente la genisteína y la daidzeína) tienen una estructura similar a los estrógenos y la capacidad para mitigar la respuesta del organismo a estas hormonas.

● Inicialmente, los beneficios de la soja se constataron viendo la distribución del cáncer de mama y de próstata en las distintas poblaciones del mundo. Las mujeres asiáticas tienen un índice muy bajo de cáncer de mama, mientras que en Occidente es el primer responsable de muerte por cáncer en las mujeres. Como ya se ha mencionado, la soja es un alimento básico de la cocina asiática; se calcula que las mujeres asiáticas ingieren una media de 25 mg de iso-

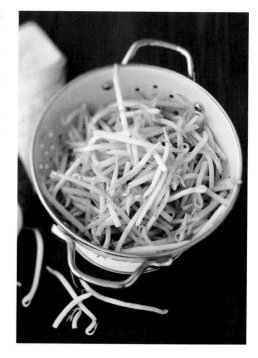

flavonas al día, mientras que las mujeres occidentales ingieren muy pocas. Los estudios realizados en el laboratorio muestran que, efectivamente, la genisteína tiene una acción eficaz contra el crecimiento de las células mamarias, y en particular de las células cancerosas. Pero también sugieren que la edad de la exposición a las isoflavonas juega un papel primordial en la protección contra el cáncer de mama. Una exposición antes y durante la pubertad se asocia con una significativa disminución del riesgo de desarrollar este tipo de cáncer, mientras que una exposición tardía, a partir de los 35 años, por ejemplo, no da unos resultados tan satisfactorios. Algunos estudios muestran que, durante la menopausia y en mujeres que hayan tenido cáncer de mama, es desaconsejable iniciar una dieta rica en soja. A estas mujeres se les recomienda sobre todo no consumir alimentos enriquecidos con isoflavonas, pues muy a menudo estos son muy concentrados en fitoestrógenos en comparación con la soja natural y sus derivados (harina, habas tostadas, miso).

Por último, se desaconseja encarecidamente dar con regularidad y frecuencia preparaciones con proteína de soja y *tonyu* (leche de soja) a los lactantes y niños pequeños.

BENEFICIOS NUTRICIONALES

Las proteínas de soja tienen la particularidad de ser más fáciles de digerir que las de otras leguminosas y de proporcionar tantos aminoácidos esenciales como algunas proteínas de la leche y el huevo, lo cual convierte la soja en un alimento apropiado para aquellos que deseen reducir el consumo de proteínas de origen animal.

Valores nutricionales por 100 gramos	Semillas de soja cocidas antes de madurar
Energía	141 kcal
Agua	69 g
Proteínas	12,4 g
Glúcidos	11,1 g
Lípidos	6,4 g
Fibra	4,2 g
Sal	< 0,05 g

COMPRARLA Y COCINARLA

Saber elegir. El mercado de la soja abarca unos veinte productos derivados, algunos elaborados con una sola etapa de transformación, como las nueces de soja, la soja texturizada y la lecitina, y otros obtenidos tras una fase de fermentación, como el miso, el tonyu y el tofu. Las personas que deseen sustituir las proteínas animales en sus recetas encontrarán en los comercios proteínas de soja texturizadas, aunque estas son pobres en isoflavonas.

No hay que confundir. A menudo, las semillas de soja se confunden con la judía mungo, incluso en el envase de los productos comerciales. Así que debemos prestar atención al aspecto del producto y a la lista de ingredientes especificados en el envase. En cambio, no dudes en descubrir otra variedad de soja: las habas edamame.

BO BUN DE TERNERA

435 KCAL
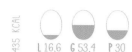
L 16,6   G 53,4   P 30

PREPARACIÓN 10 MIN ● COCCIÓN 20 MIN ● FÁCIL ● € €

½ manojo de cilantro
½ manojo de menta
100 g de lechuga batavia
2 cebollas blancas
4 cucharadas de aceite de oliva
280 g de bistec de ternera
2 cucharadas de salsa para nems
250 g de fideos de arroz
300 g de soja germinada
100 g de rabanitos encurtidos (véase receta p. 74)
salsa para nems, para el acabado

PARA LAS HORTALIZAS MARINADAS
½ pepino con piel
2 zanahorias peladas
4 cucharadas de vinagre de arroz
1 cucharada de azúcar

1. Para preparar las hortalizas marinadas, cortar el pepino y las zanahorias peladas en bastoncitos, y ponerlos en un bol. Añadir el vinagre de arroz, el azúcar y una pizca de sal, y mezclar. Dejar marinar mientras se prepara el resto de la receta.

2. Deshojar las hierbas y cortarlas finamente, igual que la lechuga. Reservar cada ingrediente por separado.

3. En una sartén, rehogar las cebollas cortadas en rodajas finas con el aceite de oliva, de 2 a 3 minutos. Cortar el bistec en lonchas pequeñas y añadir a la sartén. Dejar cocer de 5 a 10 minutos a fuego medio, y agregar a media cocción 2 cucharadas de salsa para nems. Mantener caliente.

4. Mientras, poner agua a hervir. Poner los fideos de arroz en un bol y cubrirlos con agua hirviendo. Dejarlos cocer durante 5 minutos.

5. Disponer los bo buns en cuatro boles grandes: colocar en el fondo los fideos de arroz escurridos. Añadir por encima un poco de lechuga cortada en juliana, soja germinada, hortalizas marinadas y rabanitos encurtidos, separando cada ingrediente para que se distingan bien.

6. Finalmente agregar la ternera salteada y esparcir las hierbas frescas por encima.

7. Servir los bo buns acompañados con salsa para nems que cada uno verterá en su bol (hay que calcular aproximadamente de 3 a 4 cucharadas de salsa para nems por persona).

8. Tomar inmediatamente para conservar la esencia de este plato caliente y frío.

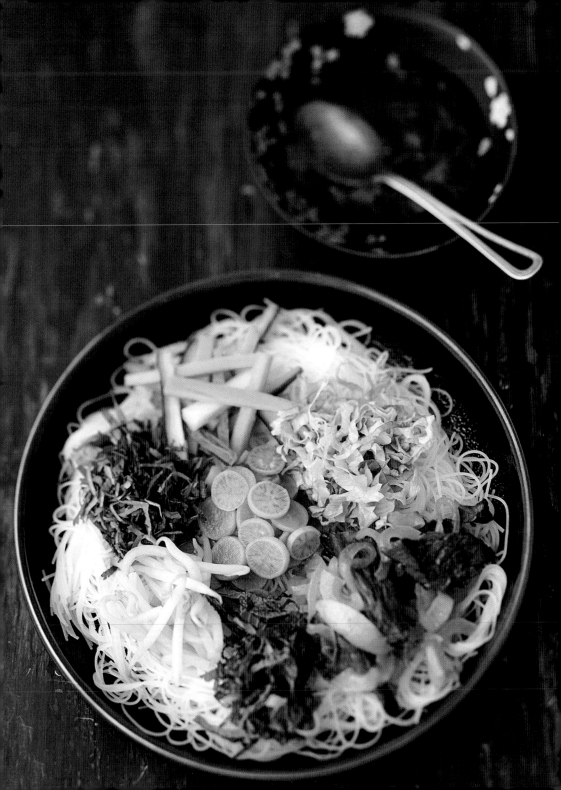

HUMMUS DE EDAMAMES

258 KCAL

L 63   G 20,1   P 16,9

PREPARACIÓN 15 MIN ● FÁCIL ● €

200 g de vainas de edamame desgranadas
2 dientes de ajo
2 cucharaditas de pasta de sésamo (tahini)
el zumo de 1 limón
dos pizcas de pimiento de Espelette
dos pizcas de pimentón
6 cucharadas de aceite de oliva

1. Poner las habas edamame desgranadas en una batidora.

2. Añadir los dientes de ajo, el tahini, el zumo de limón y las especias.

3. Triturar de 1 a 2 minutos, hasta obtener una pasta muy espesa. Verter el aceite en un hilito, poco a poco y sin dejar de triturar.

4. Probar y sazonar con sal y pimienta.

5. Se puede conservar este hummus de 1 a 2 días en la nevera o servirlo inmediatamente. Se degusta como un hummus clásico, con crudités o pan de pita.

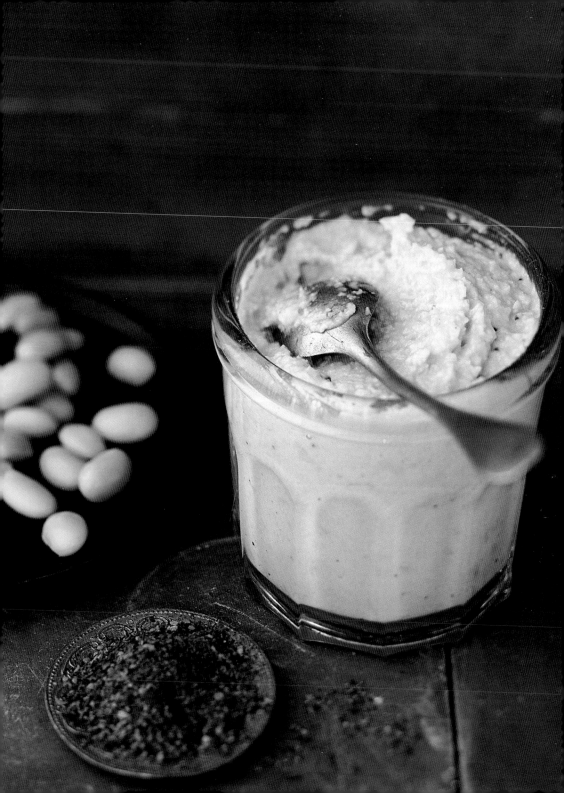

EL TOMATE

Son de sobra conocidos los beneficios que aporta este fruto. Bajo en calorías,
fuente de vitaminas y minerales, el tomate también es rico en licopeno,
un compuesto de gran interés para proteger el organismo.
Crudo, y aún mejor cocido, en salsa, el tomate está repleto de recursos
para nuestra salud.

Primo de la patata, la berenjena y el pimiento, el tomate es el fruto de una planta de la familia de las solanáceas. Los primeros vestigios de su cultivo se remontan a las civilizaciones aztecas, que lo llamaban *tomalt* o *zimotate*.

Descubierto durante las grandes exploraciones de América Central, llegó a España en el siglo XVI, pero no se introdujo inmediatamente en la dieta de los occidentales: debido a su parecido con las bayas venenosas, los europeos desconfiaron de él durante mucho tiempo, y así, en un principio, solo se utilizó como ornamento. Durante largo tiempo se le denominó «manzana de amor», en referencia a su color rojo intenso, que evoca la pasión.

En el ámbito culinario, el tomate se considera una hortaliza, aunque no sea así para los botánicos. Existen numerosas variedades de tomate, que se distinguen por su forma, color y sabor.

PROPIEDADES ANTICANCERÍGENAS

Protección de la cavidad bucal, del aparato digestivo e intestinal ● Protección de la próstata en el hombre ● Protección contra el estrés oxidativo

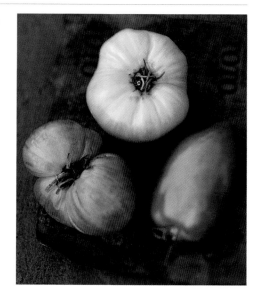

● El tomate es una de las principales fuentes alimenticias de licopeno. Este compuesto fenólico pertenece a la familia de los carotenoides, los pigmentos responsables de los colores rojo, naranja y amarillo de frutas y verduras. Varios estudios observacionales sugieren que consumir con frecuencia y regularidad tomates y sus productos derivados, como salsa de tomate, reduce del 10 al 20 % el riesgo de cáncer de próstata. No se han descubierto por ahora todos los mecanismos involucrados. Además de la actividad antioxidante del licopeno contra el estrés oxidativo de las células, la capacidad de interacción de este pigmento con algunas células responsables del crecimiento del tejido prostático sería una de las razones de su eficacia contra el desarrollo de este cáncer.

- Algunos estudios también muestran un efecto protector del licopeno a través del consumo de tomate en los cánceres de páncreas, colon y recto, cavidad bucal, esófago y estómago, cuello uterino y mama. Sin embargo, estos estudios de observación son menos convincentes que para el cáncer de próstata.
- Es interesante subrayar que en los estudios sobre el tema no se ha observado el efecto protector del licopeno tomado en forma de suplemento alimentario.

BENEFICIOS NUTRICIONALES

El tomate tiene una baja densidad calórica: el agua que contiene le da peso y volumen, pero no calorías. Al estar compuesto de agua casi en un 95 %, puede considerarse como un aliado interesante en una dieta de adelgazamiento. La otra gran baza del tomate radica en su contenido de vitaminas, minerales y compuestos fenólicos, moléculas de intensa actividad antioxidante como el licopeno. También es una fuente de potasio, vitamina C y vitamina A.

Valores nutricionales por 100 gramos	Tomate crudo	Tomate cocido, puré
Energía	16,4 kcal	32 kcal
Agua	94,5 g	89,5 g
Fibra	1,4 g	1,9 g

COMPRARLO Y COCINARLO

Trucos para elegirlos bien. El final de la primavera y el verano son las mejores épocas para encontrar tomates frescos, locales, cultivados en pleno campo. Al comprarlos, los tomates deben ser un poco firmes pero ceder al presionarlos suavemente con los dedos. Para conservarlos, es muy importante sobre todo no meterlos en la nevera con las demás verduras, sino dejarlos fuera junto con la fruta.

Con la piel. La piel del tomate concentra gran parte de sus propiedades antioxidantes, de modo que puedes comerla. El licopeno se absorbe mejor si procede de productos derivados del tomate que requieren una fase de cocción, como el concentrado, el coulis o el zumo de tomate. Ello se debería a una modificación de la estructura del licopeno causada por el calor. Pero eso no es todo: el licopeno se absorbe mejor en presencia de materia grasa.

Reforzar sus puntos fuertes. Para acentuar los beneficios del tomate para la salud, no dudes en añadir un diente de ajo crudo triturado al final de la cocción de tus preparaciones de tomate: es un cóctel que, además de delicioso, aporta compuestos excelentes para la salud.

PANZANELLA

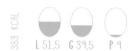

383 KCAL   L 51,5   G 39,5   P 9

750 g de tomates de diferentes variedades (corazón de buey, verde, amarillo, cebra, negro de Crimea)
½ baguette de pan duro
1 chorrito de aceite de oliva
1 diente de ajo
100 g de aceitunas negras pequeñas
30 g de alcaparras

PARA LA VINAGRETA
6 u 8 cucharadas de aceite de oliva
3 cucharadas de vinagre de vino tinto
sal, pimienta

1. Precalentar el horno a 200 °C.

2. Cortar la baguette en trozos grandes irregulares de unos 3 a 4 cm, y luego ponerlos en una fuente que pueda ir al horno.

3. Verter un chorrito de aceite de oliva, aproximadamente de 2 a 3 cucharadas, y añadir el diente de ajo machacado. Mezclarlo todo para empapar bien el pan. Salpimentar.

4. Hornear hasta que los picatostes estén bien dorados, removiendo de vez en cuando. Calcular aproximadamente unos 10 minutos.

5. Mientras, cortar los tomates de forma irregular, en trozos pequeños y ponerlos en un bol grande. Añadir las aceitunas negras y las alcaparras. Salpimentar. Verter el vinagre, el aceite de oliva y mezclar bien.

6. Probarlo y rectificar la sazón si fuera necesario. Dependerá mucho de los tomates que se utilicen, si son más o menos dulces.

7. Cuando el pan esté tostado, añadirlo a la ensalada y mezclar, preferiblemente con las manos para aplastar los picatostes y de este modo se empapen de salsa y del jugo de los tomates. Servir de inmediato.

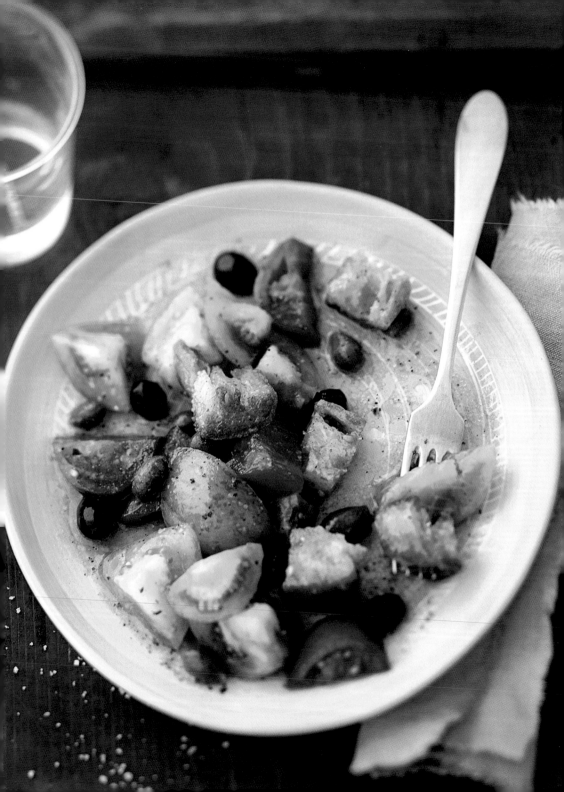

MERMELADA DE TOMATE

146 KCAL

L 44,1 G 44,3 P 11,6

1 kg de tomates
40 g de mantequilla
1 cucharadita de canela
50 ml de jarabe de agave
2 cucharadas
de semillas de sésamo

1. Precalentar el horno a 180 °C.

2. Retirar el pedúnculo de los tomates y pelarlos con un pelador de verduras. Si la piel no sale con facilidad, se puede hacer una cruz en la base del tomate con un cuchillo y sumergirlo en una cacerola con agua hirviendo durante 20 segundos, luego sumergirlo en agua con hielo y así la piel saldrá mucho más fácilmente.

3. Retirar las semillas de los tomates y cortar la pulpa finamente.

4. Derretir la mantequilla en una sartén y añadir los tomates. Rehogarlos unos minutos a fuego medio y agregar la canela.

5. Proseguir con la cocción hasta que toda el agua de los tomates se evapore. Añadir el jarabe de agave, mezclar y bajar el fuego.

6. Cocerlos de 20 a 30 minutos, hasta que los tomates se hayan caramelizado bien y tomen un color más oscuro.

7. Mientras, tostar las semillas de sésamo en el horno a 180 °C hasta que estén bien doradas, de 5 a 10 minutos.

8. Verter la mermelada en un tarro, añadir las semillas de sésamo y degustar a temperatura ambiente.

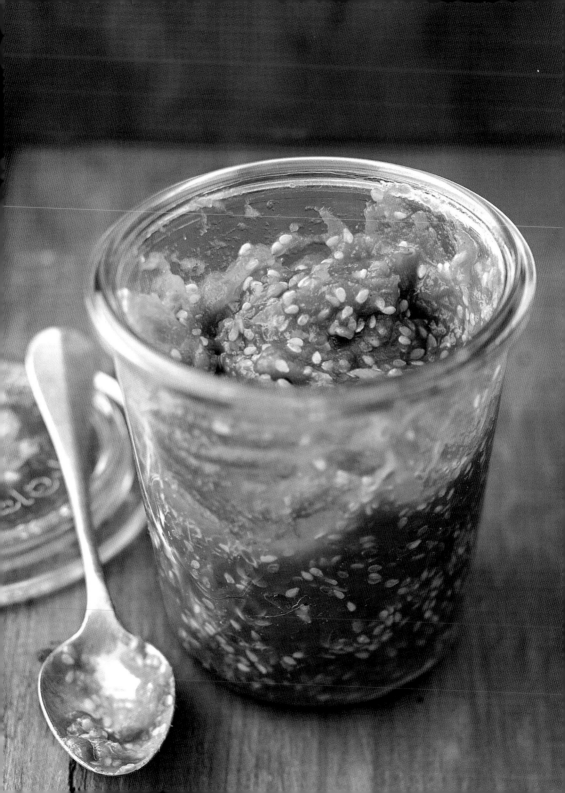

LAS AVES DE CORRAL

Las aves de corral logran el consenso general. Son fáciles de preparar,
fáciles de combinar y fáciles de disfrutar, y, además, son ricas en vitaminas
y en selenio, por lo que son muy aconsejables para prevenir el cáncer.

El término genérico *volatería*, que procede de la palabra latina *volatilia*, significa «ave», y agrupa al conjunto de aves de corral, como el pollo, el pavo o el pato, y por tradición también incluye la carne de conejo. Las razas de gallinas actuales provienen en su mayoría de un antepasado domesticado hace unos cuatro mil años en el Sudeste Asiático, el gallo salvaje, también denominado gallo dorado o *Gallus gallus*. El gallo es también uno de los símbolos de Francia por la sencilla razón de que el nombre *Gallus* hace referencia tanto al gallo como a los galos.

La carne de ave de corral es muy popular. Según la FAO (Organización de las Naciones Unidas para la Alimentación y la Agricultura), el consumo medio de aves de corral en el mundo en 2011 fue de 14,4 kilos por persona, frente a los 11 kilos del año 2000. Los habitantes del continente americano están muy por encima de este valor, ya que consumen hasta 38,6 kilos de aves de corral por persona y año.

PROPIEDADES ANTICANCERÍGENAS

Acción protectora en particular en los hombres

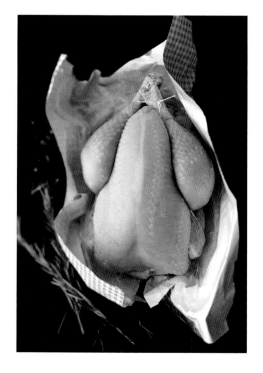

● Una porción de 100 g de aves de corral proporciona de media el 15 % de los valores nutricionales de referencia de selenio. El selenio es una de las sustancias más beneficiosas en una dieta anticáncer debido a sus propiedades antioxidantes y su capacidad para inhibir el crecimiento de las células tumorales. Algunos estudios epidemiológicos realizados sobre un gran número de hombres y mujeres muestran, por ejemplo, el efecto protector de una dieta rica en selenio contra el cáncer de próstata.

● A diferencia de la carne de ternera, la literatura científica no describe la carne de las aves de corral como generadora de cáncer. Al contrario, un análisis de diecinueve estudios epidemiológicos realizado por investigadores japoneses sugiere que comer aves de corral reduce el riesgo de cáncer colorrectal en comparación con los resultados obtenidos en poblaciones que más carne roja ingieren. De modo que si los más carnívoros no logran reducir su ración semanal de carne, pueden decantarse por consumir aves de corral como alternativa a las carnes ricas en hierro.

● La Colorectal Cancer Association of Canada (Asociación Canadiense de Cáncer Colorrectal) subraya que reemplazar la ración diaria de carne roja por una ración de aves de corral reduce en un 40 % el riesgo de cáncer colorrectal. Probablemente, estos datos se deban a que en América del Norte se ingieren importantes cantidades de una carne más grasa y a que se cocina con un método más cancerígeno.

BENEFICIOS NUTRICIONALES

En general, las aves de corral se consideran carnes magras, pero no siempre es así. El contenido de lípidos depende de la presencia de la piel, de la pieza elegida y del tipo de ave. Las aves de corral son también una buena fuente de vitaminas B3 y B6. Esta última interviene en la producción de serotonina, una hormona que regula el estrés, así como nuestro ritmo circadiano (alternancia de períodos de vigilia y sueño).

Valores nutricionales por 100 gramos	Pechuga de pollo cocida sin piel	Conejo cocido	Pato, magret cocido en sartén
Energía	121 kcal	165 kcal	205 kcal
Agua	73 g	68 g	63 g
Proteínas	26 g	20,5 g	26,7 g
Lípidos	1,8 g	9,2 g	11 g
Sal	1,0 g	0,3 g	1,1 g

COMPRARLAS Y COCINARLAS

Normas de higiene. Para conservar y preparar aves de corral, deben seguirse unas normas de higiene. Al preparar un ave de corral, hay que separarla, cortarla con un cuchillo que solo servirá para este alimento y hacerlo sobre una tabla de cortar destinada únicamente a cortar carne. Estas reglas parecen extremas, pero tienen su fundamento: de un estudio europeo se desprende que muchos casos de intoxicación alimentaria relacionados con el consumo de aves de corral se deben a la contaminación de otros alimentos que se consumen crudos por contacto con carne de aves de corral todavía cruda.

Buenas combinaciones. El pollo es la «carne camaleón» por excelencia. Marinado con miel y salsa de soja o asado con pequeñas cebollas rojas de Roscoff, y también combinado con muchas especias de virtudes beneficiosas para la salud, especialmente la cúrcuma.

ALBÓNDIGAS DE PAVO AROMATIZADAS

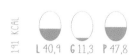

191 KCAL   L 40,9   G 11,3   P 47,8

300 g de carne de pavo picada
40 g de piñones
½ manojo de cilantro
½ cebolla roja
la ralladura de 1 limón
2 huevos
2 cucharadas de aceite de oliva
sal, pimienta
100 g de yogur griego (opcional)

1. Precalentar el horno a 200 °C.

2. Poner los piñones en el horno sobre una bandeja cubierta con papel vegetal y tostarlos unos 10 minutos hasta que estén ligeramente dorados. Dejarlos enfriar y machacarlos en trozos grandes.

3. En un bol, mezclar la carne de pavo picada, el cilantro cortado, la cebolla finamente picada y la ralladura de limón. Salpimentar. Añadir los piñones, luego los huevos y mezclar bien, preferiblemente con las manos.

4. Formar albóndigas del tamaño de una pelota de golf (de unos 50 g). Se pueden hacer con una cuchara para helados. Si se hacen las albóndigas con las manos, enharinarlas ligeramente para evitar que se peguen.

5. Calentar el aceite de oliva en una sartén que pueda ir al horno, a fuego medio-fuerte, rehogar las albóndigas de 1 a 2 minutos por cada lado hasta que estén bien doradas.

6. Poner la sartén en el horno todavía caliente durante 4 o 5 minutos. Las albóndigas quedarán cocidas en su punto ¡manteniéndose jugosas!

7. Se pueden servir tal cual, o con 100 g de yogur griego sazonado con sal, pimienta y unas gotas de zumo de limón.

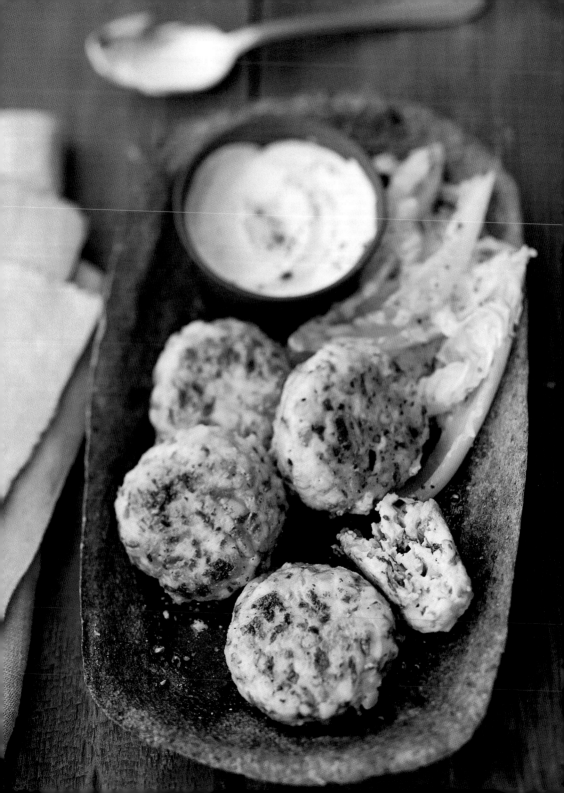

POLLO DE INSPIRACIÓN ASIÁTICA

PREPARACIÓN 20 MIN ● COCCIÓN 25 MIN ● FÁCIL ● € €

639 KCAL

L 14,6   G 45,8   P 39,6

900 g de trozos de pollo con hueso de unos 3-4 cm
30 g de semillas de sésamo
2 cucharadas de harina
4 cucharadas de aceite de sésamo
4 dientes de ajo
1 trozo de jengibre de 50 g
2 cebollas blancas
8 cucharadas de salsa de soja dulce
el zumo de 2 limas
sal, pimienta

PARA EL ACABADO
½ granada
10 g de cilantro fresco

1. Precalentar el horno a 180 °C.

2. Poner las semillas de sésamo sobre una bandeja de horno cubierta con papel vegetal y hornear, en el horno ya caliente, durante unos 10 minutos, hasta que estén doradas. Reservar.

3. Salpimentar los trozos de pollo y ponerlos en un bol con la harina. Mezclar con la mano para que todos los trozos queden bien rebozados.

4. En una sartén grande, freír los trozos de pollo en el aceite de sésamo de 2 a 3 minutos por cada lado. Retirarlos de la sartén cuando estén dorados.

5. Añadir a la sartén el ajo y el jengibre machacados. Agregar las cebollas cortadas en rodajas y rehogarlo todo a fuego medio durante unos minutos. Remover a menudo para evitar que el ajo se queme.

6. Verter la salsa de soja dulce y luego añadir los trozos de pollo precocidos. Bajar el fuego, tapar y dejar cocer de 5 a 10 minutos.

7. Mientras, desgranar la granada. Para ello, cortar los dos extremos de la fruta, luego hacer unos cortes en los lados. Abrir con cuidado la granada y desgranarla encima de un bol de agua fría, para que las semillas se separen fácilmente de todas las partes blancas. Escurrir y reservar.

8. Cortar el cilantro en trozos grandes. Reservar.

9. Para terminar la cocción del pollo, subir un poco el fuego y desglasar con el zumo de lima. Dejar cocer de 1 a 2 minutos más, para reducir un poco la salsa.

10. Espolvorear el pollo con las semillas de sésamo, añadir el cilantro y esparcir los granos de granada fresca. Servir de inmediato.

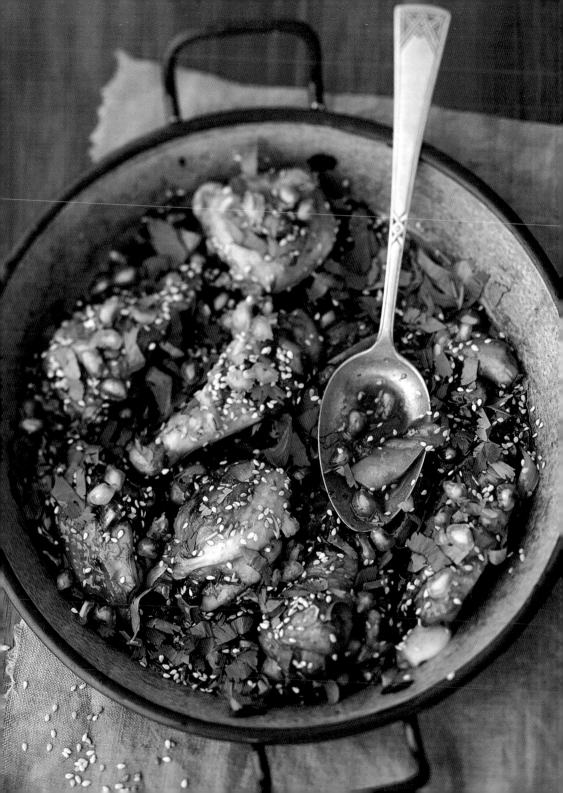

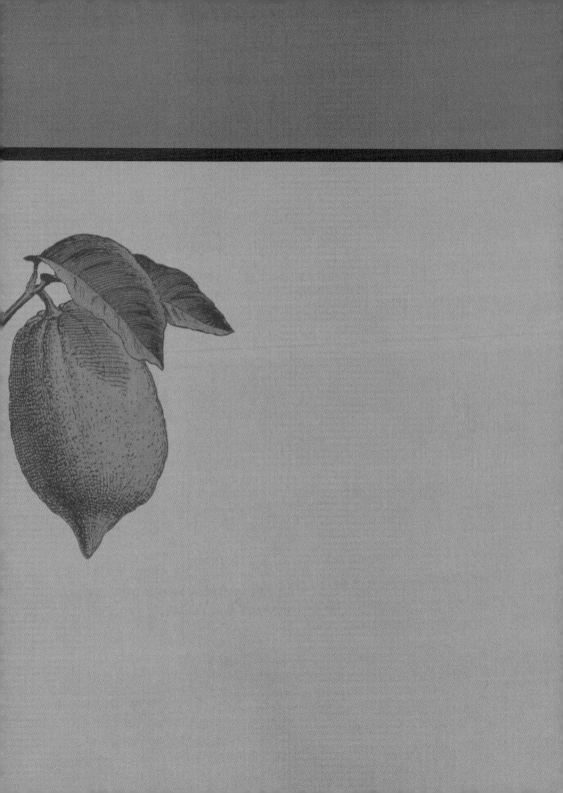

VERANO

EL AÇAÍ

Una pequeña baya de procedencia muy lejana pero repleta de beneficios
y propiedades anticancerígenas. Por estas razones, y por su incomparable sabor,
vale la pena descubrirla.

El açaí crece exclusivamente en América del Sur, en una vasta zona geográfica que se extiende desde el noreste de Brasil hasta Colombia y Ecuador. Esta pequeña baya crece en una palmera, cuyo nombre científico es *Euterpe oleracea,* comúnmente llamada palma manaca. Las poblaciones amerindias la utilizaban tradicionalmente para fines alimentarios y medicinales, principalmente para aumentar la libido, estimular el sistema inmunitario y combatir las infecciones. Con su color púrpura de una intensidad extrema, el açaí también servía para fabricar tinta y tintes naturales. Desde hace unas décadas, su cultivo está creciendo para satisfacer la gran demanda occidental. Aunque inicialmente el açaí se hizo popular por unas supuestas propiedades adelgazantes sin fundamento, tiempo después volvió a ponerse de moda gracias a sus propiedades antioxidantes, estas últimas bien documentadas.

PROPIEDADES ANTICANCERÍGENAS

Protección contra los radicales libres ●
Protección de todo el sistema digestivo

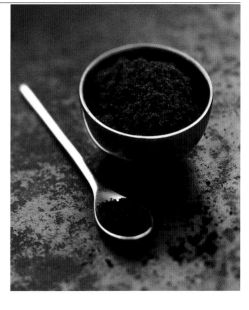

● El açaí tiene una composición rica en fitocompuestos de propiedades beneficiosas para prevenir el cáncer.

● Unos investigadores estadounidenses compararon las propiedades antioxidantes de varias bebidas comercializadas (nueve zumos de fruta, té y vino tinto) y determinaron que la de açaí llegaba en sexta posición *ex eaquo* con los zumos de arándano y de cereza negra. Los datos del USDA (United States Department of Agriculture, el Ministerio de Agricultura de Estados Unidos) confirman que esta fruta tiene mayor capacidad para absorber los radicales libres, responsables del estrés oxidativo en el organismo, que las frambuesas, las fresas y las bayas de Goji.

● El açaí está compuesto por muchos polifenoles, entre ellos flavonoides, antocianidinas, proantocianidinas y resveratrol. Todos ellos muestran en el laboratorio una actividad protectora contra los daños causados en el ADN por los radicales libres.

• Un estudio reciente también ha revelado la existencia de una actividad anticancerígena de los polifenoles del açaí en combinación con otros mecanismos celulares. Inhiben *in vitro* el crecimiento de células del cáncer de colon y, especialmente, inducen su autodestrucción (apoptosis). Otros estudios realizados en el laboratorio sugieren que el açaí podría proteger de los cánceres de colon, esófago y vejiga.

BENEFICIOS NUTRICIONALES

El fruto de la palma manaca consta de un núcleo cubierto por una fina capa de pulpa. Solo esta última parte del açaí puede consumirse fresca después de la cosecha, puesto que el núcleo es demasiado duro para ser masticado. No obstante, se utiliza para fabricar un aceite vegetal que contiene ácidos grasos monoinsaturados del tipo omega-9 y ácidos grasos poliinsaturados en forma de omega-6. También contiene numerosos polifenoles de propiedades antioxidantes que lo convierten en un aceite cosmético muy apreciado. Por su parte, la pulpa del açaí destinada a la alimentación es naturalmente rica en vitaminas, minerales y oligoelementos, como vitamina C, calcio, hierro y vitamina A. En Occidente, el açaí está disponible en forma de polvo obtenido a partir de la pulpa de la fruta. Al no contener agua, aún es más concentrado en nutrientes.

Valores nutricionales por 100 gramos	Polvo de açaí
Energía	535 kcal
Agua	8 g
Glúcidos (azúcares incluidos)	52 g
Fibra	32 g

COMPRARLO Y COCINARLO

En todas sus formas. Lo ideal sería consumir las bayas de açaí inmediatamente después de recolectarlas para aprovechar al máximo sus beneficios. Pero, a pesar de su lejana procedencia, se puede disfrutar de los beneficios nutricionales de esta fruta de distintas formas: en polvo, zumo o puré. No hay duda de que la baya fresca es insustituible, pero los beneficios de esta fruta son tales que resulta esencial descubrirla en sus formas elaboradas que ahora pueden comprarse en tiendas ecológicas.

Por su sabor. El açaí en polvo luce un hermoso color burdeos oscuro. Su original sabor es el resultado de la combinación de notas frutales y toques de cacao. Se puede usar, por ejemplo, para espolvorear fruta fresca, en batidos, en una granola casera o con leche de almendras.

BOL DE AÇAÍ PARA EL DESAYUNO

286 KCAL

L 23   G 65,2   P 11,8

PREPARACIÓN 10 MIN ● REPOSO 1 NOCHE ● FÁCIL ● €€

4 plátanos maduros
4 cucharaditas colmadas de açaí en polvo
120 ml de leche de almendras
160 g de fresas
8 cucharaditas de semillas de chía (en supermercados ecológicos)

PARA LA GUARNICIÓN
1 plátano
120 g de granola
125 g de arándanos
150 g de fresas

1. En el vaso de una batidora, poner el plátano cortado en trozos grandes, el açaí en polvo, la leche de almendras y las fresas lavadas y sin el rabito. Triturar hasta obtener una consistencia homogénea.

2. Añadir las semillas de chía, mezclar y dejar macerar en la nevera, preferiblemente la víspera para el día siguiente.

3. Justo antes de servir, repartir la preparación de açaí en 4 boles y poner unas rodajas de plátano sobre cada uno.

4. Añadir un poco de granola, los arándanos y acabar con las fresas cortadas en cuatro.

5. Tomar bien frío.

No dudes en ser creativo con la guarnición; la base de açaí combina muy bien con numerosos ingredientes. Puedes añadir fruta fresca como mango y kiwi, o frutos secos como almendras y nueces, por ejemplo.

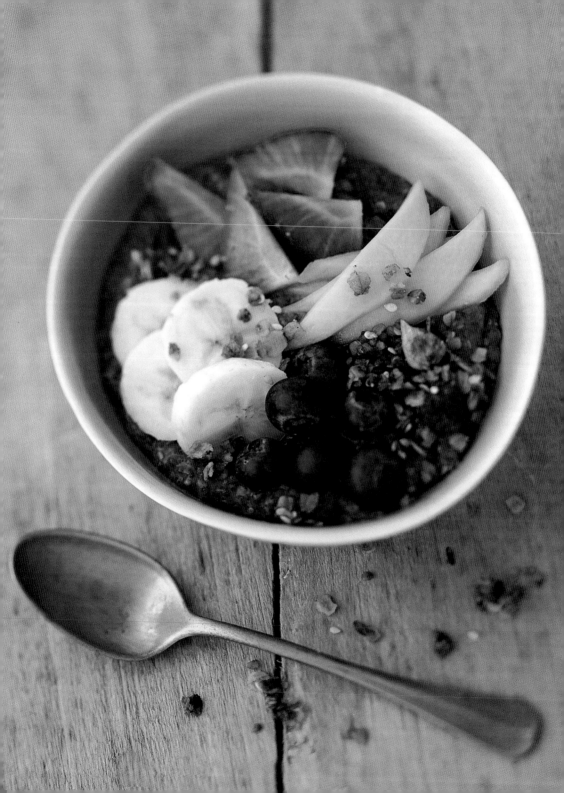

TORTITAS CON AÇAÍ
Y ARÁNDANOS

593 KCAL

L 10,9   G 76,6   P 12,5

PREPARACIÓN 15 MIN ● COCCIÓN 25 MIN ● MEDIO ● € €

PARA LA SALSA
250 g de arándanos
50 g de azúcar de caña
20 ml de agua
20 g de açaí en polvo
la ralladura de 1 lima

PARA LA MASA
300 g de harina
1 sobre de levadura
en polvo
2 cucharaditas rasas
de bicarbonato sódico
una pizca de sal
una pizca de canela
12 g de açaí en polvo
60 g de azúcar de caña
2 huevos
20 g de mantequilla
derretida
240 ml de leche

**PARA EL
ACOMPAÑAMIENTO**
170 g de yogur griego

1. Para preparar la salsa de arándanos y de açaí, poner todos los ingredientes en una cacerola y calentarlos a fuego suave. Al cabo de 5 minutos, aplastar los arándanos con un tenedor y proseguir con la cocción durante 5 minutos más. Si se desea una salsa lisa, se puede triturar la preparación. Reservar.

2. Preparar la masa para las tortitas. En un bol grande, mezclar todos los ingredientes secos, es decir la harina, la levadura en polvo, el bicarbonato, la sal, la canela, el açaí en polvo y el azúcar.

3. Añadir los huevos y la mantequilla derretida; mezclar. Incorporar luego la leche poco a poco mezclando con un batidor.

4. La masa de las tortitas debe tener la consistencia de una masa para creps pero mucho más espesa.

5. Calentar una sartén a fuego medio, engrasarla ligeramente, verter un cucharón pequeño de masa en el centro. Cocerla de 2 a 3 minutos hasta que aparezcan burbujas en la superficie de la tortita. Darle la vuelta y cocer de nuevo de 2 a 3 minutos sin aplastarla para que quede bien esponjosa. Repetir la operación hasta acabar toda la masa de tortitas.

6. Servirlas en un plato cubiertas con la salsa de arándanos y açaí, y acompañadas con un poco de yogur griego.

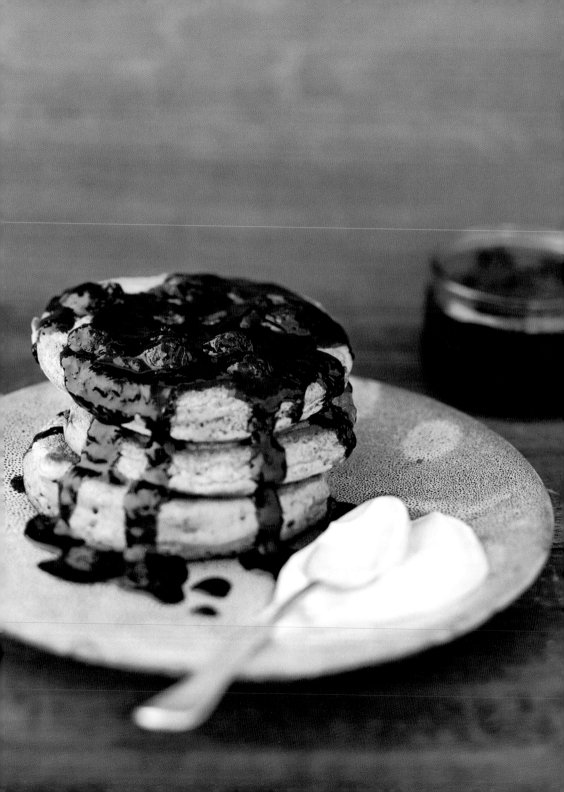

LA REMOLACHA

Este tubérculo tiene un gran poder antioxidante particularmente interesante en una dieta de prevención del cáncer. Pero eso no es todo, también es muy rica en fibra y contiene vitaminas y minerales, muy importantes para la salud ocular.

La remolacha es una planta de raíz carnosa perteneciente a la familia de las amarantáceas, como la quinoa. Su antepasada silvestre, la remolacha marítima, crecía de forma natural a lo largo de la costa mediterránea. Los romanos fueron los primeros en aprovechar esta raíz con fines culinarios y medicinales. Por ejemplo, el zumo de remolacha blanca se recomendaba para tratar los dolores de hígado y de cabeza.

Existen tres subespecies de remolacha: la primera no es otra que la acelga, un tipo de remolacha cultivada por sus hojas; la segunda es la remolacha clásica, cuyo color puede variar desde el rojo hasta el amarillo y el blanco, según la variedad; la tercera subespecie es la remolacha azucarera, sembrada y cosechada para producir azúcar. El color púrpura de este tubérculo se debe a la betalaína, un pigmento cuya etimología proviene del nombre científico de la remolacha, *Beta vulgaris*.

PROPIEDADES ANTICANCERÍGENAS

Acción contra el estrés oxidativo del organismo ● Protección de las mamas en las mujeres ● Protección del pulmón ● Beneficiosa para el hígado

● Los beneficios de incluir la remolacha en una dieta anticancerígena se basan en su poder antioxidante. Un estudio estadounidense que comparó las propiedades antioxidantes de veintisiete hortalizas reveló que la remolacha es, junto con el brócoli, una de las mejores clasificadas. Su contenido en betalaínas, unos pigmentos rojos poco comunes entre las demás frutas y verduras, explicarían en parte la capacidad de la remolacha para absorber los radicales libres y, por lo tanto, reducir el estrés oxidativo de los tejidos corporales.

● Unos ensayos realizados en el laboratorio han mostrado, entre otros, que la betanina, uno de los compuestos de la familia de las betalaínas, es responsable de las propiedades anticancerígenas de la remolacha. Una de estas propiedades sería el efecto inhibidor de esta molécula en

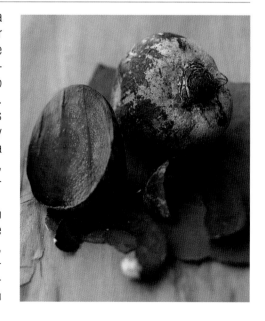

el crecimiento de las células cancerosas hepáticas. En un estudio en el que se cultivaron células pulmonares junto con dos agentes carcinógenos, la betanina frenó la multiplicación de tumores induciendo la destrucción de las células precancerosas e impidiendo la angiogénesis, es decir, el proceso de crecimiento de los vasos sanguíneos, que permite que el tumor se alimente y aumente de volumen.

● Las hojas de remolacha contienen también grandes porcentajes de luteína y zeaxantina, dos compuestos que estarían implicados en la prevención de los cánceres de mama y de pulmón.

BENEFICIOS NUTRICIONALES

Las calorías de la remolacha se deben principalmente a su contenido en azúcares. La remolacha también contiene cantidades significativas de vitamina B9, manganeso y potasio. Sus hojas también son comestibles y proporcionan vitamina K, así como luteína y zeaxantina, dos carotenoides de propiedades beneficiosas para la salud ocular. Finalmente, esta hortaliza contribuye al buen funcionamiento del tránsito intestinal gracias a su fibra alimentaria.

Valores nutricionales por 100 gramos	Remolacha roja cocida
Energía	43,4 kcal
Agua	87,2 g
Fibra	2,3 g

COMPRARLA Y COCINARLA

Trucos para prepararla. Las variedades de remolacha de raíz alargada son más perfumadas y más dulces que las de raíz redonda. Para eliminar su sabor a tierra, se puede cortar en dados y remojarlos en agua con vinagre durante unos minutos. Si cueces la remolacha tú mismo, puedes añadir zumo de limón al agua de cocción.

Beneficios de la cocción. Igual que el tomate, el potencial antioxidante y anticancerígeno de la remolacha aumentaría durante la fase de cocción. De hecho, los niveles de compuestos fenólicos y flavonoides disponibles para el organismo tienden a aumentar bajo el efecto del calor. Sin embargo, se pierden vitaminas y minerales, por eso es mejor cocer la remolacha al vapor sin pelarla ni pincharla.

Buenas combinaciones. Ingrediente tradicional del bortsh (sopa de remolacha), una especie de cocido típico de algunos países de Europa del Este, la remolacha se cocina con muchos otros alimentos, como zanahorias, manzanas, queso de cabra o incluso cebollas confitadas.

TARTA DE REMOLACHA, SEMILLAS DE AMAPOLA Y QUESO DE CABRA

505 KCAL

L 26,9 G 53,7 P 19,4

PREPARACIÓN 40 MIN ● COCCIÓN 1 H ● MEDIO ● €

PARA LA MASA
180 g de harina
10 g de semillas
de amapola
½ cucharadita de sal
½ cucharada
de tomillo
100 g de mantequilla
1 yema de huevo
2 cucharadas de agua
fría

PARA LA GUARNICIÓN
150 g de chalotas
1 cucharada de aceite
de oliva
1 nuez de mantequilla
500 g de remolachas
cocidas
2 huevos
70 ml de leche
200 ml de nata líquida
baja en grasa
120 g de queso
de cabra fresco
¼ de manojo
de cebollino
½ manojo de perejil
sal, pimienta

1. Para preparar la masa, mezclar en un bol la harina, las semillas de amapola y el tomillo. Salpimentar, luego añadir la mantequilla cortada en daditos. Frotar la mantequilla con la punta de los dedos en la mezcla de ingredientes secos para integrarla progresivamente, como si fuera para un crumble. Batir la yema de huevo con el agua fría y añadir el líquido a la masa. Mezclar bien con un tenedor, formar una bola y reservar en la nevera 20 minutos.

2. Precalentar el horno a 200 °C.

3. Rehogar las chalotas cortadas finamente en una sartén con el aceite de oliva. Salpimentar y dejar cocer a fuego suave 15 minutos.

4. Untar ligeramente con mantequilla un molde de tarta. Sobre la encimera enharinada, estirar la masa hasta un grosor de menos de 1 cm. Ponerla en el molde apretándola bien y pinchar el fondo con un tenedor. Cubrir la masa con una hoja de papel vegetal incluyendo los bordes, y añadir legumbres, arroz o bolas de cerámica de hornear para evitar que se hinche. Cocer durante 15 minutos, retirar las bolas de cerámica y el papel vegetal y cocer de nuevo 15 minutos más. El fondo de la tarta debe quedar ligeramente dorado.

5. Mientras, preparar la guarnición. Cortar las remolachas en rodajas y luego por la mitad para obtener semicírculos. En un bol, mezclar los huevos, la leche, la nata, la mitad del queso de cabra desmenuzado, el perejil y la mitad del cebollino, ambos picados.

6. Cuando el fondo de la tarta esté cocido, bajar el horno a 170 °C.

7. Verter la preparación en el molde y disponer de forma decorativa los semicírculos de remolacha. Añadir por encima el resto de queso de cabra desmenuzado y hornear durante 30 minutos.

8. Esparcir el resto de cebollino picado en el momento de servir. Esta tarta puede tomarse tanto caliente como fría al día siguiente.

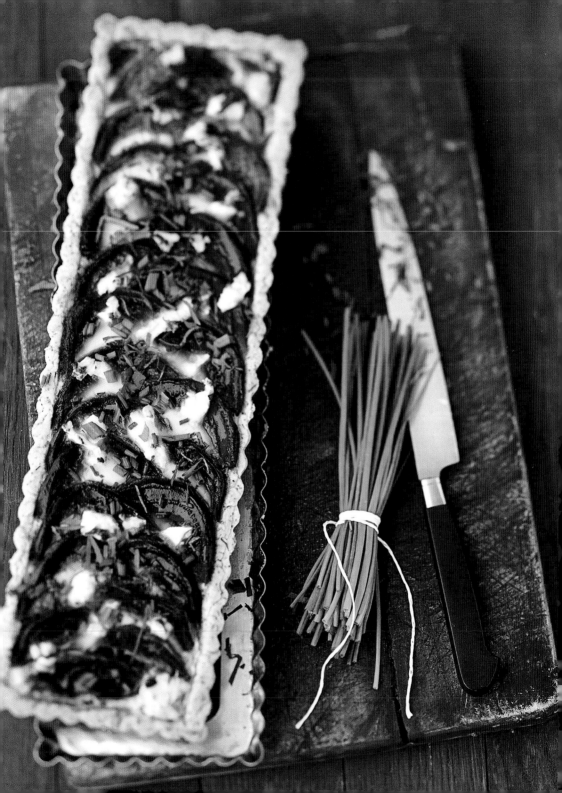

PASTEL DE CHOCOLATE Y REMOLACHA

616 KCAL

L 35,5   G 54,3   P 10,1

PREPARACIÓN 30 MIN ● COCCIÓN 20 MIN ● REPOSO 30 MIN ● MEDIO ● €

PARA EL PASTEL
100 g de chocolate negro de pastelería
100 g de mantequilla reblandecida, cortada en daditos
75 g de harina
½ sobre de levadura en polvo
2 cucharadas colmadas de cacao en polvo
3 huevos
100 g de azúcar
160 g de remolacha cocida

PARA EL GLASEADO
100 g de chocolate negro
100 ml de nata líquida

1. Precalentar el horno a 180 °C y forrar el molde con papel vegetal.

2. Derretir el chocolate al baño María. Cuando esté bien fundido, añadir los dados de mantequilla y derretirlos con el chocolate suavemente, mezclando. Reservar.

3. En otro bol, mezclar todos estos ingredientes secos: harina, levadura en polvo y cacao en polvo. Reservar.

4. Separar las claras de las yemas de los huevos. Batir las claras a punto de nieve a velocidad media. Cuando las claras estén montadas, añadir el azúcar en forma de lluvia y seguir batiendo de 1 a 2 minutos a velocidad alta.

5. Batir las yemas.

6. Triturar la remolacha hasta obtener un puré homogéneo.

7. Agregar el puré de remolacha al chocolate y luego las yemas de huevo. Mezclar bien. Incorporar las claras a punto de nieve a la mezcla de chocolate y remolacha con una espátula, sin romperlas, en varias veces. Finalmente, añadir los ingredientes secos en forma de lluvia, también con la espátula, para que las claras no se bajen.

8. Poner la preparación en el molde y hornear durante 20 minutos. Para comprobar la cocción, pinchar con un cuchillo que tiene que salir seco. Cuando el pastel esté cocido, dejarlo enfriar.

9. Mientras, preparar el glaseado. Calentar la nata líquida sin que llegue a hervir y verterla en tres veces sobre el chocolate picado grueso. Remover con una espátula hasta que se haya derretido. Reservar a temperatura ambiente removiendo a menudo.

10. Colocar el pastel sobre una fuente de servir y extender el glaseado por encima. Si consigues no comerlo antes, deja reposar el pastel en la nevera 30 minutos antes de degustarlo.

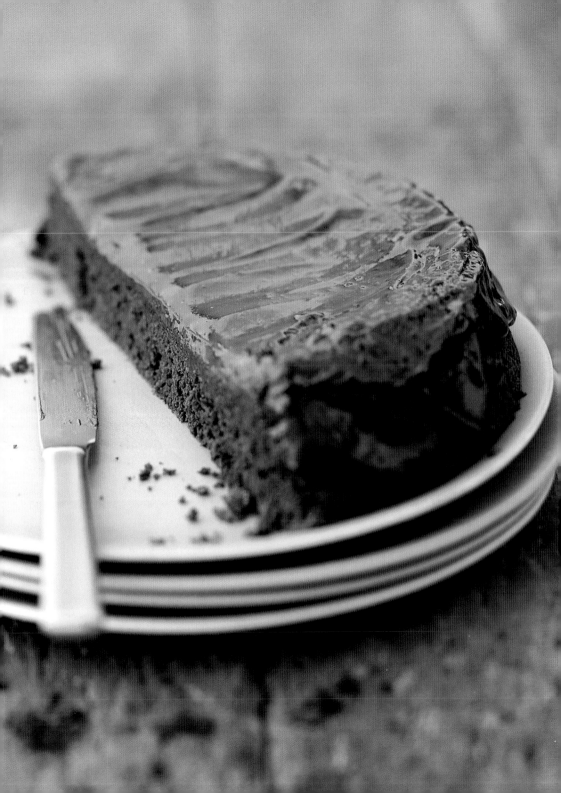

EL BRÓCOLI

Uno de los alimentos absolutamente imprescindibles para prevenir el cáncer gracias a su riqueza en un fitocompuesto muy activo y en antioxidantes protectores del organismo.

El brócoli pertenece a la familia de las brasicáceas, que incluye también otras coles como la coliflor y el romanesco, y hortalizas como los berros y los rábanos. Aunque es fácil cultivarlo, no se encuentra demasiado a menudo en los huertos. No obstante, florece con facilidad en un clima suave y húmedo. Normalmente, el brócoli es verde, pero también puede ser de color rojo o blanco según las variedades. Los romanos empezaron a cultivarlo a partir de una col silvestre que crecía en la costa mediterránea. Su nombre proviene del término latino *bracchium,* que significa «rama».

La parte comestible del brócoli se llama «masa» o «pella», que es una inflorescencia compuesta de cientos de pequeñas flores que no han tenido tiempo de eclosionar. Es muy apreciado en la gastronomía italiana, y su popularidad ha aumentado en los últimos años debido a sus notables beneficios nutricionales.

PROPIEDADES ANTICANCERÍGENAS

Protección de los aparatos digestivo y respiratorio ● Protección de las mamas en la mujer

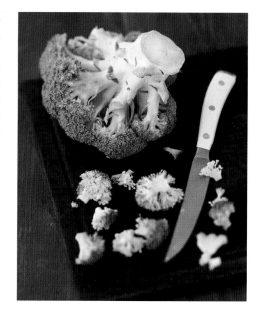

● El brócoli es uno de los alimentos más potentes para introducir en la dieta diaria cuando se desea prevenir el cáncer. Si bien muchos estudios confirman que una dieta rica en hortalizas de la familia de las brasicáceas reduce en gran medida el riesgo de sufrir cáncer, especialmente de mama, vejiga, próstata y pulmón, pocos de ellos se han centrado exclusivamente en el brócoli. Sin embargo, sugieren claramente un efecto preventivo del brócoli.

● Al igual que otras hortalizas de su familia, sus propiedades derivan de la presencia en sus tejidos de glucorafanina, un fitocompuesto poco reactivo en sí mismo, pero que se vuelve muy efectivo una vez se ha transformado ligeramente tras entrar en contacto con una enzima, la mirosinasa. La liberación de su potencial anticancerígeno se produce con una cocción rápida, es decir, sin cocer demasiado, o al vapor.

• La forma «activada» de la glucorafanina se denomina «sulforafano» según varios estudios realizados en el laboratorio, permite reducir el crecimiento de las células cancerosas e induce su autodestrucción por apoptosis. Su actividad permitiría disminuir el tamaño de los tumores y prevenir el desarrollo de los cánceres de esófago y estómago.

• El brócoli también posee grandes cantidades de carotenoides, y especialmente de luteína y zeaxantina, dos pigmentos de propiedades antioxidantes que, en varios estudios, se han asociado con una reducción del riesgo de cáncer de mama y pulmón.

BENEFICIOS NUTRICIONALES

Con sus ramas carnosas y ricas en agua, el brócoli es bajo en calorías. No por ello es menos concentrado en micronutrientes esenciales para el buen funcionamiento del organismo. Por ejemplo, es rico en vitamina C y betacaroteno, dos compuestos con propiedades antioxidantes. También hay que destacar su riqueza en vitamina B9, que hace que sea especialmente beneficioso para las mujeres embarazadas.

Valores nutricionales por 100 gramos	Brócoli cocido
Energía	28,7 kcal
Agua	92 g
Glúcidos (azúcares incluidos)	2,1 g
Fibra	2,2 g

COMPRARLO Y COCINARLO

Elegirlo bien. El brócoli debe cosecharse antes de que eclosionen sus flores: al comprarlo, hay que comprobar que no tenga flores amarillas, que son una manifestación de la falta de frescura y de una alteración de las cualidades organolépticas.

Conservar su potencial protector. Algunos fitocompuestos de propiedades anticancerígenas no resisten bien el almacenamiento al que el brócoli se ve sometido en el comercio. Por lo tanto, lo mejor es comprarlo muy fresco en el mercado o cultivarlo uno mismo. Una cocción a temperatura elevada no es ideal para mantener sus compuestos anticancerígenos. Sin embargo, se ha demostrado que el consumo de brócoli poco cocido acompañado de mostaza o wasabi de rábano negro o de rábano picante permite beneficiarse de su efecto preventivo del cáncer. No dudes en añadir este toque intenso si te apetece.

La cocción correcta. Es más recomendable cocerlo al vapor que en grandes cantidades de agua, ya que los glucosinolatos son muy solubles en agua: 10 minutos de cocción bastan para disminuir la cantidad de glucosinolatos que se liberan al masticar el brócoli, lo que reduce el efecto preventivo de esta hortaliza.

PESTO DE BRÓCOLI

317 KCAL

L 69,1   G 10   P 20,9

PREPARACIÓN 20 MIN ● COCCIÓN 5–10 MIN ● FÁCIL ● €

350 g de ramitos
de brócoli (el equivalente
a un brócoli grande)
1 diente de ajo
80 g de piñones
40 g de parmesano
10 g de albahaca fresca
4 cucharadas de aceite
de oliva
sal, pimienta

1. Cocer el brócoli al vapor durante unos 10 minutos. Para comprobar la cocción, pinchar con un cuchillo en el tallo: si entra sin dificultad, ya está cocido.

2. En una batidora, poner las ramitas de brócoli, el ajo, los piñones y el parmesano y triturar ligeramente.

3. Añadir la albahaca fresca, el aceite de oliva, sazonar y triturar hasta obtener una pasta lisa y bien verde.

———————

El pesto de brócoli se utiliza como un pesto clásico, con pasta, como un dip o para untar sobre rebanadas de pan. Se puede congelar sin problema, o conservarlo en la nevera de 24 a 48 horas en un recipiente hermético.

———————

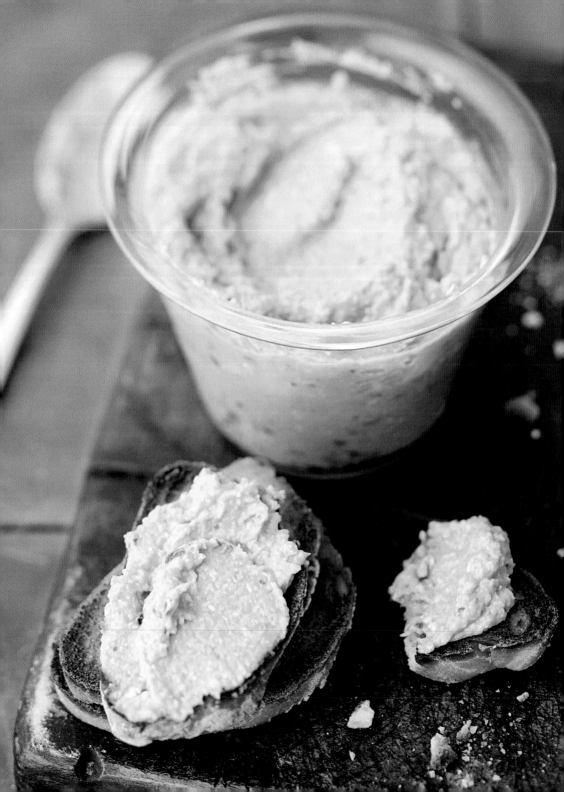

BRÓCOLI CON GUINDILLA Y ALMENDRAS

251 KCAL

L 63,2   G 15,2   P 21,7

60 g de almendras
2 brócolis (o 600 g
de ramitos)
4 cucharadas de aceite
de sésamo
1 trozo de 20 g
de jengibre fresco
½ guindilla roja
la ralladura de ½ limón
sal, pimienta

PREPARACIÓN 10 MIN ● COCCIÓN 15 MIN ● FÁCIL ● €

---

1. Precalentar el horno a 180 °C.

2. Poner las almendras sobre una bandeja de horno cubierta con papel vegetal y hornear durante unos 10 minutos, hasta que las almendras estén doradas.

3. Mientras, cortar los ramitos de los brócolis y calentar agua para cocerlos al vapor.

4. Cuando las almendras estén tostadas, dejarlas enfriar y picarlas gruesas. Deben quedar trozos grandes que le darán al brócoli el toque crujiente. Reservar.

5. Cocer el brócoli al vapor aproximadamente de 3 a 5 minutos; debe seguir estando muy crujiente.

6. Calentar una sartén con la mitad del aceite de sésamo.

7. Pelar el jengibre y rallarlo muy fino encima de la sartén. Mezclar.

8. Cortar el trocito de guindilla por la mitad a lo largo, retirar las semillas, luego cortarla en rodajas muy finas. Añadirla a la sartén.

9. Escurrir los ramitos de brócoli y ponerlos inmediatamente en la sartén. Agregar las almendras y la ralladura de limón.

10. Saltearlo todo unos minutos a fuego medio.

11. Regar con el resto de aceite de sésamo y mezclar bien antes de servir.

Este acompañamiento es ideal con aves de corral (como el pollo de inspiración asiática p. 104) o con el arroz con huevos de Barbara (véase receta p. 80) para una comida vegetariana.

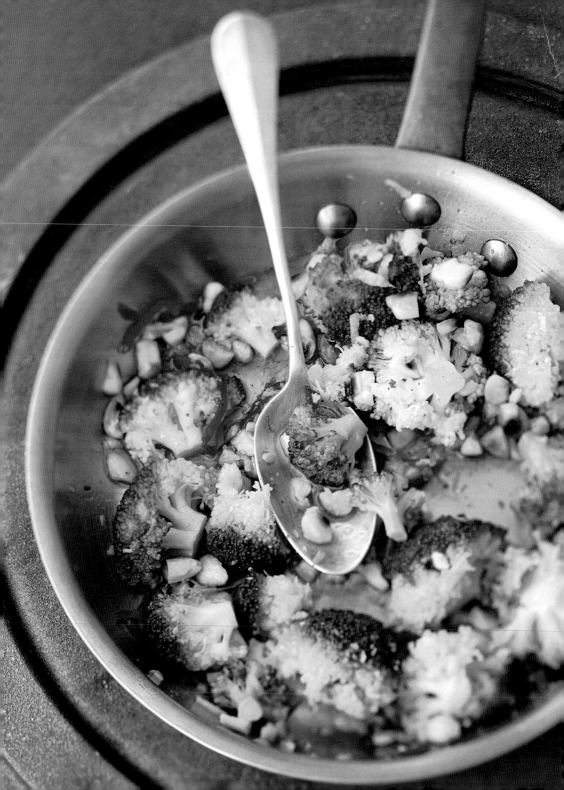

EL LIMÓN

Este cítrico que destaca por su contenido en vitamina C y vitaminas del grupo B también se distingue por su acción antioxidante demostrada en la lucha contra el cáncer.

El limón pertenece a la familia de los cítricos, palabra derivada del latín *citrus*, «limón». El limonero, un arbusto de la familia de las rutáceas, se utilizaba originalmente como planta ornamental en los jardines islámicos. Su antepasado silvestre proviene de la región de Assam, en el noreste de la India. Aunque se introdujo en la región mediterránea entre los años 1000 y 1500, hubo que esperar aún varios siglos para que el consumo de esta fruta formara parte de las costumbres culinarias europeas. Sin embargo, los griegos y romanos ya utilizaban el antepasado del limón, la cidra, por sus propiedades medicinales.

Todavía hoy se cuentan muy pocas variedades de limones. En España, los más conocidos son el Verna y los Fino. Por su parte, la lima es también un cítrico, originario de Malasia, que crece en el limero. Por lo tanto, no es una variedad de limón.

PROPIEDADES ANTICANCERÍGENAS

Protección del tracto gastrointestinal y del sistema digestivo ● Reduce el estrés oxidativo del organismo

● El interés del limón en la prevención del cáncer no solo está vinculado a sus extraordinarios niveles de vitamina C, sino también a los numerosos compuestos fenólicos activos que aporta. Por ejemplo, en su pulpa hay moléculas de la familia de los limonoides, entre ellas la limonina y la nomilina, responsables del sabor amargo de los cítricos. Varios estudios han demostrado su capacidad para activar una enzima desintoxicante, la glutatión S-transferasa o GST, para ayudar a eliminar los agentes cancerígenos. Los limonoides también impedirían la proliferación de células cancerosas mediante varios mecanismos que conducirían a su destrucción por apoptosis. Esta propiedad se ha demostrado en las células del colon, pero parece que el consumo de limón evita, de manera más general, el desarrollo de cáncer del tracto gastrointestinal.

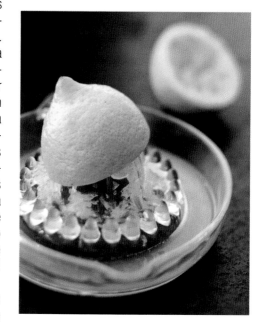

● El limón contiene asimismo betacaroteno, un carotenoide que también tiene la capacidad de inhibir el crecimiento de los tumores *in vitro*, en particular en las células del estómago. El betacaroteno, la vitamina C y otros compuestos fenólicos del limón también tienen una fuerte actividad antioxidante. Pueden disminuir el estrés oxidativo que afecta a los tejidos del organismo, que aumenta su estado inflamatorio y contribuye, a largo plazo, al desarrollo del cáncer.

BENEFICIOS NUTRICIONALES

Como todos los cítricos, el limón destaca por su contenido en vitamina C. Un zumo de limón de 50 ml puede cubrir aproximadamente un tercio de los valores nutricionales de referencia. Históricamente, esta fruta también se ha usado para prevenir y curar el escorbuto. El limón también aporta cantidades no despreciables de potasio, vitamina B6 y vitamina B9. Consumir la pulpa junto con el zumo permite aprovechar al máximo las vitaminas y los compuestos que el limón proporciona.

Valores nutricionales por 100 gramos	Limón fresco, pulpa	Limón, zumo exprimido casero
Energía	34,3 kcal	27,6 kcal
Agua	89,2 g	91,7 g
Fibra	2 g	0,1 g

COMPRARLO Y COCINARLO

Despertador saludable. Para despertar el cuerpo con suavidad a primera hora de la mañana, se puede beber en ayunas el zumo de medio limón exprimido en un vaso de agua, preferiblemente fría. Además de refrescar y calmar la sed, el zumo de limón tiene la virtud de estimular la digestión gracias a su sabor acidulado que activa las papilas gustativas. Para obtener el máximo zumo, es recomendable sacar el cítrico de la nevera 1 hora antes de exprimirlo y hacerlo rodar más o menos 1 minuto sobre una superficie plana para rasgar los tejidos vegetales.

Preferiblemente ecológico. Los amantes de la cáscara —que puede incorporarse a yogures, magdalenas, sorbetes e incluso salsas saladas— deben elegir un limón sin tratar procedente de la agricultura ecológica, o cepillar cuidadosamente la superficie de la fruta con agua jabonosa y enjuagarlo con abundante agua.

Potenciador del sabor. Por último, como alternativa a la famosa vinagreta de aceite, vinagre, sal y pimienta, puedes optar por una sabrosa salsa a base de aceite de oliva, zumo de limón, ajo fresco y pimienta. Resaltará sobre todo el sabor de ensaladas variadas, así como la delicada carne de los crustáceos (cangrejos, langostas, cigalas).

ORZO CON LIMÓN Y COL RIZADA

786 KCAL

L 17,6   G 63,6   P 18,8

PREPARACIÓN 10 MIN ● COCCIÓN 20 MIN ● FÁCIL ● €

1,5 l de caldo
de verduras
4 dientes de ajo
4 chalotas
4 cucharadas de aceite
de oliva
400 g de pasta orzo
la ralladura de
2 limones
120 g de col rizada
15 g de mantequilla
el zumo de 1 limón
120 g de parmesano
rallado
1 manojo de albahaca
sal, pimienta

1. Calentar el caldo de verduras y conservarlo caliente en una cacerola.

2. Picar el ajo y las chalotas muy finamente. Rallar la piel de los limones.

3. En otra cacerola, calentar el aceite de oliva, añadir el ajo y la chalota. Salpimentar y añadir la pasta. Remover bien, y agregar la ralladura de limón. Dejar cocer de 2 a 3 minutos sin líquido.

4. A partir de aquí, seguir la receta como si fuera un risotto: verter el caldo, un cucharón cada vez, removiendo después de incorporar cada cucharón, hasta que se absorba todo el líquido. En total, calcular aproximadamente de 15 a 20 minutos, pero es aconsejable probarlo de vez en cuando para comprobar la cocción, que debe quedar *al dente*. Ajustar la cantidad de caldo si fuera necesario.

5. Durante la cocción, cortar la col rizada en tiras finas.

6. Cuando solo quede un cucharón de caldo, añadir la col rizada y acabar la cocción del orzo. Una vez hecho, añadir la mantequilla, el zumo de limón y el parmesano removiendo bien.

7. Acabar con la albahaca finamente cortada y degustar de inmediato ya que, al igual que el risotto, ¡este plato no puede esperar!

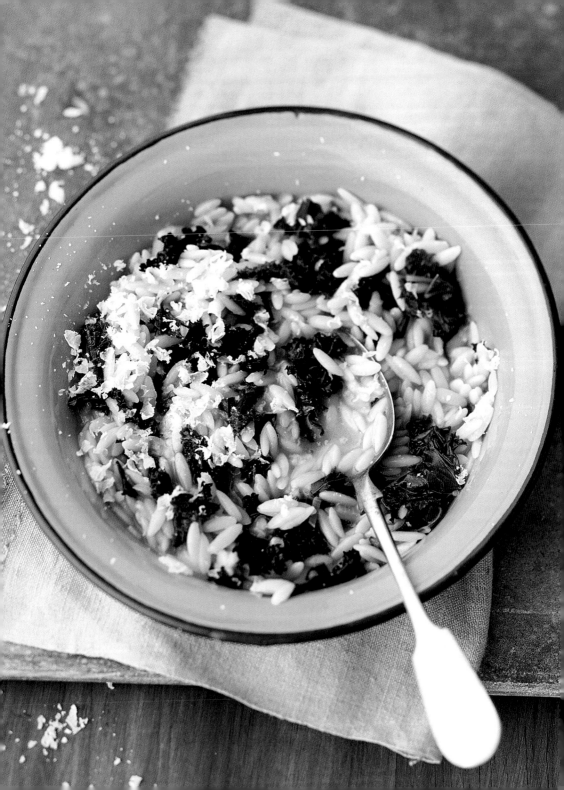

PASTEL DE LIMÓN
SIN GLUTEN

1016 KCAL

L 48,1 G 38,9 P 12,9

90 g de mantequilla
200 g de azúcar de caña
3 huevos
el zumo de 1 limón
la ralladura
de 4 limones
225 g de mascarpone
180 g de almendras
molidas
30 g de almendras
laminadas

PREPARACIÓN 30 MIN ● COCCIÓN 45 MIN ● FÁCIL ● €

1. Precalentar el horno a 180 °C.

2. En un bol, batir la mantequilla cortada en trocitos a temperatura ambiente y el azúcar durante 5 minutos.

3. Separar las claras de las yemas de huevo. Añadir las yemas a la mantequilla y al azúcar, luego el zumo y la ralladura de limón, el mascarpone y las almendras molidas, batiendo bien antes de añadir cada nuevo ingrediente.

4. En otro bol, montar las claras a punto de nieve hasta obtener el punto de «pico de pato» al retirar las varillas de la preparación.

5. Incorporar las claras a la mezcla en dos veces con la espátula vigilando que no se rompan demasiado.

6. Verter la preparación en un molde para tarta forrado con papel vegetal.

7. Esparcir las almendras laminadas y cocer durante 45 minutos aproximadamente. Para comprobar la cocción, pinchar con un cuchillo que debe salir limpio.

8. Dejar enfriar antes de degustar.

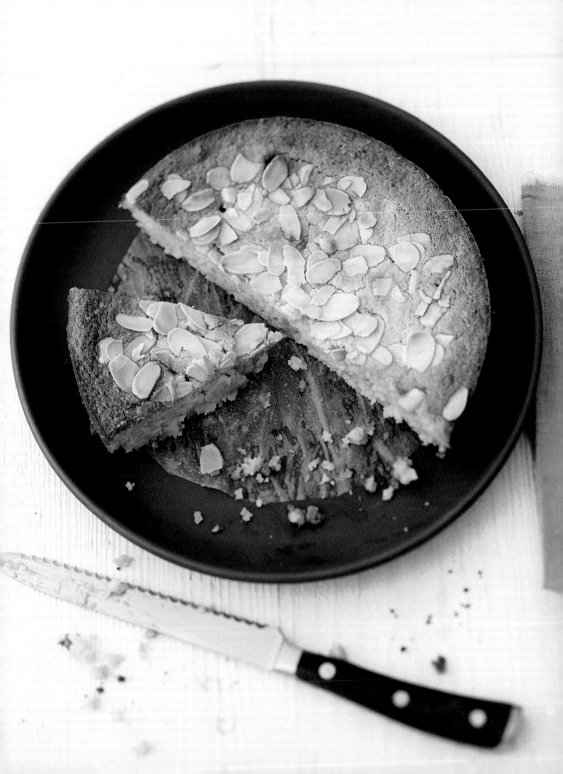

EL CALABACÍN

Rico en fibra, de intensa actividad antioxidante, un poder saciante innegable, aconsejable en una dieta sana y baja en calorías, y fácil de utilizar en la cocina: todas ellas buenas razones para incluir el calabacín en tu menú.

El calabacín pertenece a la familia de las cucurbitáceas, como la calabaza de cabello de ángel, la calabaza moscada, la kabocha o las calabazas decorativas. Todas estas hortalizas son originarias de América Central y América del Sur, donde forman parte de la tradición culinaria desde tiempos ancestrales. Inicialmente, el calabacín era apreciado por sus semillas. Todavía hoy, estas se cocinan en una gran variedad de recetas, tostadas como aperitivo, en una granola casera o incluso incorporadas en la masa del pan. El calabacín es una hortaliza que a partir del mes de julio presenta unas suntuosas flores amarillas que rápidamente darán los calabacines. Estos se cosecharán, si es posible, antes de que maduren. Ingrediente estrella de la cocina mediterránea, las variedades de calabacín más comunes se han desarrollado en Italia. Pero hay otras muchas que difieren por sus formas, sus colores y sus nombres poéticos: ¿te gustaría probar un poco de grisette de Provenza o de blanco de Virginia?

PROPIEDADES ANTICANCERÍGENAS

Protección del organismo contra el estrés oxidativo ● Protección del estómago, del colon y de las mamas en las mujeres

● Los compuestos fenólicos contenidos en el calabacín presentan una elevada actividad antioxidante. Protegen las células del cuerpo contra el estrés oxidativo, implicado en el desarrollo de enfermedades crónicas y del cáncer debido a los daños que causa, principalmente en el ADN. Entre estos compuestos antioxidantes se cuentan la rutina, un flavonoide, así como la luteína y la zeaxantina, que son carotenoides. La vitamina C también presenta en el laboratorio una acción antioxidante. Varios estudios ponen de manifiesto que la sinergia entre estos distintos antioxidantes mejora la lucha contra la oxidación de los tejidos celulares.

● El calabacín también puede ser fuente de fibra si contiene al menos 1,5 g de esta por 100 g de calabacín (su contenido en fibra depende de su grado de madurez). La fibra alimentaria puede

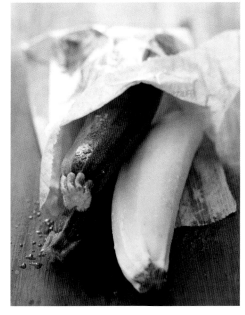

desempeñar un papel preventivo contra el cáncer de colon, y también contra el cáncer de mama en las mujeres menopáusicas, y contra el cáncer de estómago. Un estudio realizado sobre células cancerosas del colon ha demostrado la eficacia de los extractos de calabacín para activar su auto-destrucción por apoptosis. Los resultados de este ensayo confirman también el potencial antioxidante de los extractos de calabacín en los tejidos cancerosos.

BENEFICIOS NUTRICIONALES

Como la mayoría de las frutas y verduras, se recomienda incluir calabacín en una dieta sana y baja en calorías, pues es un alimento particularmente rico en agua. También ayuda a proporcionar una sensación de saciedad durante las comidas, lo que evita los excesos alimentarios. El calabacín es un concentrado de vitaminas y minerales, y aporta cantidades significativas de vitamina B9, beta-caroteno y vitamina C.

Valores nutricionales por 100 gramos	Calabacín crudo	Calabacín cocido
Energía	20 kcal	19,2 kcal
Agua	94,1 g	94,1 g
Fibra	21,1g	1,4 g

COMPRARLO Y COCINARLO

Cuanto más joven es el calabacín, menos fibra contiene. El calabacín maduro es grande, ancho, fibroso y menos sabroso, pero tiene semillas grandes, que pueden aprovecharse en la cocina.

Para conservar el calabacín. Los calabacines que no se necesiten pueden congelarse siempre que se sigan unas sencillas fases de preparación: cortar el calabacín en dados, escaldarlos y meterlos en una bolsa de congelación.

Preservar sus beneficios. Si se desea mantener toda la textura crujiente del calabacín, se puede comer crudo en ensaladas y alternar los métodos de cocción, en la sartén o al vapor. Sin embargo, su contenido en vitamina C puede disminuir, pues es sensible al calor.

En la cocina. Déjate sorprender por una multitud de deliciosas recetas que resaltan el sabor y el aspecto del calabacín: tortilla de calabacín rallado o espaguetis de calabacín como acompañamiento de un buen filete de pescado blanco.

TORTILLA DE CALABACINES, RICOTTA Y MENTA

224 KCAL

L 44,6   G 13,7   P 41,7

350 g de calabacines rallados gruesos con la piel
2 cucharadas de aceite de oliva
1 diente de ajo
6 huevos
200 g de ricotta
el zumo y la ralladura de ½ limón
una buena pizca de pimiento de Espelette
5 g de menta (un puñado)
sal, pimienta

PREPARACIÓN 20 MIN ● COCCIÓN 15-20 MIN ● MEDIO ● €

1. Precalentar el gratinador del horno a 200 °C.

2. En una sartén grande que pueda ir al horno, rehogar los calabacines rallados con 1 cucharada de aceite de oliva. Añadir el ajo finamente machacado y dejar cocer, removiendo a menudo, durante 5 minutos a fuego medio para cocerlos ligeramente. Los calabacines tienen que quedar bien verdes. Reservar.

3. En un bol grande, batir los huevos y salpimentar.

4. En otro bol, mezclar la ricotta, el zumo y la ralladura de limón y el pimiento de Espelette. Añadir la menta finamente cortada. Salpimentar.

5. Incorporar los calabacines cocidos a los huevos batidos. Si han soltado agua en la sartén, escurrirlos antes de mezclarlos con los huevos. Luego agregar la ricotta intentando no diluirla demasiado en la preparación. El objetivo es que no quede un gran bloque ni que se diluya totalmente, sino que queden pequeños trocitos de ricotta.

6. Limpiar la sartén y añadir 1 cucharada de aceite de oliva a fuego medio-fuerte que cubra toda la superficie. Para saber si la sartén está suficientemente caliente, verter una gota de huevo. Si crepita, está listo. Verter la preparación de la tortilla.

7. Con una espátula, recoger los bordes hacia el interior de la sartén para que los huevos todavía crudos de encima se extiendan por los bordes y se cuezan. Dejar cocer durante 5 minutos. Remover un poco la sartén para evitar que la tortilla se pegue o se queme.

8. Poner la sartén en el horno hasta que la tortilla esté bien dorada. El tiempo dependerá del tamaño, entre 5 y 15 minutos.

9. Poner la tortilla en un plato de servir y dejar que se enfríe. Puede tomarse templada o fría.

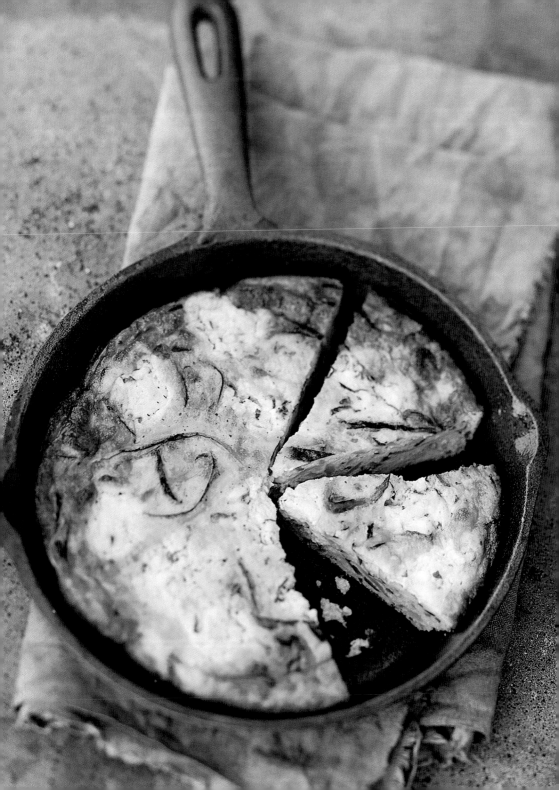

ENSALADA DE CALABACINES Y TOMATES ASADOS CON MIEL

305 KCAL

L 45,6 G 38 P 16,3

PREPARACIÓN 15 MIN ● COCCIÓN 50 MIN ● FÁCIL ● €

30 g de piñones
2 ramas de tomates cherry
2 cucharadas de miel
120 g de rúcula
4 calabacines amarillos y verdes
100 g de queso de cabra fresco
1 manojo de albahaca

PARA LA VINAGRETA
el zumo y la ralladura de 1 limón
2 cucharadas de vinagre de vino
5 cucharadas de aceite de oliva
sal, pimienta

1. Precalentar el horno a 180 °C.

2. Poner los piñones sobre una bandeja forrada con papel vegetal y hornear unos 10 minutos, hasta que estén dorados. Reservar.

3. Poner los tomates cherry en una fuente que pueda ir al horno. Salpimentar y añadir un chorrito de miel. Hornear durante 40 minutos.

4. Mientras, poner la rúcula en una fuente grande de servir.

5. Cortar las bases de los calabacines lavados pero sin pelar, cortarlos por la mitad y vaciar su interior. Cortarlos de abajo hacia arriba con un pelador de verduras para obtener tallarines. Disponerlos sobre la rúcula.

6. Desmenuzar el queso de cabra fresco en trozos grandes. Reservar.

7. Deshojar la albahaca, cortar finamente y reservar.

8. En un bol, preparar la vinagreta mezclando el zumo de limón, el vinagre y el aceite de oliva. Salpimentar.

9. Verter la salsa uniformemente sobre la ensalada. Esparcir los tomates cherry asados, el queso de cabra, los piñones tostados y la albahaca. Acabar con la ralladura de limón.

10. Servir y degustar de inmediato para que la ensalada todavía esté templada gracias a los tomates asados.

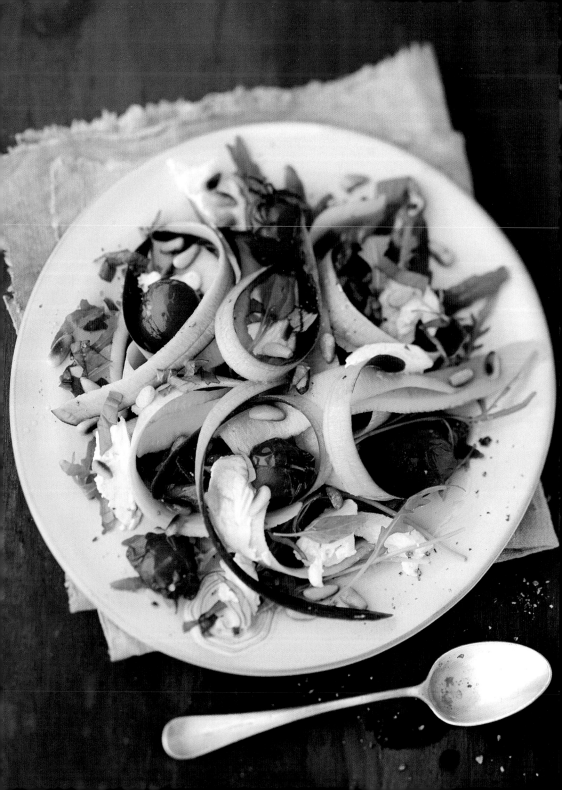

LA FRAMBUESA

Una preciosa baya, pequeña pero repleta de vitaminas y minerales, muy baja
en calorías y de múltiples beneficios para la salud que se puede disfrutar a discreción.
Además, uno de sus componentes, el ácido elágico, resulta muy beneficioso
para prevenir el cáncer.

La frambuesa es un fruto rojo que crece en una zarza llamada *Rubus idaeus*. Se cultiva en suelo directo y se recoge a partir de junio. En función de la variedad, esta pequeña baya presenta distintos colores: tradicionalmente es de color rojo más o menos intenso, pero en jardines y huertos pueden cultivarse frambuesas amarillas para delicia de grandes y pequeños, gracias a su sabor ligeramente más dulce que las variedades comunes. Los pequeños granos jugosos que dan al fruto su forma esférica y hueca se llaman «drupas».

Los romanos contribuyeron a extender el cultivo del frambueso, que ya crecía en estado silvestre en las zonas montañosas por todo el continente europeo. Originalmente la frambuesa era de color blanco, y, según la leyenda, el color rojo es el resultado de la intervención divina: la ninfa Ida se pinchó el dedo al recoger bayas para Zeus; la sangre de la herida se esparció sobre las frambuesas y les dio su color.

PROPIEDADES ANTICANCERÍGENAS

Lucha contra los radicales libres ● Protección del colon

● La frambuesa contiene muchos taninos, unos fitocompuestos cuyas propiedades anticancerígenas han sido confirmadas por varios estudios. La mayoría de estos fitocompuestos pertenecen al grupo de las antocianinas, y en el laboratorio muestran la capacidad de neutralizar los radicales libres, responsables del estrés oxidativo de los tejidos celulares.

● Además de la actividad antioxidante de las antocianinas, otros taninos, como el ácido elágico, actúan directamente sobre las células cancerosas para estimular su autodestrucción. Varios ensayos realizados en tejidos humanos también han demostrado la capacidad de ciertos extractos de frutas de la familia *Rubus* (frambuesas, moras silvestres) para reducir el crecimiento de las células cancerosas y tumores en distintos cánceres, como el de pulmón, hígado, mama y próstata.

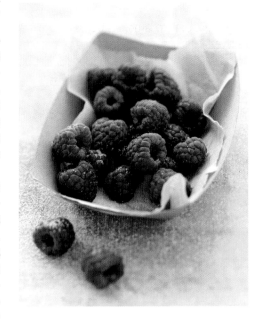

- Así, consumir con regularidad y frecuencia frambuesas en verano, complementadas con otros frutos rojos, podría ser beneficioso en el contexto de una dieta para prevenir el cáncer.
- También cabe destacar la importancia de comer frambuesas por su riqueza en fibra. Ingerir a diario una cantidad suficiente de fibra se asocia con una disminución del riesgo de cáncer de colon.

BENEFICIOS NUTRICIONALES

Con muy pocas calorías gracias a su alto contenido en agua, la frambuesa es un concentrado de vitaminas y minerales, especialmente de vitamina C, de propiedades antioxidantes. También es una fuente de vitamina B9, que juega un papel vital en el correcto desarrollo del sistema nervioso del embrión. El color intenso de la frambuesa refleja la presencia de numerosos pigmentos que le aportan innegables virtudes saludables.

Valores nutricionales por 100 gramos	Frambuesa cruda
Energía	45 kcal
Agua	85 g
Fibra	6,7 g

COMPRARLA Y COCINARLA

Recolección de las frambuesas. Se inicia en junio y termina a finales del verano. En el momento de recogerlas, hay que ser muy cuidadoso, ya que la frambuesa, al igual que las demás bayas, es muy frágil. Sin embargo, las bayas no deberían resistirse a ser recogidas si están bien maduras. Una vez cosechadas, se pueden tomar al momento o conservarlas en el frigorífico, siempre que se consuman en dos o tres días. Los que no puedan esperar y quieran disfrutar de las frambuesas inmediatamente después de recogerlas tienen toda la razón, pues recién recogidas su concentración en vitamina C es más alta.

Conservación. Para prolongar el placer de comer frambuesas hasta la época hibernal, se pueden conservar en el congelador siempre que se respeten algunas normas importantes: lavar las frambuesas cuidadosamente, extender las pequeñas bayas sobre una bandeja cubierta con papel de aluminio en una sola capa, ponerlas en el congelador durante 1 hora para evitar que se peguen entre sí, meterlas luego en una bolsa de congelación y volver a guardar en el congelador

SUFLÉS DE FRAMBUESAS Y CHOCOLATE

340 KCAL

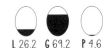

L 26,2   G 69,2   P 4,6

PARA LOS SUFLÉS
180 g de frambuesas
2 cucharadas de zumo
de limón
30 g de miel
30 g de azúcar
2 claras de huevo

PARA LA SALSA
DE CHOCOLATE
150 g de chocolate
negro
2 cucharadas de leche

PARA LOS MOLDES
20 g de mantequilla
20 g de azúcar

MATERIAL ESPECÍFICO
moldes individuales
para suflés

PREPARACIÓN 35 MIN ● COCCIÓN 15 MIN ● MEDIO ● €

---

1. En una cacerola, cocer las frambuesas a fuego suave durante 5 minutos, luego añadir el zumo de limón y la miel, y proseguir con la cocción 5 minutos más.

2. Triturar las frambuesas cocidas y pasar por un colador el puré obtenido para retirar las semillas. Dejar enfriar a temperatura ambiente.

3. Precalentar el horno a 180 °C.

4. Untar con mantequilla las paredes de los moldes con un pincel, en vertical, de abajo hacia arriba: esto ayudará a que el suflé suba bien. Espolvorear el interior de los moldes con un poco de azúcar.

5. Batir las claras a punto de nieve. Cuando estén bien esponjosas, añadir el azúcar en forma de lluvia. Montarlas hasta obtener el punto de «pico de pato» al retirar las varillas.

6. Incorporar las claras a punto de nieve a la preparación a base de frambuesa, con una espátula, en varias veces, con mucho cuidado para que no se bajen.

7. Verter esta preparación en los moldes llenándolos hasta el borde. Alisar la superficie para que la masa no se derrame. Pasar el dedo alrededor del borde del molde y hornear de 12 a 15 minutos.

8. Durante la cocción, derretir el chocolate al baño María con la leche.

9. Servir los suflés con la salsa de chocolate. Hacer un agujero en el centro y verter la salsa. ¡Degustar de inmediato!

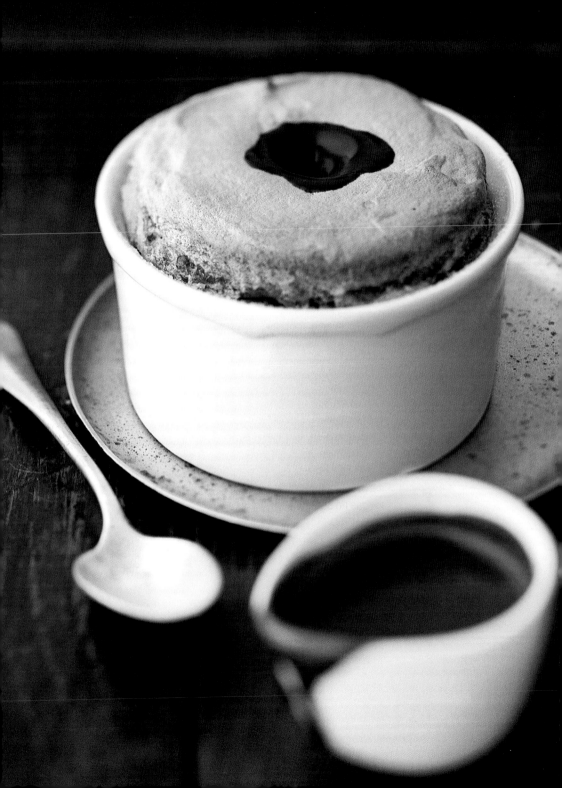

SORBETE EXPRÉS DE FRAMBUESA Y FLOR DE SAÚCO CON RUIBARBO

188 KCAL

L 1   G 93,3   P 5,7

PREPARACIÓN 30 MIN ● REFRIGERACIÓN 2 H ● COCCIÓN 5 MIN ● FÁCIL ● €

PARA EL SORBETE
1 kg de frambuesas congeladas
200 ml de jarabe de flor de saúco
1 clara de huevo
el zumo y la ralladura de 1 limón

PARA LA GUARNICIÓN
4 tallos grandes de ruibarbo
300 ml de agua
100 g de azúcar de caña
1 vaina de vainilla

1. Para preparar el sorbete, poner las frambuesas congeladas en el bol de un robot y triturar hasta que se conviertan en un puré.

2. Añadir el jarabe de flor de saúco, la clara de huevo, el zumo y la ralladura de limón y triturar de nuevo hasta obtener una consistencia homogénea.

3. Poner en un recipiente en el congelador durante 2 horas.

4. Mientras, preparar el ruibarbo. Cortar las bases de los tallos y pelarlos para retirar las fibras. Cortar los tallos en bastoncitos de unos 5 cm de largo.

5. Calentar el agua y el azúcar en una cacerola, y añadir la vaina de vainilla rascada y cortada por la mitad a lo largo. Cuando el líquido hierva, incorporar los bastoncitos de ruibarbo.

6. Dejar cocer a fuego lento hasta que los trozos estén tiernos pero todavía *al dente*, unos 5 minutos.

7. Escurrir los bastoncitos de ruibarbo y dejar enfriar.

8. En el momento de servir, poner unos trocitos de ruibarbo en un bol y añadir una bola de sorbete de frambuesa. Servir de inmediato.

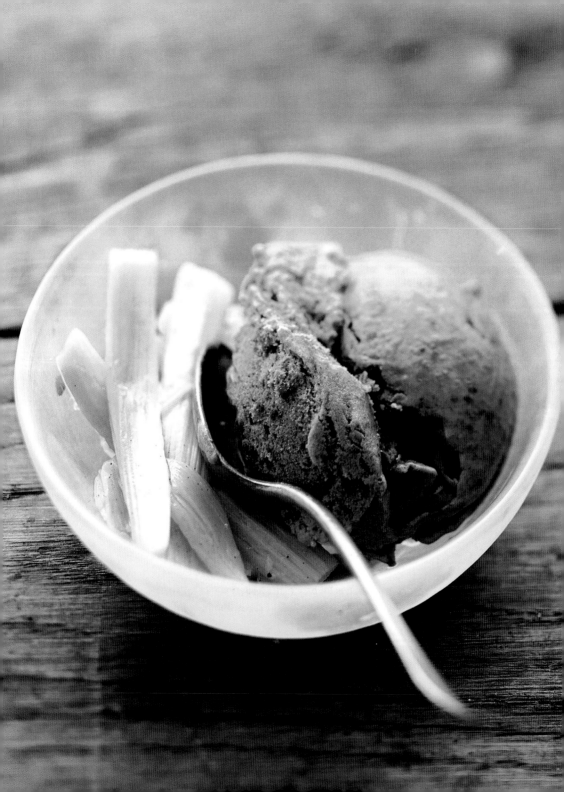

LA JUDÍA VERDE

Una leguminosa muy interesante si la consumimos con regularidad
para disfrutar de sus beneficios en la prevención del cáncer
y de su alto contenido en fibra.

Aunque se considera una verdura fresca debido a sus características nutricionales, desde el punto de vista botánico la judía verde es una leguminosa. Pertenece a la familia de las fabáceas y representa una pequeña muestra del conjunto de variedades incluidas en la especie *Phaseolus vulgaris*; en Europa hay más de 1.250, mientras que en todo el mundo las variedades locales de judías se cuentan en... ¡14.000!

En realidad, no existe una judía verde, sino varias. Se distinguen dos categorías: las judías bobby y las judías verdes planas. Las judías bobby, verdes y delgadas, producen hilos, y, por lo tanto, hay que cosecharlas antes de que maduren. Las judías verdes planas se cosechan después de que maduren y presentan un aspecto más carnoso. Las judías manteca pertenecen a esta última categoría.

La judía verde, originaria de América del Sur, llegó al viejo continente a través de Cristóbal Colón en su segundo viaje al Nuevo Mundo.

PROPIEDADES ANTICANCERÍGENAS

Protección del colon mediante la quercetina ● Protección de la próstata

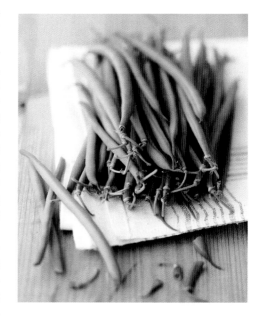

● Consumir judías verdes es muy beneficioso, a condición de incluirlas en las comidas con regularidad. Entre los componentes de esta hortaliza, destaca la quercetina, un flavonoide implicado en la prevención del cáncer. En el laboratorio, la quercetina ralentiza el funcionamiento de las enzimas que provocan el desarrollo de ciertos tipos de cáncer. Los ensayos en animales muestran que la quercetina evita la formación de muchos tumores cancerosos, principalmente en el colon.

● Varios estudios epidemiológicos han demostrado también los efectos beneficiosos de una alimentación rica en flavonoides, como la quercetina, para prevenir el cáncer de páncreas. Uno de ellos, realizado por un equipo de investigadores que siguió a 183.518 personas durante ocho años, concluyó que los mayores consumidores de quercetina reducían en más de un 45 % el riesgo de cáncer de páncreas.

● Las judías verdes también contienen interesantes niveles de vitamina B9, implicada en la proliferación celular. En el laboratorio se demostró que las células de la próstata cultivadas en un medio deficiente en vitamina B9 eran más propensas a sufrir mutaciones en su ADN. Estos resultados muestran que una deficiencia de vitamina B9 puede estar relacionada con la aparición y la progresión de ciertos cánceres.

BENEFICIOS NUTRICIONALES

El almidón constituye la mitad del aporte de hidratos de carbono de la judía verde, de ahí la necesidad de cocerla antes de comerla. Como es una fuente de fibra, es uno de los alimentos que ayudan a satisfacer las recomendaciones diarias de fibra alimentaria y, por lo tanto, ayuda a mantener una buena salud digestiva. Por último, la judía verde es una fuente de vitamina B9 y proporciona grandes cantidades de potasio, manganeso y vitamina C.

Valores nutricionales por 100 gramos	Judía verde cocida
Energía	33,3 kcal
Agua	90 g
Glúcidos (azúcares incluidos)	5,1 g
Fibra	3,1 g

COMPRARLAS Y COCINARLAS

Ante todo, frescas. Cuanto más frescas sean las judías verdes, más micronutrientes y compuestos esenciales aportarán para prevenir el cáncer. Al comprarlas, hay que elegirlas bien frescas, firmes y quebradizas. Si tienes un huerto, lo mejor es sembrar algunas semillas. La temporada de las judías verdes se extiende normalmente de julio a septiembre, aunque en la actualidad es habitual encontrarlas durante todo el año. Fuera de temporada, se puede recurrir a las congeladas. De hecho, este método de conservación es más adecuado que la conserva, principalmente para preservar la calidad nutricional de las hortalizas.

La cocción. Cuando cocines judías verdes, recuerda que lo mejor es cocerlas al vapor en lugar de hervirlas en agua. ¡Algunas vitaminas solubles en agua pueden desaparecer! Por último, para darles un poco más de sabor, pueden cocinarse con salsa especiada, como salsa de pimienta o salsa de curri, o también incluirlas en una deliciosa ensalada de verano (véase p. 146).

ENSALADA DE PASTA A LA NIÇOISE

917 KCAL

L 8,5   G 72,6   P 18,8

PREPARACIÓN 20 MIN ● COCCIÓN 8-10 MIN ● FÁCIL ● €

PARA LA ENSALADA
300 g de judías verdes
600 g de pasta
8 filetes de anchoas
100 g de aceitunas negras pequeñas
200 g de atún
150 g de tomates cherry
flor de sal

PARA LA SALSA
4 dientes de ajo
2 manojos de albahaca
8 cucharadas de aceite de oliva
2 cucharadas de vinagre de vino tinto
sal, pimienta

1. Cocer las judías verdes al vapor durante unos minutos. Deben quedar bien crujientes. Pasarlas por agua fría y cortarlas en dos o tres trocitos.

2. Cocer la pasta en agua hirviendo ligeramente salada siguiendo las indicaciones del paquete, retirándola 1 minuto antes de que se acabe la cocción.

3. Para preparar la salsa, triturar el ajo, la albahaca, el aceite de oliva y el vinagre de vino tinto. Salpimentar generosamente.

4. Inmediatamente después de la cocción, verter la pasta en una fuente de servir y cubrirla con la salsa de albahaca. Mezclar bien. Es importante que la pasta esté caliente para que absorba bien la salsa.

5. Disponer las judías verdes sobre la pasta, las aceitunas negras, el atún escurrido en trozos irregulares, los filetes de anchoas y los tomates cherry cortados por la mitad. Repartir de forma armoniosa los ingredientes equilibrando las formas y los colores.

6. Sazonar con un poco de flor de sal y con pimienta recién molida y degustar todavía templada.

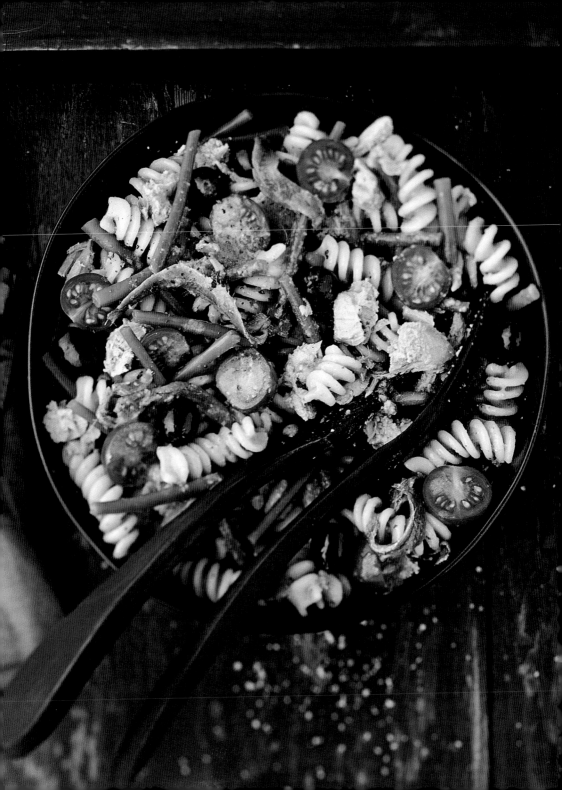

CURRI VEGETARIANO

340 KCAL L 40,9 G 43,1 P 16

PREPARACIÓN 15 MIN ● COCCIÓN 20 MIN ● FÁCIL ● €

200 g de judías verdes
1 berenjena
1 calabacín
1 pimiento
200 g de coliflor
200 g de brócoli
2 patatas
2 cucharadas de aceite
de oliva

PARA EL CURRI
4 cucharadas de curri
verde
400 ml de leche de coco
400 ml de agua
1 cubito de caldo
de verduras
1 lima
1 manojo de cilantro
sal, pimienta

1. Empezar preparando las verduras. Lavar las judías verdes, la berenjena, el calabacín, el pimiento, la coliflor y el brócoli. Cortar la berenjena y el calabacín en rodajas. Reservar. Cortar las puntas de las judías verdes, los dos extremos del pimiento, retirar las semillas y las partes blancas y cortarlo en rodajas finas. Pelar las patatas y cortarlas en dados grandes, cortar el brócoli y la coliflor conservando solo los ramitos.

2. Preparar una vaporera o colocar un colador encima de una cacerola con agua hirviendo. Añadir las patatas, luego la coliflor, el brócoli y las judías verdes. La cocción de las diferentes verduras será distinta, por lo tanto hay que sacarlas a medida que estén hechas.

3. Verter el aceite de oliva en una sartén grande y calentarlo a fuego medio. Cocer las berenjenas, los calabacines y el pimiento, removiendo a menudo.

4. Al cabo de unos minutos, retirar las judías verdes todavía crujientes. Luego la coliflor y el brócoli de 2 a 3 minutos después. Hacer lo mismo con las patatas, comprobando la cocción con un cuchillo: debe clavarse fácilmente en la carne.

5. Añadir a la sartén todas las verduras precocidas con las otras verduras, verter la pasta de curri verde, la leche de coco, el agua y el cubito de caldo, mezclar, tapar y dejar cocer de 5 a 10 minutos a fuego suave.

6. Cortar la lima en trozos. Lavar y deshojar el cilantro.

7. En el momento de servir, esparcir el cilantro fresco y poner 1 trozo de lima sobre cada plato o alrededor de la fuente para verter el zumo sobre el curri.

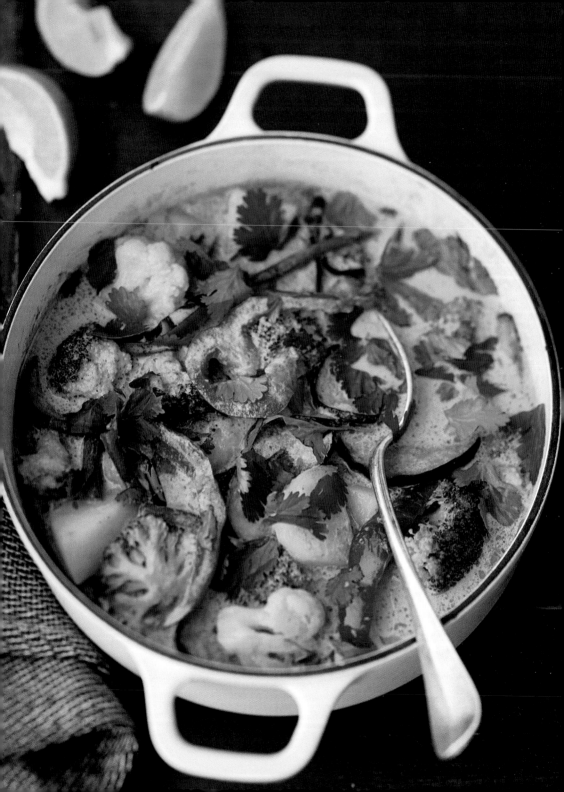

LA COL RIZADA

Una hortaliza humilde y antigua, pero que merece ser redescubierta por su increíble valor nutricional y sus prometedoras propiedades anticancerígenas.

La col rizada tiene muchos nombres comunes, como col crespa, parecida a la berza de toda la vida. Detrás de estas designaciones se esconden distintas variedades que tienen en común ser rizadas y no tener masa o pella. En botánica, la col rizada se denomina *Brassica oleracea* var. *acephala*, es decir, ¡sin cabeza!

Estas distintas variedades de la col rizada están desde hace varios siglos presentes en Europa, y se utilizaban para alimentar a las personas y los animales a finales del invierno, cuando las reservas de alimentos escaseaban. En el norte de Europa, estas hortalizas son, aún hoy, una comida muy popular; y su reciente popularidad en Estados Unidos ha animado su consumo también en los países del sur hasta el punto de convertirlo en «alimento de moda». Aunque las hojas de la col rizada lucen casi siempre un verde brillante, a veces su color varía del rosa al violeta, lo que ofrece la posibilidad de utilizarlas como hojas ornamentales.

PROPIEDADES ANTICANCERÍGENAS

Limita la aparición de los tumores y la inflamación de los tejidos

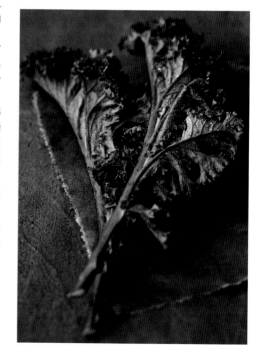

● Al igual que las coles de Bruselas y el brócoli, la col rizada es una de las hortalizas más prometedoras en materia de prevención del cáncer. Algunos estudios epidemiológicos publicados en las últimas décadas asocian el consumo de brasicáceas con un efecto protector contra el cáncer, en particular el cáncer de colon. Estos resultados se vieron secundados por el descubrimiento y el estudio de fitocompuestos que presentan la capacidad de influir en el crecimiento celular en la etapa precancerosa; pues bien, la col rizada es muy rica en dichos fitocompuestos.

● Entre estos, el más estudiado es probablemente la glucorafanina que, una vez liberada durante la masticación, se convierte en sulforafano. Este último es un poderoso agente anticancerígeno y antioxidante. Por ejemplo, un estudio en el laboratorio sobre células cancerosas de la laringe mostró que el sulforafano puede inhibir el desarrollo celular e inducir su autodestrucción, llamada apoptosis. Estos dos mecanismos de acción son esenciales para reducir el riesgo de que aparezcan tumores en los tejidos del organismo.

● La actividad antioxidante de la col rizada también se debe a su contenido en compuestos fenólicos y vitamina C. Su acción contra el estrés oxidativo contribuye a disminuir el estado inflamatorio de los tejidos y evitar así la aparición del cáncer.

BENEFICIOS NUTRICIONALES

La col rizada es un verdadero cóctel de vitaminas y minerales, lo que es especialmente cierto si se consume cruda. Una ración de 100 g cubre casi el 150 % y el 19 % de los valores nutricionales de referencia para la vitamina C y el calcio respectivamente, por lo que es una hortaliza muy interesante para las personas que siguen una dieta baja en productos cárnicos. Sus hojas también están repletas de vitamina K, un anticoagulante natural, y de betacaroteno, un pigmento de propiedades antioxidantes.

Valores nutricionales por 100 gramos	Col rizada cruda	Col rizada cocida
Energía	49 kcal	28 kcal
Agua	84 g	91,2 g
Proteínas	4,3 g	1,9 g
Fibra	3,6 g	2 g

COMPRARLA Y COCINARLA

Preferiblemente ecológica. Se dice que la col rizada acéfala se fue dejando de lado a lo largo de los siglos porque se conservaba menos tiempo que sus primas de cabeza redonda... Un error que está a punto de ser corregido gracias al interés que la col rizada ha generado en Estados Unidos. En algunos países europeos, ahora pueden adquirirse variedades antiguas perdidas y recuperadas después, y que se pueden comprar en los mercados de productores locales. Tanto si va a comerse cruda como cocida, lo mejor es elegirla de agricultura ecológica o sostenible, por lo que se encuentra esencialmente en tiendas bio.

La cocción justa. Si bien una cocción en agua hirviendo tiende a disminuir la calidad nutricional de la col rizada, una cocción ligera al vapor o en la sartén a fuego suave puede favorecer la liberación de sus compuestos de potencial anticancerígeno.

Saber combinarla. Para que sea más atractiva, puede incorporarse en pequeñas porciones en quiches, purés o pizzas caseras. También puede ser una original alternativa para una ensalada de invierno con pera, arándanos y nueces.

EMPANADILLAS DE COL RIZADA

459 KCAL

L 15,7   G 65,8   P 19,5

PREPARACIÓN 25 MIN ● COCCIÓN 20-30 MIN ● FÁCIL ● €

250 g de col rizada
2 cebollas
2 dientes de ajo
70 g de parmesano
2 bolas de mozzarella
2 rollos de masa
para pizza
2 cucharadas de aceite
de oliva

PARA EL ACABADO
1 cucharada de aceite
de oliva

1. Precalentar el horno a 200 °C.

2. Lavar y cortar la col rizada en trozos grandes. Cortar las cebollas en trocitos y machacar los ajos.

3. Calentar el aceite de oliva en una cacerola, luego añadir la cebolla. Rehogar unos minutos a fuego medio e incorporar el ajo finamente machacado. Finalmente añadir la col rizada. Salpimentar.

4. Dejar cocer unos 10 minutos a fuego suave removiendo a menudo. La col rizada debe quedar bien tierna. Cuando esté hecha, apagar el fuego y dejar enfriar un poco.

5. Mientras, en un bol grande, poner el parmesano rallado finamente con la mozzarella cortada en trocitos. Añadir la col templada a los quesos y mezclar bien.

6. Sobre una bandeja cubierta con papel vegetal, extender la masa para pizza y cortar círculos de unos 10-12 cm de diámetro. Disponer el relleno de col rizada en el centro de cada uno sin llegar a los bordes. Pasar un poco de agua con los dedos alrededor de los bordes para poder cerrar las empanadillas. Doblar el círculo de masa y cerrar las empanadillas pellizcando los bordes para que queden bien pegados. Con un pincel, untarlos con un poco de aceite de oliva.

7. Hornear durante unos 20 minutos. Comprobar la cocción de las empanadillas: deben quedar bien doradas por debajo.

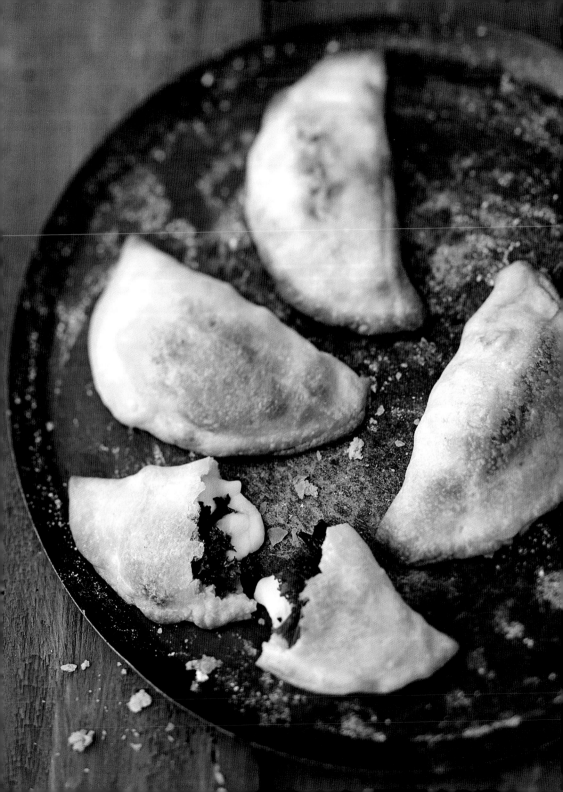

ENSALADA TEMPLADA DE COL RIZADA

467 KCAL

L 74,6   G 6,4   P 19

250 g de col rizada
70 g de almendras blancas
60 g de parmesano
¼ de granada
100 ml de aceite de colza
6 cucharadas de vinagre de jerez
sal, pimienta

PREPARACIÓN 20 MIN ● COCCIÓN 12 MIN ● FÁCIL ● €

1. Precalentar el horno a 180 °C.

2. Poner las almendras sobre una bandeja cubierta con papel vegetal y hornear unos 10 minutos, hasta que estén doradas. Dejar enfriar, luego romperlas en trozos grandes y reservarlas en el horno apagado pero todavía caliente para mantenerlas templadas.

3. Mientras, lavar la col rizada, conservar solo las hojas, cortarlas en tiras finas y ponerlas en una fuente de servir.

4. Con un pelador de verduras, hacer virutas de parmesano. Reservar.

5. Desgranar la granada y reservar las semillas.

6. Calentar el aceite a fuego suave en una cacerola hasta que esté caliente pero sin que se queme. Verter el vinagre y salpimentar.

7. Verter la vinagreta caliente sobre la col y mezclar para que quede bien cubierta de salsa. Añadir las almendras calientes y el parmesano.

8. Dejar reposar la ensalada unos minutos. Agregar la granada en el último momento antes de servir para degustar una ensalada templada y fresca al mismo tiempo.

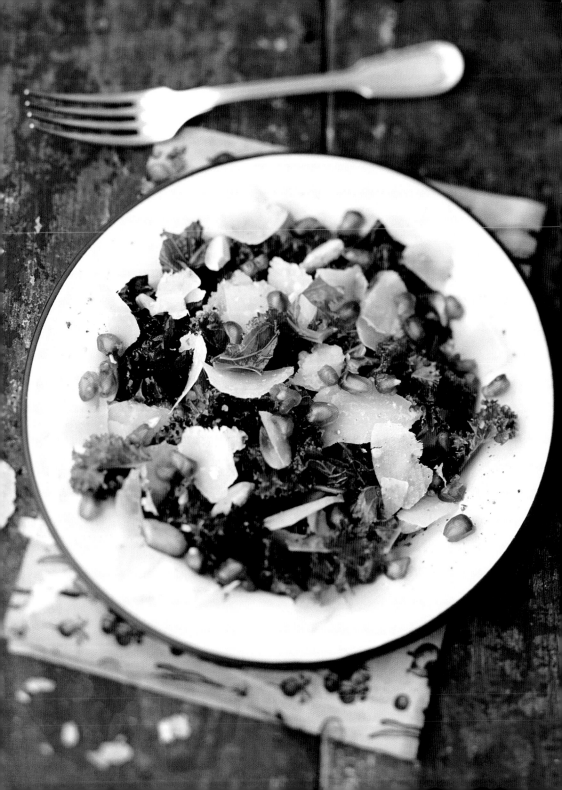

EL KIWI

El kiwi es la fruta ideal desde el punto de vista nutritivo. Proporciona una gran inyección de energía mediante su principal activo, la vitamina C. Y su riqueza en antioxidantes y fibra contrarrestaría los efectos tóxicos de algunas sustancias cancerígenas.

El kiwi es el fruto de una planta trepadora originaria de China perteneciente al género *Actinidia*. Su pulpa verde, dulce y acidulada está rodeada de una piel marrón y vellosa y contiene pequeñas semillas negras comestibles. Los chinos lo denominaban «grosella de China». Esta pequeña fruta, que apenas pesaba 20 g, crecía entonces en los bosques en estado silvestre. Llegó a Nueva Zelanda y a Francia en el siglo XIX, pero fueron los neozelandeses quienes lo popularizaron en la década de 1970 produciendo variedades de mayor tamaño (más de 100 g). Fue bautizado como «kiwi» por su parecido con el ave del mismo nombre, muy conocido en Oceanía. En la actualidad, el kiwi se cultiva en muchos países, entre ellos España, Grecia, Francia, Chile... ¡Es la fruta imprescindible para mantenerse en forma!

PROPIEDADES ANTICANCERÍGENAS

Acción antioxidante ● Protección del sistema sanguíneo ● Protección del colon

● La intensa actividad antioxidante del kiwi, debido sobre todo a sus numerosos compuestos fenólicos, podría prevenir la aparición de enfermedades cardiovasculares y ciertos tipos de cáncer.

● Algunos investigadores han observado una disminución de la oxidación del ADN y un aumento de la capacidad antioxidante de la sangre en pacientes que consumían un kiwi al día durante tres semanas. Y se han demostrado efectos similares con el zumo del kiwi. Ciertamente, el kiwi contiene muchos antioxidantes, incluidas las vitaminas C y E, así como polifenoles (ácidos fenólicos, epicatequina, catequina, procianidina, flavonoles...) que combaten el estrés oxidativo. Además, el zumo de kiwi contrarrestaría los efectos tóxicos de algunas sustancias cancerígenas.

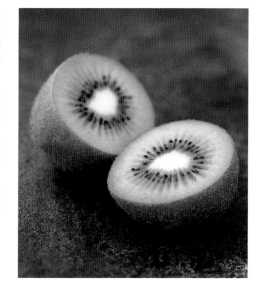

● Su alto contenido en fibra ayudaría a luchar contra el riesgo de cáncer de colon. En cuanto a su color amarillo-verde, se debe principalmente a la luteína, que puede bloquear el ciclo celular y, por lo tanto, la proliferación de las células malignas.

BENEFICIOS NUTRICIONALES

Entre las frutas de consumo habitual, el kiwi es, probablemente, la más completa desde el punto de vista nutricional. Su principal activo es su alto contenido de vitamina C (más elevado que el de la naranja), que proporciona energía y fortalece el sistema inmunitario. ¡Para aprovechar su energía al máximo, es preferible consumirlo por la mañana! Lo cierto es que un kiwi proporciona más del 104 % de la cantidad diaria recomendada. También es una fuente de vitamina E (concentrada en sus pequeñas semillas negras), vitaminas A, B1, B2, B3, B5, B6 y K. Es rico en potasio, magnesio, hierro, cobre, zinc, fósforo y fibra. El kiwi conserva y regenera los tejidos celulares, lucha contra el estreñimiento y el colesterol y favorece la cicatrización de las heridas gracias a sus propiedades antibacterianas.

Valores nutricionales por 100 gramos	Kiwi fresco
Energía	58 kcal
Agua	84 g
Fibra	2,4 g

COMPRARLO Y COCINARLO

Elegirlo. Escógelo más bien firme, sin magulladuras ni manchas. Lo ideal es que la pulpa ceda ligeramente a la presión de las yemas de los dedos. Si se compra duro, se dejará varios días a temperatura ambiente. Si está bien maduro, lo mejor es conservarlo en la nevera.

Saborearlo. El kiwi se consume sobre todo crudo, pero también puede hacerse alguna preparación caliente. Por la mañana, piensa en añadir kiwi a tus zumos y batidos. El kiwi también combina a la perfección con platos salados.

Pequeño truco culinario. Un kiwi reducido a puré, en un adobo, hará la carne más tierna.

TACOS DE GAMBAS
CON SALSA DE KIWI

819 KCAL   L 27,4   G 49,3   P 23,2

PREPARACIÓN 20 MIN ● COCCIÓN 14 MIN ● FÁCIL ● € €

8 tortillas de maíz listas
para usar
24 gambas frescas
sin cáscara

PARA LA SALSA
1 cebolla roja
2 tomates verdes
6 kiwis
2 pimientos verdes
dulces
2 cucharadas de aceite
de oliva
sal, pimienta

PARA EL PURÉ
DE AGUACATE
4 aguacates
el zumo de 1 lima
el zumo de 1 limón
dos pizcas de pimentón
dos pizcas de pimiento
de Espelette
½ manojo de cilantro
50 g de cebolleta

1. Precalentar el horno a 180 °C.

2. Para preparar la salsa, cortar en daditos la cebolla roja, los tomates verdes, los kiwis y los pimientos verdes. Sazonar con sal, pimienta y aceite de oliva y mezclar. Reservar en la nevera.

3. Para preparar el puré de aguacate, chafarlo con el tenedor, reservando algunos trozos. Verter el zumo de lima y de limón, y sazonar con el pimentón y el pimiento de Espelette. Añadir el cilantro cortado grueso, después la cebolleta cortada en rodajas finas. Salpimentar y reservar en la nevera.

4. Envolver las tortillas de maíz en papel de aluminio y ponerlas en el horno unos 10 minutos.

5. Mientras, saltear las gambas a fuego vivo en una sartén. Salpimentar.

6. Para hacer el montaje, poner un poco de puré de aguacate en las tortillas, añadir algunas gambas y acabar con una porción generosa de salsa de kiwi. Degustar de inmediato.

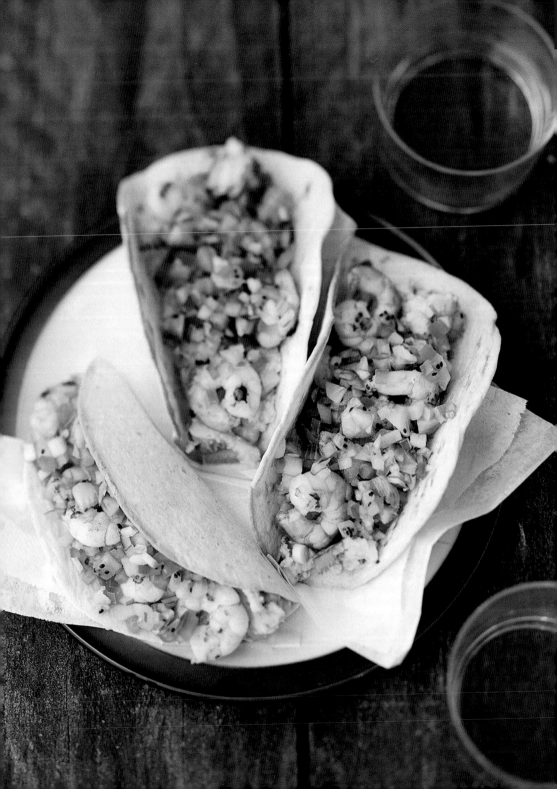

ZUMO VERDE DE KIWI, APIO Y MANZANA VERDE

41,9 KCAL

L 2,6   G 89,2   P 8,2

PREPARACIÓN 5 MIN ● FÁCIL ● €

4 kiwis
2 manzanas verdes
4 ramas de apio
(unos 160 g)

1. Pelar los kiwis.

2. Cortar las manzanas verdes en trozos.

3. Retirar las hojas de las ramas de apio y cortarlas en trozos grandes.

4. Pasarlo todo por la licuadora. Calcular un kiwi, media manzana verde y una rama de apio por vaso de zumo ya licuado.

5. Degustar bien frío con cubitos de hielo.

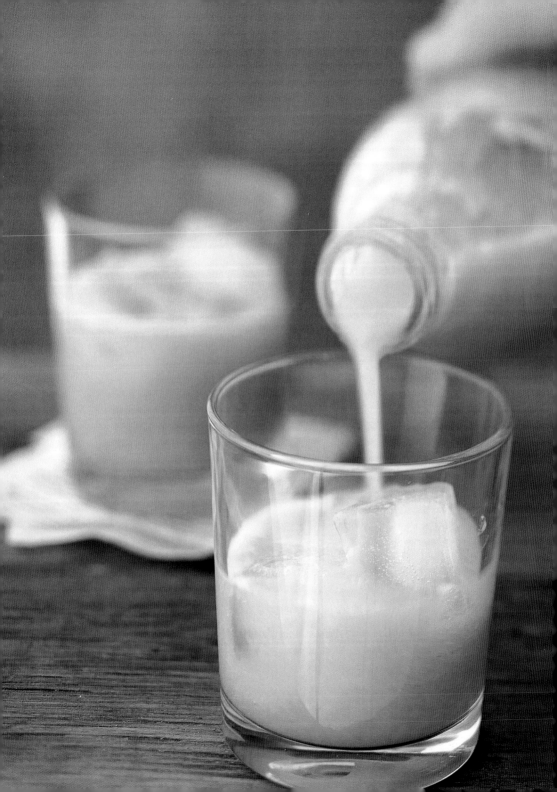

LOS ARÁNDANOS Y LOS FRUTOS ROJOS

Pequeños frutos repletos de propiedades antioxidantes y anticancerígenas
excepcionales que debemos tener en cuenta si queremos prevenir
la aparición del cáncer.

Los frutos rojos pertenecen a tres categorías diferentes de frutas: las bayas como el arándano y la grosella negra, las drupas como la frambuesa y la cereza y los pseudofrutos como la fresa.

Hoy en día, estos pequeños y deliciosos frutos crecen en todos los continentes, pero no todos tienen el mismo origen. La fresa crecía en estado silvestre en América, Europa y Asia, mientras que el arándano, el aciano (variedad del arándano) y el arándano rojo eran originarios de América del Norte. Repletos de agua y sabrosas fragancias, primero fueron la delicia de los cazadores-recolectores y luego de los hombres modernos. La leyenda divina sobre el color rojo de las frambuesas es de origen griego. Los amerindios, conscientes de la excepcional calidad nutricional de los arándanos y de los acianos, profesaban un verdadero culto a estas bayas. Probablemente ya se habían dado cuenta de que comer con fruición frutos rojos ¡no es un pecado sino un acto saludable!

PROPIEDADES ANTICANCERÍGENAS

Protección del sistema digestivo y del colon en particular

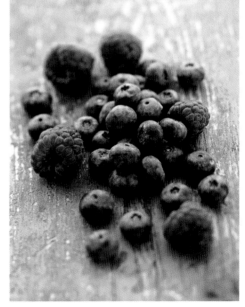

● Los frutos rojos son una fuente excelente de fitocompuestos con propiedades antioxidantes y anticancerígenas, entre los cuales destacan el ácido elágico, las antocianidinas y las proantocianidinas.

Según los resultados de algunos estudios, el ácido elágico, a través de varios mecanismos, permite la inhibición de la proliferación de las células cancerosas, la activación de su autodestrucción, rompiendo las conexiones entre los agentes cancerígenos y el ADN, y el bloqueo de la construcción de redes de vasos sanguíneos que alimentan el tumor para que se desarrolle. Se trata, pues, de una molécula formidable con una eficacia demostrada que sería una lástima no aprovechar.

● Las antocianidinas y las proantocianidinas, responsables del color rojo y negro azulado de los frutos rojos, muestran propiedades similares en los estudios realizados.

- Los frutos rojos son también una excelente fuente de fibra que favorece el buen funcionamiento del tránsito intestinal, por lo que prevendría el cáncer colorrectal.
- Por último, en un estudio reciente publicado por el *British Journal of Nutrition*, se demostró que los mayores consumidores de frutos rojos tenían un riesgo significativamente menor de desarrollar un cáncer de colon en comparación con los que consumían menos.

BENEFICIOS NUTRICIONALES

Los frutos rojos son verdaderas reservas de vitamina C, una sustancia antioxidante llamada también ácido ascórbico, que parece particularmente beneficiosa en la prevención de ciertas enfermedades como el cáncer. También son una fuente de manganeso y aportan grandes cantidades de vitamina B9, una vitamina que interviene, entre otras, en la síntesis de proteínas y en la reproducción celular.

Valores nutricionales por 100 gramos	Frutos rojos (frambuesa, fresa, grosella, grosella negra)
Energía	47 kcal
Agua	86 g
Glúcidos	5,3 g
Fibra	4,6 g

COMPRARLOS Y COCINARLOS

Frescos o congelados. Cuando llega el verano, vemos aparecer en tiendas y mercados pequeñas cestas llenas de fresas, frambuesas o cerezas. El resto del año, tenemos que recurrir a los congelados para poder disfrutar de estos hermosos frutos. Con excepción de la fresa, los frutos rojos se congelan muy bien. Además, el congelado tiene la ventaja de conservar las cualidades nutricionales de los frutos. Si quieres aprovechar al máximo la vitamina C presente en los frutos rojos, lo mejor es consumirlos crudos, pues esta vitamina es sensible al efecto del calor.

Saborearlos. Los más golosos que no pueden resistirse a ellos, solo tienen que variar las formas de tomarlos. Por ejemplo, los frutos rojos crudos son exquisitos en una ensalada acompañados con requesón, en zumo o en batidos mezclados con otras frutas, pero también con muesli o granola caseros en el desayuno.

CRUMBLE BARS DE ARÁNDANOS

328 KCAL

L 23,8 G 69,5 P 6,7

PREPARACIÓN 20 MIN ● COCCIÓN 45 MIN ● FÁCIL ● €

PARA LA MASA
350 g de harina
170 g de azúcar de caña
½ sobre de levadura en polvo
cuatro pizcas de sal
200 g de mantequilla
1 huevo

PARA EL RELLENO
600 g de arándanos
20 ml de jarabe de agave
3 cucharaditas de maicena
el zumo y la ralladura de 2 limas

MATERIAL ESPECÍFICO
1 molde cuadrado de 20 x 20 cm o rectangular

1. Precalentar el horno a 180 °C.

2. Forrar un molde cuadrado o rectangular con papel vegetal.

3. Para preparar la masa, en un bol, mezclar la harina, el azúcar de caña, la levadura en polvo y la sal. Cortar la mantequilla en trocitos. Con la punta de los dedos, integrar la mantequilla a los ingredientes secos amasándolo todo hasta obtener una masa muy quebradiza.

4. Poner la mitad de la masa en el fondo del molde y, con el puño, apretar los trocitos de masa para formar una base bien compacta.

5. En un bol, mezclar los arándanos, el jarabe de agave, la maicena, el zumo y la ralladura de las limas. Verter esta preparación en el molde, por encima de la base de masa, y extenderla para que la capa de arándanos sea bien uniforme.

6. Añadir el resto de masa, esta vez dejando los trozos de crumble desmenuzados. Repartir bien la masa, pero dejando a la vista los arándanos de debajo.

7. Hornear durante 45 minutos, hasta que el crumble esté ligeramente dorado.

8. Dejar enfriar, luego cortar en barras rectangulares o en cuadrados.

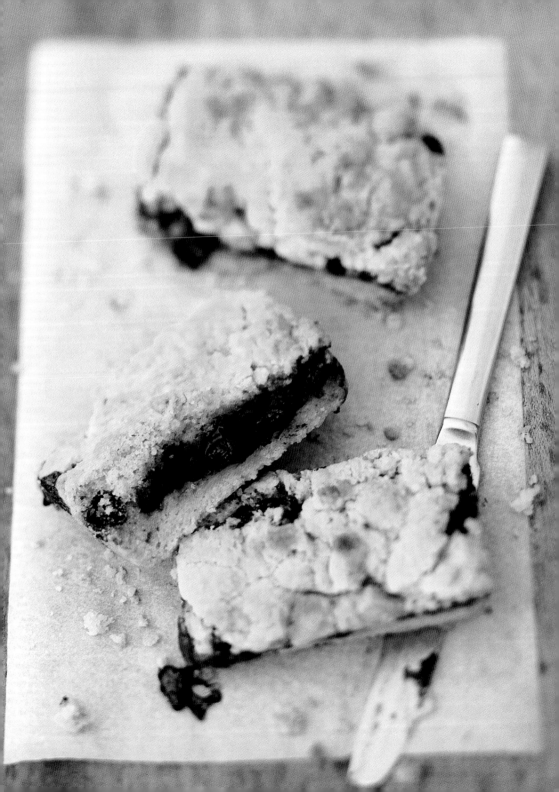

BRIOCHE DE FRUTOS ROJOS

359 KCAL

L 19,3   G 66   P 14,8

PREPARACIÓN 50 MIN ● REPOSO 3 H 30 ● COCCIÓN 45 MIN ● ELABORADO ● €

**PARA LA MASA
DE BRIOCHE**
10 g de levadura
de panadería
50 ml de leche templada
250 g de harina
5 g de sal
30 g de azúcar
2 huevos
110 g de yogur natural
70 g de mantequilla
reblandecida

PARA LA GUARNICIÓN
60 g de yogur
20 ml de jarabe de agave
1 cestita de frambuesas
1 cestita de arándanos
1 sobre de azúcar
vainillado

1. Para preparar la masa, desleír la levadura en la leche templada. En un bol o en el recipiente de un robot, poner la harina, la sal y el azúcar. Mezclar para integrar bien los elementos secos. Añadir los huevos, 110 g de yogur y la levadura desleída en la leche. Mezclar hasta obtener una masa homogénea. Incorporar la mantequilla reblandecida en trocitos y amasar hasta que la masa ya no se pegue. Esta operación durará de 10 a 20 minutos a velocidad media en el robot.

2. Tapar el bol y ponerlo en un lugar preferiblemente caliente y húmedo durante 1 hora, hasta que la masa doble su volumen.

3. Cuando la masa haya fermentado, ponerla sobre una encimera enharinada y trabajarla ligeramente. Ponerla de nuevo en el bol y dejar fermentar durante 2 h 30, siempre tapada, a temperatura ambiente. También esta vez la masa debe doblar su volumen.

4. Mientras, preparar la guarnición. En un bol, mezclar el yogur con el jarabe de agave. Reservar. Poner los frutos rojos en una cacerola y cocerlos durante 15 minutos a fuego muy suave. Reservar.

5. Precalentar el horno a 180 °C.

6. Aplanar la masa para expulsar el aire, luego estirarla en un círculo de unos 25 cm de diámetro y 3 cm de grosor. Disponer el fondo de masa obtenido sobre una bandeja cubierta con papel vegetal. Hacer un hueco en el centro para verter la guarnición. Al cocer, el brioche se hinchará. Si el centro no es lo suficientemente profundo, la guarnición puede derramarse por los bordes. Poner el yogur endulzado en el centro extendiéndolo un poco. Añadir los frutos rojos y espolvorear el azúcar vainillado.

7. Cocer en el horno durante 30 minutos hasta que el brioche esté bien dorado.

8. Dejar enfriar antes de degustar.

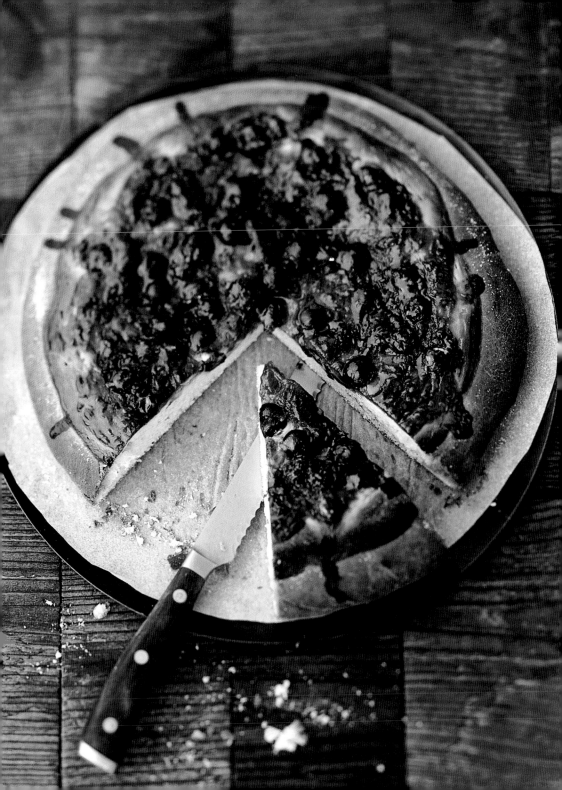

LA PIMIENTA

Pon un poco de picante en tu vida con este condimento de propiedades estimulantes
y antisépticas que, además de realzar tus platos tiene, gracias a la piperina,
una acción anticancerígena que merece ser conocida.

Según se cree, la pimienta tiene origen indio y su nombre proviene del sánscrito *pippali.* Durante
el Imperio romano, se utilizaba para condimentar los platos, conservar la carne o como medica-
mento. Esta especia, que se obtiene a partir de las bayas del pimentero, pertenece a la familia de las
piperáceas. Las bayas aparecen unos siete años después de la siembra del arbusto. Existen distintos tipos de pimienta (verde, roja, negra, gris, blanca, rosa) que se corresponden con diferentes
etapas de maduración de la baya. La pimienta negra se cosecha antes de que madure totalmente y
se seca, lo que le da unas notas a madera y a especias. La pimienta blanca tiene un sabor más suave
y un toque picante más delicado. La producción mundial de pimienta es enorme; se trata de la
especia más consumida en el mundo. Vietnam es su principal productor y exportador, seguido de
la India, Brasil, Indonesia, China, Sri Lanka y Tailandia.

PROPIEDADES ANTICANCERÍGENAS

Protección de las mamas en la mujer ● Acción beneficiosa sobre la mucosa del estómago

● La pimienta negra tiene interesantes propiedades anticancerígenas, y en particular ayudaría
a combatir el cáncer de mama. Varios estudios
muestran que la piperina (que da a la pimienta
su sabor picante) inhibe el proceso de metástasis ralentizando la progresión de las células
cancerosas. Puede aumentar la biodisponibili-
dad de muchas sustancias mediante distintos
mecanismos biológicos; así, mejora la absorción de los curcuminoides, presentes en grandes cantidades en la cúrcuma, tanto por parte de
los animales como de los humanos.

● La piperina también es conocida por sus propiedades antioxidantes, antitumorales y antiinflamatorias. Estimula las enzimas desintoxicantes y
reduce los daños causados a los cromosomas en
algunos cánceres de pulmón. Según varios estudios, protege del *Helicobacter pylori*, una bacteria
que infecta la mucosa del estómago y que es un
importante factor de riesgo de cáncer gástrico.

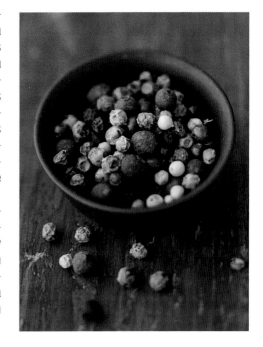

• Consumir pimienta combinada con cúrcuma potenciaría las propiedades anticancerígenas de esta última. Según se cree, la curcumina inhibe la movilidad de las células del cáncer de mama y su propagación por el organismo.

BENEFICIOS NUTRICIONALES

Compuesta de aceites esenciales, resina y piperina, la pimienta obtiene su intenso sabor de su corteza. Es un antidepresivo natural que estimula la producción de endorfinas. Es tonificante, rico en minerales y, al favorecer tanto la salivación como la producción de jugos gástricos, es un buen estimulante digestivo. Tiene propiedades contra los resfriados y el dolor. Facilita la eliminación de la mucosidad y tiene una acción desinfectante, antiinflamatoria y antibacteriana. La pimienta también puede ser útil en caso de fiebre, dolores dentales y reumáticos o contusiones.

Valores nutricionales por 100 gramos	Pimienta
Energía	3 kcal
Fibra	0,3 g

COMPRARLA Y COCINARLA

Preservar su sabor. La pimienta se comercializa en forma de granos enteros o ya molida. Al comprarla, los granos deben ser pesados, compactos y de color uniforme. Para aprovechar al máximo su sabor, lo mejor es moler los granos uno mismo. La pimienta es sensible a la cocción, por lo que es aconsejable añadirla justo antes de servir. En la cocina, realza el sabor de los platos, combina a la perfección tanto con la carne como con los huevos o el pescado. Aporta más sabor a las salsas y a los caldos cortos, puede mezclarse con otras especias...

Ideas de recetas. Por ejemplo, preparar un bacalao con semillas de sésamo y pimienta de Sichuan, o carpaccio de lubina con pimienta rosa. También puedes probar el Massala chai, una receta de té india que incluye cardamomo, jengibre rallado, granos de pimienta negra, canela, clavo de olor, té negro y leche. La pimienta en grano se conserva indefinidamente a temperatura ambiente en un recipiente cerrado, mientras que la pimienta en polvo solo se conserva tres meses, ya que, pasado ese tiempo, su sabor se va deteriorando.

ESPAGUETIS CACIO E PEPE

756 KCAL

L 17,4   G 63,4   P 19,2

PREPARACIÓN 15 MIN ● COCCIÓN 10 MIN APROXIMADAMENTE ● FÁCIL ● €

400 g de espaguetis
200 g de pecorino rallado
2 cucharadas de aceite de oliva
5 granos de pimienta

1. Cocer la pasta en una cacerola grande con agua hirviendo salada. Cocerla 1 minuto menos que el tiempo indicado en el paquete.

2. Mientras, poner el pecorino rallado en un bol, añadir un vasito de agua de cocción de la pasta en varias veces para que el pecorino se funda y adquiera una textura final cremosa.

3. Calentar el aceite en una sartén grande y añadir la pasta cocida *al dente*.

4. Verter la crema de pecorino y mezclar. Si la pasta resulta un poco seca, añadir un poco más de agua de cocción.

5. Poner los granos de pimienta en un molinillo y molerlos sobre la pasta. Servir inmediatamente, ¡porque la pasta no espera!

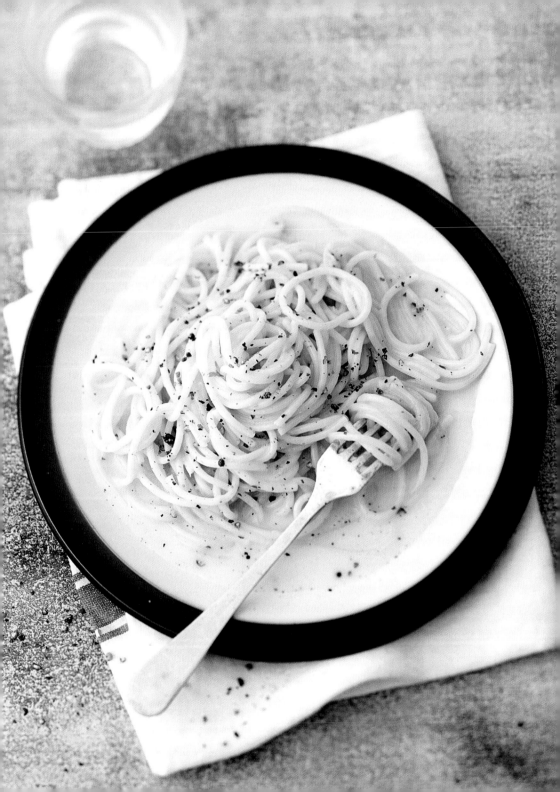

MELOCOTONES ASADOS
CON PIMIENTA Y MIEL

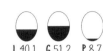

294 KCAL **L** 40,1 **G** 51,2 **P** 8,7

PREPARACIÓN 10 MIN ● COCCIÓN 40 MIN ● FÁCIL ● €

600 g de melocotones
amarillos
(aproximadamente
4 melocotones)
50 g de miel
10 vueltas de molinillo
de pimienta negra

PARA LA CREMA
160 g de mascarpone
20 g de miel

PARA EL ACABADO
¼ de manojo de menta
(10 g)
30 g de galletas
amaretti
3 a 4 vueltas de molinillo
de pimienta negra

1. Precalentar el horno a 160 °C.

2. Disponer los melocotones cortados en trozos en una fuente grande que pueda ir al horno.

3. Añadir la miel en hilo y la pimienta y mezclar para que los melocotones estén bien cubiertos.

4. Hornear de 30 a 40 minutos.

5. Mientras, preparar la crema. Mezclar el mascarpone y la miel, y reservar en la nevera.

6. Deshojar la menta, y reservar.

7. En el momento de servir, poner en cada bol un poco de melocotón asado y 1 cucharada de crema al lado. Romper los amaretti en trozos grandes sobre la crema. Cortar la menta y esparcirla sobre los melocotones.

8. Acabar con una vuelta de molinillo de pimienta y tomar enseguida para degustar un postre caliente y frío a la vez.

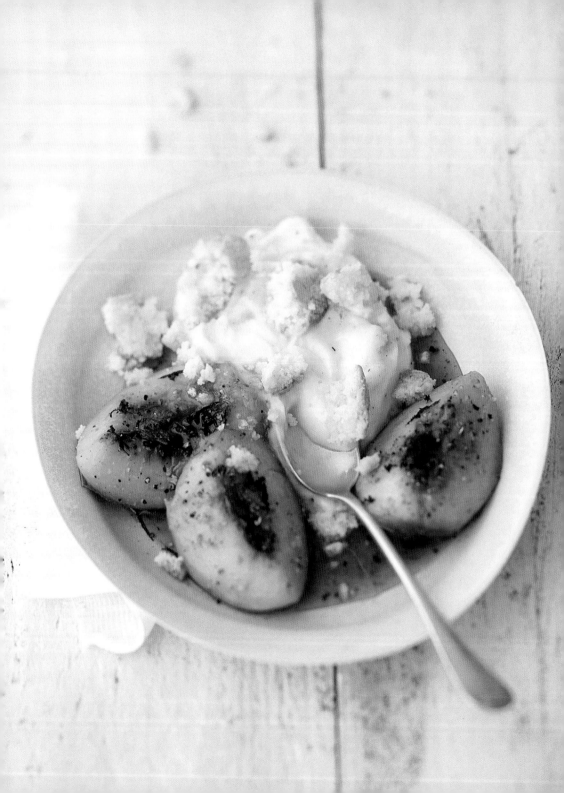

LA CIRUELA

Nutritiva, refrescante y dietética, la ciruela es un alimento dulce, suave y muy beneficioso. También es un importante elemento en una dieta anticancerígena por su riqueza en antioxidantes.

Esta fruta con hueso, de pulpa dulce y jugosa, se produce en verano en el ciruelo, un arbusto cuyo cultivo se remonta como mínimo a la Antigüedad. A los egipcios y romanos les encantaba, lo que favoreció en gran medida su difusión. La ciruela vivió un verdadero éxito en Europa durante la Edad Media, y aún más a partir del Renacimiento. El ciruelo que se cultiva hoy en nuestras tierras procede de un cruce entre varias especies de Europa y Asia.

Verde, amarilla y morada, hay centenares de variedades distintas de ciruelas, pero las más conocidas son tres: reina claudia, mirabelle y quetsche. Las primeras flores empiezan a aparecer en primavera y los primeros frutos pueden recogerse en julio. ¿Sabías que la ciruela reina claudia toma su nombre de la primera esposa de Francisco I de Francia, Claudia, a quien le encantaban?

PROPIEDADES ANTICANCERÍGENAS

Acción antioxidante y preventiva ● Acción beneficiosa para el hígado

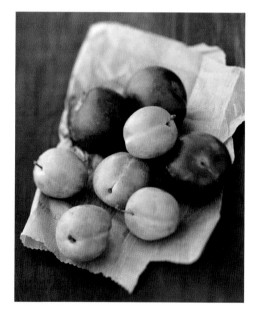

● Al igual que muchas frutas, consumir ciruelas con regularidad disminuye el riesgo de sufrir enfermedades cardiovasculares, ciertos tipos de cáncer y otras enfermedades crónicas.

● Entre todas las frutas del mercado, algunas tienen más propiedades anticancerígenas que otras y merecen un lugar en tu plato. Por lo tanto, un elevado consumo de ciruelas aumentaría la capacidad antioxidante del organismo, que así lucharía mejor contra los radicales libres y reduciría los factores de riesgo de sufrir cáncer. Los ácidos clorogénicos de la ciruela, flavanoles y procianidoles, tienen una actividad antioxidante, aunque menos importante que la de la ciruela pasa, de particular interés en una dieta preventiva.

● Según varios estudios, los flavonoides y los ácidos fenólicos contenidos en las ciruelas ralentizarían la proliferación de las células cancerosas del colon y de la mama. Los extractos de ciruela incluso han demostrado en el laboratorio que pueden causar la autodestrucción de las células cancerosas del hígado y mejorar así la eficacia de determinados tratamientos de quimioterapia.

BENEFICIOS NUTRICIONALES

Las ciruelas, frescas, en zumo o secas, son ricas en antioxidantes, hierro y vitaminas A, K y C, lo que las convierte en un excelente aliado de la piel. También contienen minerales —potasio, magnesio, fósforo, cobre, hierro, zinc—, así como betacaroteno. A pesar de su sabor tan dulce, la ciruela aporta pocas calorías y es depurativa. Favorece la eliminación renal —gracias a su riqueza en agua— y facilita el buen funcionamiento de los intestinos por su contenido en fibra (principalmente la pectina) y sorbitol.

Valores nutricionales por 100 gramos	Ciruela claudia fresca
Energía	49 kcal
Agua	82 g
Fibra	2,3 g

COMPRARLA Y COCINARLA

Cómo elegirla. La ciruela madura está en su punto cuando cede a una presión suave sin ser demasiado blanda y desprende un aroma agradable. Elige frutas en buen estado, con la piel bien tersa. Algunas variedades presentan una película blanca en su superficie, la pruína. No te preocupes, al contrario, ¡es una garantía de su frescura y calidad producida por la propia fruta! Basta con lavarlas bien para hincarles el diente y degustarlas a dos carrillos.

Conservarlas bien. Las ciruelas son frutas frágiles. Se mantienen varios días a temperatura ambiente o en el cajón para hortalizas de la nevera, pero se recomienda sacarlas con antelación para disfrutar de todo su sabor. También se conservan muy bien en el congelador, siempre que se hayan eliminado previamente los huesos.

Múltiples recetas. Bien madura, la ciruela es excelente para comer tal cual. Pero se prestan también a todo tipo de recetas mezclando dulce con salado. Por ejemplo: una compota de ciruela acompañará un cordero aromatizado con romero, o, mezclada con arroz, será un excelente relleno para las aves de corral.

Cruda o cocida, la ciruela es el ingrediente de muchos postres: mermeladas, tartas, clafoutis, crumbles, muffins, etc.

POP TARTS DE CIRUELAS

380 KCAL

L 31,3   G 62,8   P 5,9

PREPARACIÓN 30 MIN ● COCCIÓN 30 MIN ● MEDIO ● €

PARA LA MASA
200 g de harina
10 g de azúcar de caña
4 g de sal
150 g de mantequilla
36 ml de agua

PARA EL RELLENO
6 ciruelas
4 cucharadas rasas
de maicena
70 g de miel
un chorrito de zumo
de limón

PARA EL ACABADO
1 clara de huevo
azúcar para espolvorear

1. Precalentar el horno a 180 °C.

2. Para preparar la masa, en un bol, poner la harina, el azúcar y la sal. Añadir la mantequilla cortada en trocitos y aplastarla poco a poco con la punta de los dedos mientras se va integrando a la mezcla de ingredientes secos, como si fuera un crumble. Cuando la mantequilla esté bien integrada, añadir el agua despacio y mezclar durante unos minutos hasta obtener una masa homogénea. Reservar en la nevera.

3. Mientras, cortar las ciruelas lavadas en rodajas muy finas y ponerlas en un recipiente. Añadir la maicena, la miel y el zumo de limón. Mezclar para que todas las rodajas de ciruela estén bien cubiertas. Reservar.

4. Estirar la masa bastante fina y cortar 12 rectángulos de unos 12 cm de largo y 8 cm de ancho. Si algunos son más grandes que otros, no importa; reservarlos para hacer las «tapas» de las pop tarts.

5. Poner 6 rectángulos de masa sobre una bandeja con papel vegetal. Disponer encima de cada rectángulo las rodajas de ciruela en el centro, dejando los bordes vacíos. Aplanarlas para que no queden demasiado abombadas. Untar los bordes con un poco de clara de huevo.

6. Para hacer las tapas, coger los otros 6 rectángulos y decorarlos con pequeñas incisiones por encima, en forma de cruz, en diagonal, o como se prefiera según la inspiración de cada uno.

7. Colocar las tapas sobre las tartas y presionar los bordes con un tenedor. Untar las tartas con clara de huevo y espolvorear con azúcar.

8. Hornear durante unos 30 minutos hasta que estén doradas.

9. Dejarlas enfriar 5 minutos antes de degustarlas.

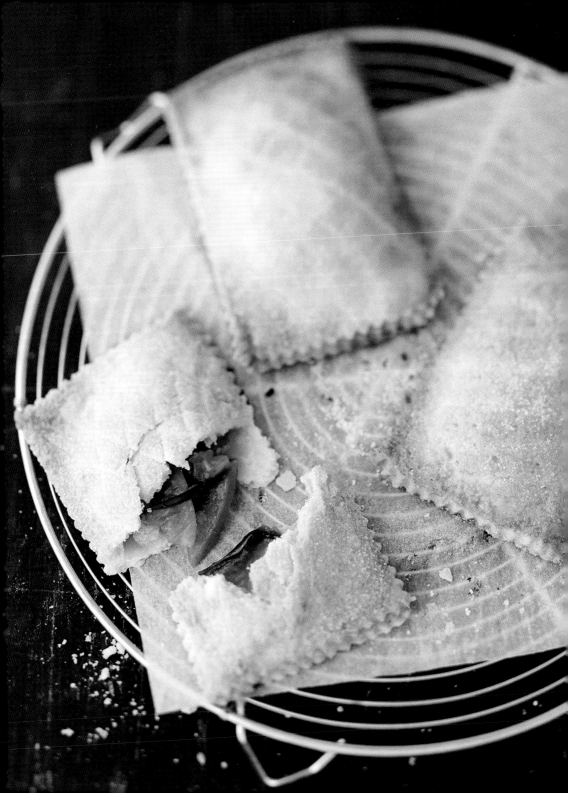

TARTA INVERTIDA
DE CIRUELAS

304 KCAL

L 11,9   G 76,1   P 12

8 ciruelas lavadas
110 g de mantequilla pomada
135 g de azúcar moreno
2 huevos grandes
la ralladura de ½ naranja
1 vaina de vainilla
135 g de harina
¾ de un sobre de levadura
¼ de cucharadita de canela en polvo
90 ml de leche
40 g de mantequilla derretida
75 g de azúcar

MATERIAL ESPECÍFICO
1 molde con fondo desmontable, ¡para desmoldarlo sin estrés!

PREPARACIÓN 30 MIN ● COCCIÓN 30 MIN ● FÁCIL ● €

---

1. Para obtener una masa de pastel homogénea, es imprescindible que todos los ingredientes estén a temperatura ambiente. Sacarlos de la nevera 30 minutos antes de empezar la preparación del pastel.

2. Precalentar el horno a 180 °C.

3. En un bol, batir la mantequilla pomada y el azúcar moreno hasta obtener una consistencia ligera. Añadir los huevos, de uno en uno, mezclando cada vez. Incorporar la ralladura de naranja y las semillas de la vaina de vainilla.

4. En otro bol, mezclar todos los ingredientes secos: la harina, la levadura y la canela. Agregar estos ingredientes a la mezcla a base de mantequilla y la leche alternándolos. Mezclar bien para obtener una masa homogénea.

5. Encamisar el molde extendiendo la mantequilla derretida en el fondo y espolvoreándolo con el azúcar. Repartirlos uniformemente.

6. Deshuesar las ciruelas, y cortar cada mitad en 4 trozos. Disponerlos de forma decorativa en el fondo del molde untado con mantequilla y azúcar. El concepto de este pastel es desmoldarlo como una tarta Tatin: hay que disponer las ciruelas como un rosetón para obtener una forma estética.

7. Verter la masa del pastel.

8. Cocer unos 30 minutos en el horno, hasta que el pastel se dore. Si no estamos seguros de la cocción, el viejo truco de pinchar con un cuchillo siempre funciona; ¡debe salir seco!

9. Dejar enfriar el pastel durante 5 minutos y desmoldarlo. Puede comerse templado con un sorbete de frambuesa como postre o frío para merendar.

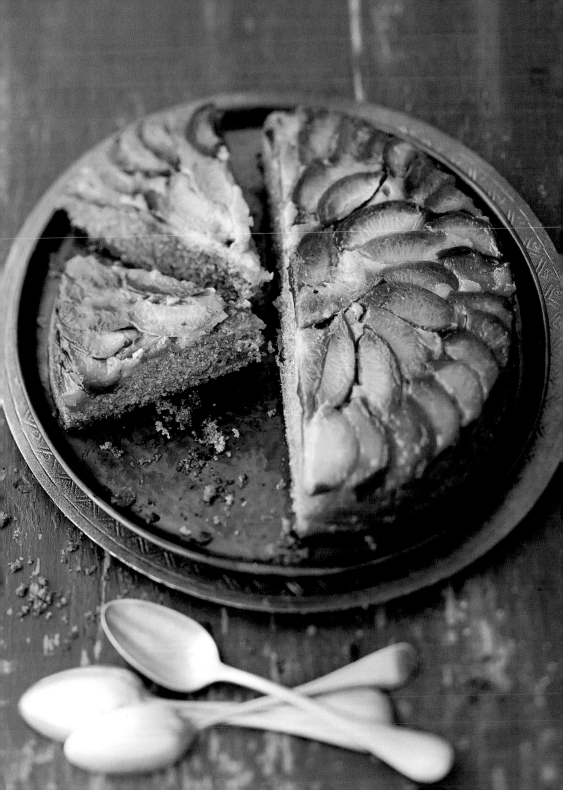

LA QUINOA

Un alimento muy completo, rico en glúcidos complejos, fuente de fibra alimentaria
y de vitamina B9, muy beneficiosos para la salud.

La quinoa es una planta originaria de América del Sur. Los primeros vestigios de su cultivo por parte
de los pueblos indígenas se han fechado entre los años 3000 y 5000 a.C. en la zona del lago Titicaca.
Las semillas de la quinoa constituían entonces la base de la dieta junto con el maíz y las patatas.
Perteneciente a la familia de las amarantáceas, como la remolacha y las espinacas, la quinoa debe
considerarse un pseudocereal. Durante mucho tiempo fue prácticamente una desconocida para las
sociedades occidentales, pero desde hace poco ha ido ganando fama por la calidad nutricional de
sus semillas y por su composición sin gluten.
Los principales países productores de quinoa son Bolivia, Perú y Estados Unidos. Sin embargo,
numerosas iniciativas han extendido su cultivo fuera de América. Lo cierto es que esta planta es una
verdadera oportunidad para luchar contra el hambre en el mundo según la Organización de las
Naciones Unidas para la Agricultura y la Alimentación.

PROPIEDADES ANTICANCERÍGENAS

Acción preventiva global ● Protección del colon

● Aunque en la actualidad no existe un estudio epidemiológico que asocie directamente la ingesta de quinoa con una disminución de la incidencia de ciertos tipos de cáncer, muchas de sus características le confieren la legitimidad de pertenecer a una dieta preventiva.

● En primer lugar, la quinoa es rica en hierro no hemínico, al contrario que las carnes rojas y los embutidos, que aportan hierro hemínico (atrapado en una molécula de hemoglobina). Numerosos estudios realizados en humanos y en el laboratorio han establecido una asociación positiva entre el consumo elevado de hierro hemínico y el desarrollo del cáncer de colon. Un ligero cambio en los hábitos alimentarios permite reducir este riesgo. Por lo tanto, se recomienda consumir preferentemente carne blanca e introducir fuentes de hierro vegetales. Pues bien, la quinoa contiene casi tanto hierro como

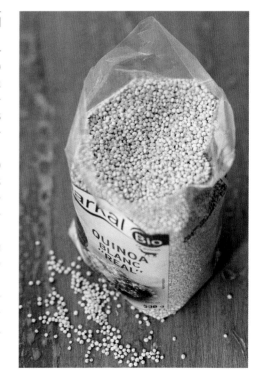

las lentejas, un argumento de peso para incluirla en el menú. Además, es una fuente de fibra alimentaria, que también se asocia con un menor riesgo de cáncer colorrectal.

● Finalmente, la quinoa proporciona vitamina B9, también llamada ácido fólico, que interviene en la síntesis del ADN y la renovación celular. La deficiencia de vitamina B9 se asocia con un mayor riesgo de mutaciones genéticas que pueden conducir a la formación de tumores.

BENEFICIOS NUTRICIONALES

La quinoa cocida es una fuente de proteínas vegetales de excelente calidad nutricional, pues contiene todos los aminoácidos esenciales. También es rica en hierro, magnesio y zinc, y proporciona interesantes cantidades de vitaminas del grupo B, como las vitaminas B6 y B9. También es rica en glúcidos complejos y una fuente de fibra. Por todo ello, la quinoa es un alimento muy completo que en una dieta sana y equilibrada será una alternativa a otros cereales y féculas más comunes.

Valores nutricionales por 100 gramos	Quinoa cocida	Harina de quinoa
Energía	120 kcal	380 kcal
Agua	72 g	7,8 g
Proteínas	4,4 g	13,3 g
Glúcidos	21,3 g	70 g
Lípidos	1,9 g	5,9 g
Fibra	2,8 g	7 g

COMPRARLA Y COCINARLA

Hierro y calcio. Algunos estudios indican que el calcio limita la absorción del hierro, por lo que es preferible no ingerir al mismo tiempo alimentos que aportan calcio y alimentos que son fuentes de hierro, como la quinoa.

Saber cocerla. La cocción es una fase esencial para obtener una quinoa de textura agradable para que te apetezca cocinarla a menudo. A continuación, algunos consejos para hacerlo: para una persona, calcular 30 g de quinoa cruda; lavarla dos veces con agua clara sin dejar en remojo para evitar que se ablande; hervir agua en un recipiente tapado para evitar que pierda agua; verter la quinoa en el agua hirviendo y cocerla durante 10 minutos a partir de que vuelva a hervir; a continuación, retirar del fuego y dejar el recipiente tapado durante 20 minutos para que la quinoa absorba el agua restante. Consumir tal cual, en ensalada.

TORTITAS DE QUINOA VEGETARIANAS

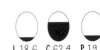

633 KCAL L 18,6 G 62,4 P 19,1

PREPARACIÓN 40 MIN ● COCCIÓN 35 MIN ● FÁCIL ● €

PARA LAS TORTITAS
140 g de quinoa
2 dientes de ajo
1 cebolla blanca
3 cucharadas de aceite
de oliva
1 calabacín
140 g de hojas
de espinacas tiernas
2 huevos
50 g de parmesano
50 g de pan rallado
panko (o normal)
la ralladura de ½ limón
sal, pimienta

PARA LA SALSA DE YOGUR
200 g de yogur
1 cucharada de aceite
de oliva
4 cucharadas de zumo
de limón
¼ de manojo
de eneldo
¼ de manojo de menta
¼ de manojo
de albahaca
¼ de manojo
de cilantro

1. Lavar la quinoa y cocerla siguiendo las indicaciones del paquete, vigilando que no se prolongue la cocción más tiempo del indicado.

2. Mientras, rehogar los ajos machacados finamente y la cebolla blanca cortada en daditos en 2 cucharadas de aceite de oliva durante 5 minutos.

3. Lavar el calabacín, rallarlo con la piel, añadirlo a la sartén y salpimentar.

4. Rehogarlo todo de 5 a 10 minutos, luego incorporar las hojas de espinacas y rehogar de 2 a 3 minutos más. Reservar fuera del fuego.

5. En un bol, poner la quinoa y las hortalizas cocidas. Cascar los huevos, añadir el parmesano, el pan rallado y la ralladura de limón. Salpimentar y mezclar bien todo. Reservar.

6. Preparar la salsa de yogur mezclando en un bol el yogur, el aceite de oliva, el zumo de limón y las hierbas picadas. Salpimentar y reservar en la nevera.

7. Para cocer las tortitas de quinoa, calentar el resto de aceite de oliva en una sartén y cocer la preparación en pequeños montoncitos, aproximadamente 2 cucharadas, 4 minutos por cada lado. Cuando estén cocidas, poner las tortitas sobre papel absorbente para retirar el exceso de aceite.

8. Servir calientes con la salsa de yogur.

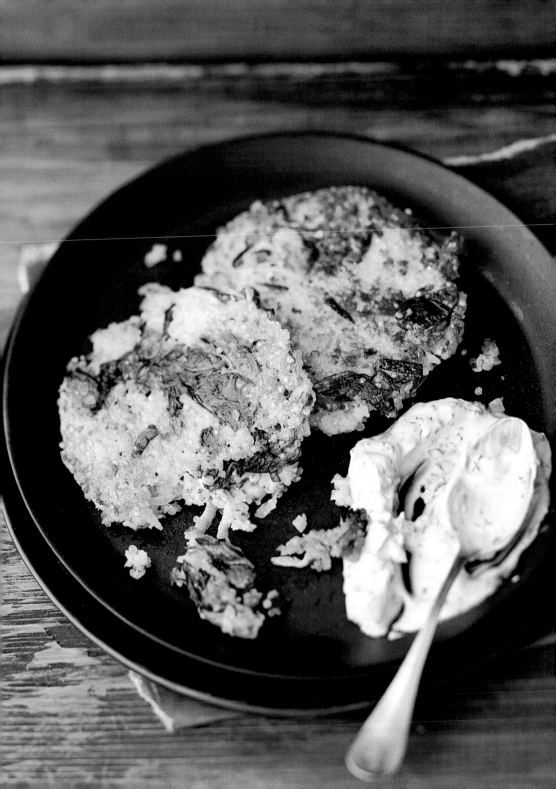

QUINOA COMO UN ARROZ CON LECHE

580 KCAL

L 16,4   G 69,5   P 14,1

100 g de quinoa
1 mango
1 fruta de la pasión
600 ml de leche
semidesnatada
300 ml de nata líquida
60 g de azúcar
1 vaina de vainilla

PREPARACIÓN 10 MIN ● COCCIÓN 25 MIN ● REPOSO 1-2 H ● FÁCIL ● €

1. Lavar la quinoa con agua fría y escurrirla bien.

2. Preparar las frutas: pelar el mango y cortar en dados de aproximadamente 1 cm de lado; abrir la fruta de la pasión y poner las semillas en un bol. Reservarlo todo en la nevera.

3. En una cacerola, verter la leche y la nata. Añadir la mitad del azúcar y calentar a fuego muy suave removiendo a menudo para que el azúcar no se queme.

4. Cortar la vaina de vainilla en dos, retirar las semillas de vainilla rascando con un cuchillo. Poner la vaina y las semillas en la mezcla de leche y nata. Cuando empiece a hervir, añadir la quinoa.

5. Dejar cocer a fuego medio-suave durante unos 20 minutos, removiendo muy a menudo con una espátula de madera como si fuera un arroz con leche. Es muy importante mezclarlo bien para evitar que la quinoa se pegue en el fondo de la cacerola y se queme. Comprobar la cocción de la quinoa, que debe quedar ligeramente firme. Para este postre, su textura no será tan cremosa como el arroz.

6. Cuando la quinoa esté cocida, añadir el resto del azúcar que, al disolverse, hará más líquida la preparación. Mezclar y retirar del fuego. Si se desea una textura más compacta, proseguir con la cocción de 5 a 10 minutos más, teniendo en cuenta que la preparación espesará cuando se enfríe.

7. Cubrir la quinoa con un film transparente directamente en contacto con la preparación, para que el aire caliente no se condense en el film y produzca humedad. Reservar el postre en la nevera por lo menos 1 hora hasta que esté bien frío.

8. En el momento de servir, disponer la quinoa con leche en boles pequeños, añadir los trozos de mango y esparcir la pulpa de fruta de la pasión.

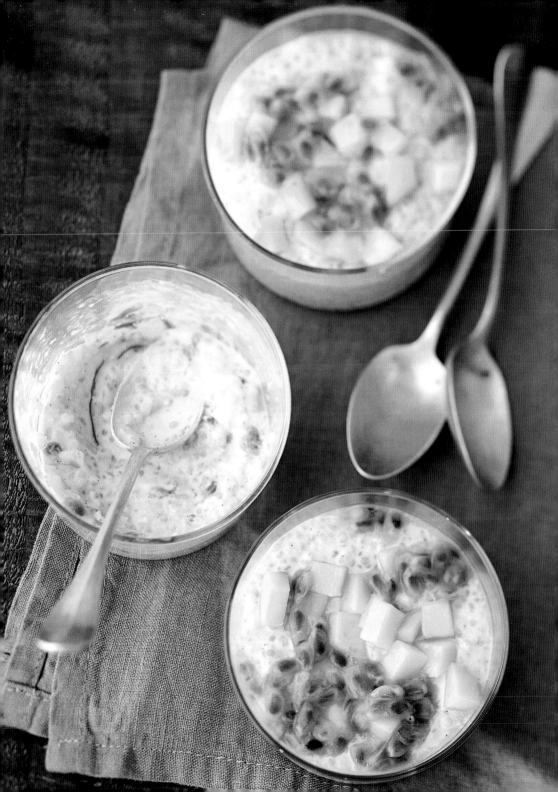

EL ROOIBOS

Este «té rojo» es calmante, protector y no impide la absorción de hierro,
por lo que parece muy prometedor para proteger nuestras células
del estrés oxidativo y, en especial, para proteger a los fumadores.

El rooibos, que en infusión es de color ámbar y sabor dulce, se obtiene a partir de un pequeño arbusto del mismo nombre que crece en Sudáfrica, en la región del Cabo. Para desarrollarse, el *Aspalathus acuminatus* requiere un clima montañoso semiárido y unas condiciones topográficas muy especiales, aunque es cierto que su cultivo nunca se ha extendido a ninguna otra parte. Fue descrito por primera vez en 1772 por un naturalista sueco, pero en el mercado no estuvo disponible hasta hace solo cien años, y, desde hace cinco, goza de una gran popularidad. En las sociedades occidentales, donde el café y el té son muy populares, es una alternativa interesante; no tiene teína y posee un sabor muy apreciable, y, además, tiene la fama de calmar el cuerpo y la mente. Se obtiene de las hojas y los tallos del *Aspalathus acuminatus*, que una vez cosechadas se trituran, se dejan fermentar y luego se secan al sol. Durante su preparación, el rooibos adquiere su famoso color ambarino que le ha valido el nombre de «té rojo».

PROPIEDADES ANTICANCERÍGENAS

**Protección contra el estrés oxidativo ●
Protección del páncreas ● Reduce los
daños del tabaco**

● Las hojas y los tallos del rooibos contienen compuestos antioxidantes que se encuentran en concentraciones variables en la bebida en función del tiempo y la temperatura de infusión. Para comprender su papel en la lucha contra el estrés oxidativo, algunos de estos compuestos han sido estudiados en animales. Entre ellos, la aspalatina y la notofagina, los dos flavonoides más abundantes en el rooibos, tienen la capacidad de proteger el ADN de los daños causados por la oxidación de las células. De este modo, limitan el riesgo de que aparezcan mutaciones en la información genética, unas mutaciones que pueden conducir al desarrollo de células cancerosas.

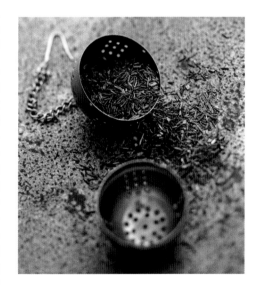

● El rooibos también contiene quercetina, otro flavonoide que, a su vez, se ha asociado, en varios estudios epidemiológicos, con la prevención del cáncer de páncreas; uno de estos estudios se llevó a cabo con 183.518 voluntarios.

● La quercetina puede reducir el efecto cancerígeno del tabaco. Por lo tanto, los fumadores deberían aumentar su consumo y, al mismo tiempo, disminuir la ingesta de betacaroteno.

BENEFICIOS NUTRICIONALES

El rooibos es una fuente natural de antioxidantes y minerales, como el sodio, el potasio y el magnesio. Como no aporta calorías, se bebe preferiblemente entre las comidas para paliar esas necesidades de comer algo que incitan a un picoteo descontrolado.

El auténtico té (procedente de las hojas del *Camellia sinensis*) es rico en taninos que interactúan con el hierro y disminuyen la absorción de este por parte del organismo, por eso se recomienda a las mujeres que no lo beban en exceso. A diferencia del té tradicional, el rooibos contiene muy pocos taninos y, por lo tanto, puede consumirse durante todo el día. Por eso es una alternativa especialmente adecuada para las mujeres, ya que un porcentaje importante de ellas sufre una deficiencia de hierro, que puede provocar una reducción de sus capacidades físicas e intelectuales y, en algunos casos, anemia.

COMPRARLO Y COCINARLO

Cómo elegirlo. Preparar correctamente un rooibos es tan estricto y noble como preparar un té al estilo japonés. En una tienda especializada te ofrecerán varios tipos de rooibos: una versión natural, sin sabores añadidos, o una versión aromatizada, con sabor a vainilla, flores secas, frutas confitadas o especias. Cada vez es más usual que estas tiendas ofrezcan también rooibos verde, no oxidado y sin fermentar. Probablemente, los beneficios del rooibos verde para la salud son más elevados que los del rooibos «tradicional», dado que, al fermentar, pierde una parte de antioxidantes. Sin embargo, su color y su sabor son menos intensos.

Cómo degustarlo. Para extraer de un modo óptimo los compuestos del rooibos durante la infusión, es importante utilizar agua calentada en su punto justo (para la temperatura, consulta las instrucciones de uso de la bolsita) y seguir la siguiente regla: para 1 o 2 cucharaditas de rooibos, contar de 2 a 4 minutos de infusión. Puede tomarse al momento o más tarde, una vez que se haya enfriado.

MOUSSE DE CHOCOLATE Y ROOIBOS

681 KCAL

L 44,6   G 39,1   P 16,3

200 ml de nata líquida
4 bolsitas de rooibos
250 g de chocolate
negro 70 % + 50 g para
la decoración
5 huevos
60 g de azúcar glas

PREPARACIÓN 30 MIN ● REPOSO 2 H ● FÁCIL ● €

1. Calentar la nata líquida en una cacerola. Cuando esté caliente, añadir las bolsitas de rooibos y dejar en infusión durante 15 minutos fuera del fuego.

2. Mientras, picar el chocolate finamente y ponerlo en un bol grande.

3. Pasado el tiempo de infusión de la nata, retirar las bolsitas y presionarlas para extraer el máximo de aroma posible. Verter la nata sobre el chocolate en tres veces, removiendo bien con una espátula cada vez.

4. En un bol, separar las claras de las yemas de los huevos. Añadir las yemas al chocolate y mezclar bien. Reservar.

5. Montar las claras a punto de nieve, añadiendo el azúcar en forma de lluvia cuando las claras estén bien esponjosas y firmes. Incorporar las claras montadas en tres veces a la mezcla de chocolate con una espátula, vigilando que no se rompan y obtener así una mezcla bien esponjosa.

6. Poner la mousse en vasitos y guardarla en la nevera por lo menos durante 2 horas, y, a ser posible, toda la noche.

7. En el momento de servir, esparcir sobre la mousse virutas de chocolate hechas con un pelador de verduras.

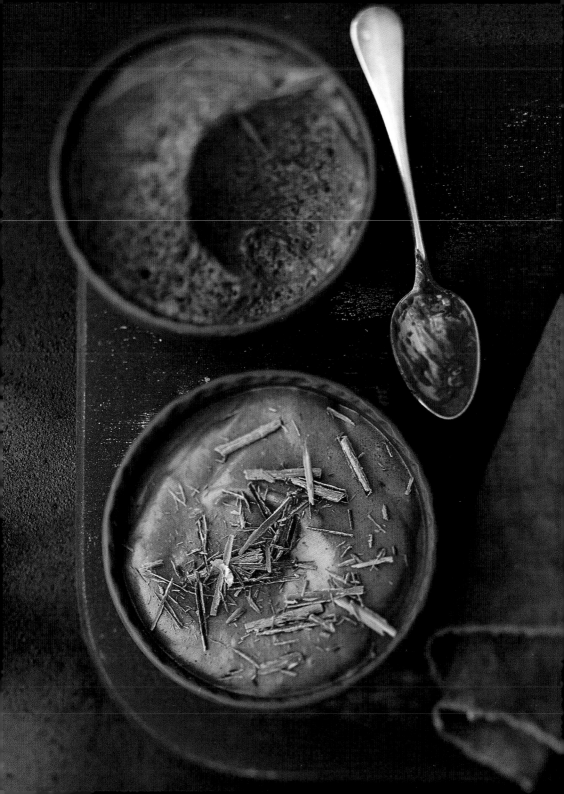

TÉ HELADO DE ROOIBOS

53,8 KCAL

L 2   G 91,6   P 6,4

PREPARACIÓN 15 MIN ● INFUSIÓN 1–2 H ● FÁCIL ● €

2 bolsitas de rooibos
200 ml de agua caliente
20 ml de jarabe de agave
700 ml de agua fría
½ manojo de menta
2 melocotones bien
maduros
½ lima
30 cubitos de hielo
aproximadamente

1. Poner en infusión las bolsitas de rooibos en agua caliente de 6 a 8 minutos, directamente en la botella donde se servirá el té helado.

2. Añadir el jarabe de agave y mezclar bien.

3. Verter el agua fría.

4. Deshojar la menta, hacer montoncitos con las hojas y romperlas por la mitad chafándolas ligeramente para que suelten el máximo de aroma. Añadirlas al té.

5. Pelar los melocotones y cortarlos en trozos grandes. Cortar la lima en rodajas. Añadirlo todo al té.

6. Dejar en infusión 1 o 2 horas en la nevera. Finalmente añadir los cubitos de hielo. Degustar el té y los melocotones ¡que se habrán impregnado deliciosamente del sabor del té y de la menta!

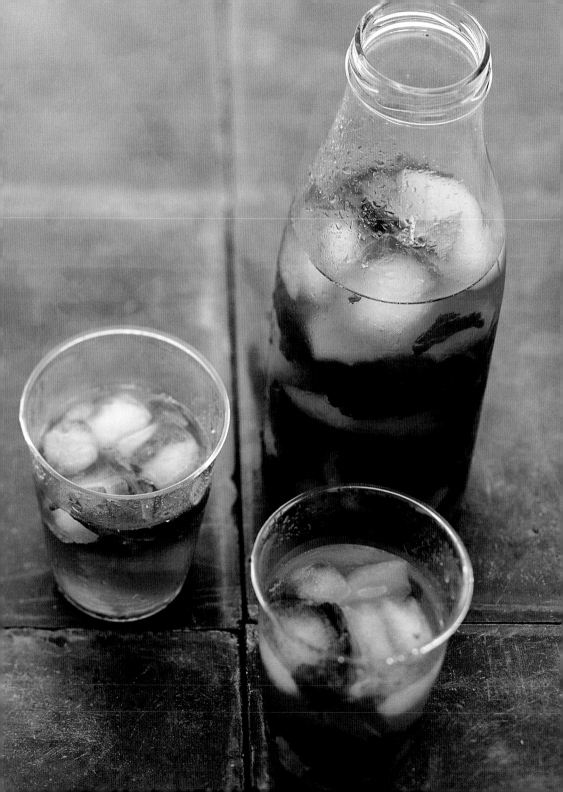

EL YOGUR

Un alimento ancestral cuyas propiedades protectoras, derivadas de los probióticos
que contiene, ya han sido bien demostradas... Se recomienda consumirlo
con regularidad, incluso a los hombres que deben vigilar su ingesta de calcio.

El yogur, un producto obtenido mediante la fermentación de la leche, es conocido desde la Antigüedad. Probablemente, el yogur empezó a producirse al almacenar leche en un odre de cuero de cabra; las bacterias naturales de la superficie del cuero actuaron sobre la leche dando un producto espeso, sólido y ligeramente ácido. Estos primeros descubrimientos se localizan en Asia Menor. En la historia reciente, el yogur ha ocupado un lugar importante en la dieta de muchos pueblos europeos, sobre todo porque tiene la ventaja de aumentar la vida útil de la leche. Los descubrimientos microbiológicos sobre la naturaleza de las bacterias implicadas en la fabricación del yogur permitieron industrializarlo a partir del siglo xx. Estas bacterias son el *Lactobacillus bulgaricus* y el *Streptococcus thermophilus*, que acidifican la leche, lo que da como resultado la coagulación de sus proteínas y su cambio de textura y sabor.

PROPIEDADES ANTICANCERÍGENAS

Protección de la flora intestinal y del colon ● Fortalecimiento del sistema inmunitario

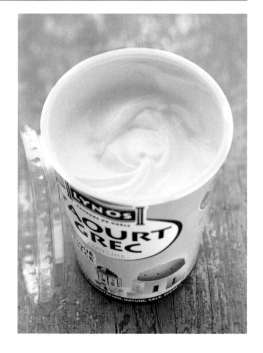

● La presencia en el yogur de bacterias lácticas —los llamados probióticos— hace que este alimento sea especialmente beneficioso para preservar la flora intestinal natural, ya que la ayudan a regenerarse y a formar una barrera efectiva contra los agentes patógenos. Estos probióticos también pueden desempeñar un papel beneficioso en la prevención del cáncer de colon. Varios estudios epidemiológicos sobre el tema han establecido una asociación inversa entre el consumo frecuente de yogur y el riesgo de cáncer colorrectal. A nivel celular, estas observaciones podrían explicarse por unos mecanismos que aún no se conocen en su totalidad.

● Sin embargo, algunos ensayos en modelo animal e *in vitro* han llevado a plantear algunos supuestos: los *Lactobacillus* del yogur tienen la capacidad de disminuir la actividad de ciertas enzimas presentes en el colon responsables de la formación local de sustancias cancerígenas; los extractos de yogur expuestos a la presencia de células cancerosas del tejido colorrectal disminuyen su proliferación, lo que sugiere la existencia de un mecanismo de inhibición en el que intervienen bacterias lácticas; finalmente, los estudios también sugieren que la presencia de los probióticos del yogur en el intestino mejora la respuesta inmunitaria frente a las sustancias extrañas potencialmente tóxicas y cancerígenas.

● Para los hombres, cabe destacar que existe evidencia de que un alto consumo de calcio de los lácteos después de los 50 años aumenta el riesgo de cáncer de próstata. Es preferible que coman yogur antes que leche o queso tipo comté u otros tipos de queso de pasta dura que contienen niveles de calcio más altos.

BENEFICIOS NUTRICIONALES

La fermentación de la leche mediante las bacterias *Lactobacillus bulgaricus* y *Streptococcus thermophilus* reduce la cantidad de lactosa en el producto final; por lo tanto, las personas sensibles a esta sustancia pueden consumir yogur sin riesgo.

Valores nutricionales por 100 gramos	Yogur de leche semidesnatada, natural	Yogur de leche entera, natural
Energía	47,4 kcal	65 kcal
Agua	88,2 g	88 g
Proteínas	4 g	4 g
Glúcidos	4,8 g	2,6 g
Lípidos	1 g	4 g

COMPRARLO Y COCINARLO

Elaboración casera. Para elaborar su propio yogur, se necesita una yogurtera y unos frascos de vidrio adecuados. La receta consiste en leche, a la que se añade o yogur natural o fermentos lácticos en polvo.

Conservarlo bien. Como todos los productos lácteos, el yogur se conserva en la nevera hasta siete días después de elaborarlo si es casero. La acidez que producen las bacterias del yogur hace poco propicia la proliferación de otros microorganismos y reduce el riesgo de intoxicación alimentaria si se supera la fecha límite de consumo (aunque siempre es mejor respetarla). Atención: no sucede lo mismo con la nata, que, muy al contrario, es terreno abonado para las bacterias patógenas.

Consumirlo. A fin de limitar el consumo innecesario de azúcar, es preferible el yogur natural. De vez en cuando, se puede enriquecer con frutos secos para el desayuno. Y para hacer una salsa para el aperitivo, basta mezclar el equivalente de un yogur con hierbas o especias.

MUESLI BIRCHER
CON ALBARICOQUES ASADOS

398 KCAL

L 9,8   G 74,7   P 15,5

340 g de yogur
160 g de copos
de avena
55 g de miel
220 ml de leche
40 g de arándanos rojos
secos
la ralladura de 1 limón
30 g de pistachos
sin cáscara
4 albaricoques

PREPARACIÓN 15 MIN ● REPOSO 1 NOCHE ● COCCIÓN 30 MIN ● FÁCIL ● €

1. La víspera, mezclar el yogur, los copos de avena, 40 g de miel (unas 2 cucharadas), la leche, los arándanos y la ralladura de limón. Dejar macerar en la nevera toda la noche.

2. Al día siguiente, precalentar el horno a 180 °C.

3. Poner los pistachos sobre una bandeja cubierta con papel vegetal y hornear unos 10 minutos, hasta que estén dorados. Dejar enfriar, luego romperlos en trozos grandes. Reservar.

4. En una fuente que pueda ir al horno, poner los albaricoques deshuesados y cortados por la mitad, con la miel restante. Hornear durante unos 20 minutos.

5. En el momento de servir, poner un poco de muesli Bircher macerado en el fondo de un bol, y luego añadir 2 trozos de albaricoque. Acabar repartiendo los pistachos tostados.

6. ¡Servirlo por la mañana para tomar un desayuno lleno de energía!

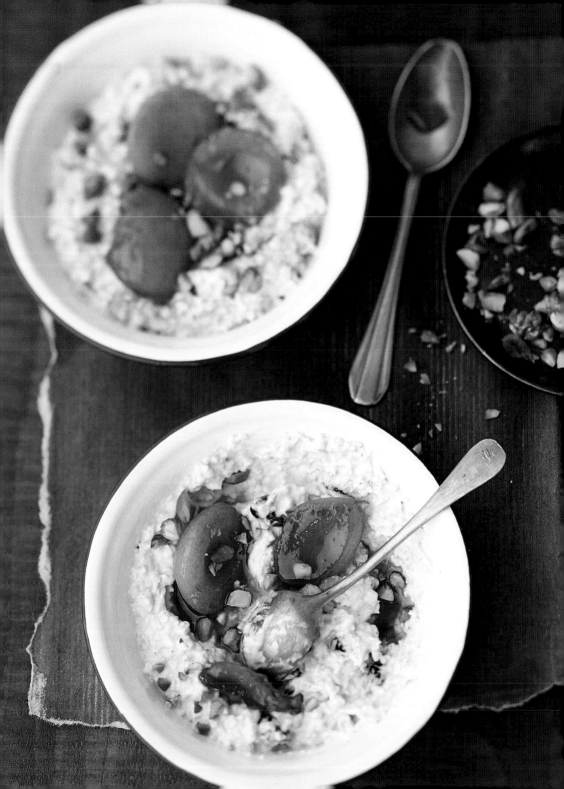

YOGUR HELADO

492 KCAL

L 14,3   G 75,1   P 10,6

PREPARACIÓN 45 MIN ● COCCIÓN 15 MIN ● REFRIGERACIÓN 2 H ● MEDIO ● €

350 g de yogur griego
300 ml de leche
90 g de azúcar
el zumo de 1 limón
y medio

PARA LA GUARNICIÓN
120 g de higos secos
120 g de albaricoques
secos
40 g de almendras
sin piel
1 cucharada de miel

MATERIAL ESPECÍFICO
sorbetera

1. En un bol, batir el yogur para hacerlo algo más líquido.

2. En una cacerola, calentar la leche, luego añadir el azúcar. Mezclar hasta que el azúcar se disuelva completamente.

3. Fuera del fuego, añadir el zumo de limón y mezclar.

4. Agregar la leche al yogur y mezclar para obtener una preparación bien homogénea.

5. Dejar enfriar en la nevera, luego verterla en una sorbetera y turbinar de 30 a 40 minutos.

6. Reservar en el congelador durante 2 horas.

7. Antes de servir, precalentar el horno a 180 °C y hornear las almendras de 5 a 10 minutos sobre una bandeja cubierta con papel de horno, hasta que estén ligeramente doradas. Reservar.

8. Cortar los frutos secos en trozos grandes y calentar un poco la miel en una cacerola.

9. En cada bol, disponer una bola de yogur helado, añadir los frutos secos, luego un poco de miel caliente y acabar esparciendo las almendras tostadas.

10. Tomar de inmediato.

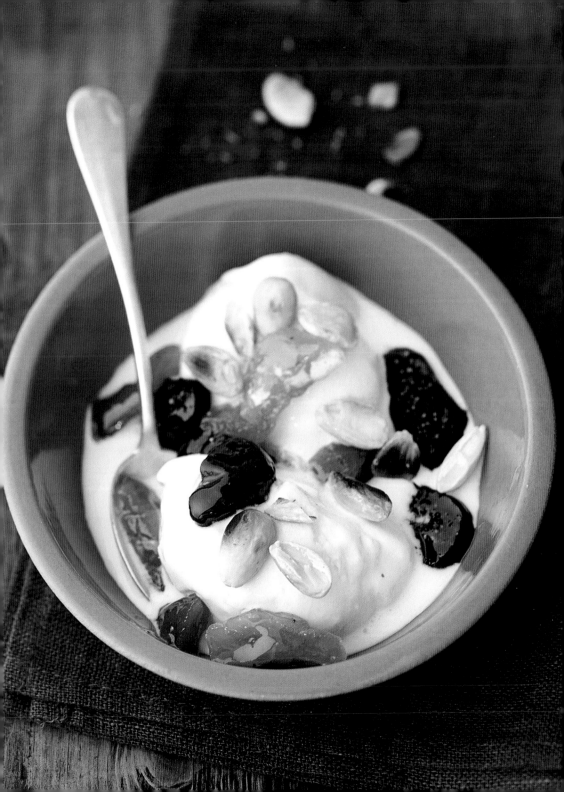

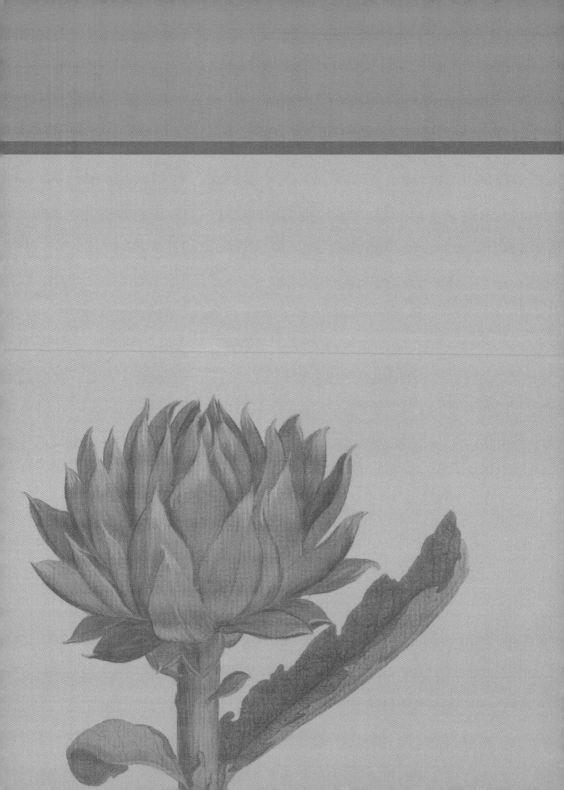

OTOÑO

LA ALCACHOFA

Esta verdura, con mil y una posibilidades culinarias, es tan buena
fría como caliente. Y su trío ganador —antioxidantes,
inulina y vitamina B9— es incomparable
en la prevención del cáncer.

La alcachofa (*Cynara scolymus*), una hortaliza de la misma familia que las lechugas, el diente de
león y la achicoria, pertenece a las asteráceas. Es apreciada tanto por sus hojas como por su corazón tierno. La alcachofa tiene su origen en el Mediterráneo, probablemente en Egipto, y aparece por
primera vez en Italia en el siglo XVI. Introducida en Francia durante el Renacimiento por Catalina de
Médici, se encontraba entre los platos más consumidos en las mesas reales.
Las variedades se distinguen por su forma (redonda u ovalada) y su color (verde, violeta, blanco...)
y se suelen consumir cocinadas. En España, la variedad más común es la Blanca de Tudela.

PROPIEDADES ANTICANCERÍGENAS

Protección del hígado y los intestinos ● Acción beneficiosa en las mujeres menopáusicas

● Su gran variedad de antioxidantes —compuestos fenólicos, antocianina y silimarina—
podría contribuir a la prevención y al tratamiento
de algunos tipos de cáncer.

● La alcachofa también contiene inulina, un pre-
cioso prebiótico que favorece el desarrollo de los
microorganismos «buenos» del intestino y, por
consiguiente, la salud intestinal y el sistema
inmunológico. La inulina incluso tendría un papel
en la disminución del riesgo de cáncer de colon.

● Los polifenoles de la alcachofa, por su parte,
podrían ayudar a luchar contra el cáncer de
hígado.

● La alcachofa también contiene cantidades
interesantes de vitamina B9, implicada en el
proceso de proliferación celular: una carencia
de vitamina B9 puede estar relacionada con la
aparición y progresión de ciertos cánceres.

● La alcachofa se recomienda encarecidamente
por su alto contenido en fibra, principalmente para
las mujeres premenopáusicas o menopáusicas,
debido al aumento del riesgo de cáncer de colon.

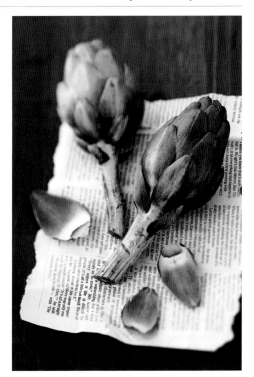

BENEFICIOS NUTRICIONALES

Ya sea cruda o cocida, es poco energética con solo 44 kcal por 100 g. Su fibra proporciona rápidamente una sensación de saciedad que permite controlar el apetito. Además, tiene propiedades diuréticas por su contenido en potasio e inulina, lo que facilita la excreción urinaria. Es un potente antioxidante, rico en vitaminas B, C y K, y en minerales, como el cobre, hierro, magnesio, manganeso, fósforo, zinc, potasio y calcio. Contiene un tanino que protege el hígado, estimula la secreción de bilis y reduce los niveles de colesterol. Muy rica en fibra, la alcachofa contiene tanto fibra soluble como insoluble que, juntas, favorecen el buen funcionamiento del tránsito intestinal y previenen la aparición de enfermedades cardiovasculares o de diabetes de tipo 2.

Valores nutricionales por 100 gramos	Alcachofa cruda	Alcachofa cocida
Energía	44,4 kcal	43,1 kcal
Agua	85,2 g	85,8 g
Glúcidos (azúcares incluidos)	4,9 g (1,4 g)	4,8 g (1 g)
Fibra	5,4 g	5,1 g

COMPRARLA Y COCINARLA

Preparación. La alcachofa normalmente se compra fresca, pero también las encontramos en conserva o congeladas. Al comprarlas, comprueba que las hojas estén bien apretadas y no demasiado abiertas. Por lo general, se consume cocida: lo ideal es cocerla en agua hirviendo o al vapor, de 10 a 15 minutos según el tamaño. Está cocida cuando las hojas situadas alrededor del centro se separan fácilmente. La alcachofa debe consumirse en las 24 horas siguientes.

Sugerencia. Utiliza el corazón cocido cortado finamente sobre la pasta, en un puré, en suflés o en una sopa.

Conservación. En el frigorífico, la alcachofa fresca se conserva unos días en una bolsa de plástico. Deshojada, escaldada 3 minutos en agua hirviendo y luego enfriada y secada, puede guardarse en una bolsa de plástico en el congelador.

ENSALADA DE ALCACHOFA
CON BOTARGA

122 KCAL

L 65,1   G 16   P 18,9

PREPARACIÓN 20 MIN ● COCCIÓN 15 MIN ● FÁCIL ● € €

unas 20 alcachofas
violetas pequeñas
100 g de champiñones
¼ de manojo de perejil
4 cucharadas de aceite
de oliva
4 cucharaditas
de vinagre de vino
40 g de botarga
sal, pimienta

MATERIAL ESPECÍFICO
rallador fino (de rallar
cáscara de cítricos)

1. Retirar las hojas exteriores de las alcachofas, cortar el tallo y tornear las alcachofas, es decir, cortar las partes exteriores hasta llegar a las hojas tiernas para que casi solo quede el corazón.

2. Cocerlas en agua hirviendo salada durante 15 minutos.

3. Mientras, cortar en rodajas muy finas los champiñones, con una mandolina si es posible. Reservar.

4. Picar finamente el perejil. Reservar.

5. Cuando las alcachofas estén cocidas, cortarlas en trozos pequeños y ponerlas en una fuente de servir, todavía calientes.

6. Salpimentar, aliñar con el vinagre y el aceite de oliva. Mezclar bien.

7. Añadir los champiñones crudos, el perejil picado, y acabar rallando finamente la botarga por encima de la ensalada con un rallador Microplane® preferiblemente.

8. Degustar enseguida la ensalada templada.

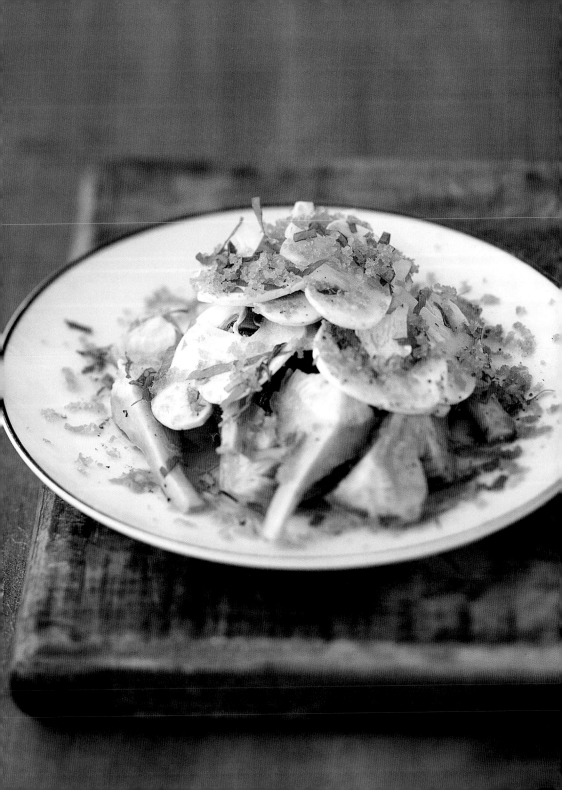

CANELONES CON ALCACHOFAS Y ESPINACAS

639 KCAL

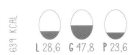

L 28,6   G 47,8   P 23,6

PREPARACIÓN 20 MIN ● COCCIÓN 55 MIN ● FÁCIL ● €

PARA LA GUARNICIÓN
400 g de corazones de alcachofa congelados
2 dientes de ajo
1 cucharada de aceite de oliva
125 g de espinacas frescas
½ manojo de albahaca fresca
100 g de mascarpone
40 g de parmesano
sal, pimienta

PARA LOS CANELONES
12 placas de pasta de lasaña
400 g de salsa de tomate
½ manojo de albahaca
250 g de mozzarella

1. Precalentar el horno a 180 °C. Poner al fuego una cacerola grande con agua salada.

2. Mientras, rehogar en una sartén los corazones de alcachofa congelados con los dientes de ajo picados y el aceite de oliva durante 15 minutos. Salpimentar. (Si se utilizan alcachofas ya descongeladas, la cocción será más rápida.) Añadir las espinacas frescas picadas grandes a la sartén y dejarlas cocer 5 minutos, lo justo para que se ablanden.

3. En un bol, poner las alcachofas y las espinacas cocidas, la albahaca picada, el mascarpone y el parmesano. Mezclar, probar y rectificar la sazón.

4. Cuando el agua hierva, sumergir las placas de lasaña y cocerlas durante 5 minutos. Escurrirlas y ponerlas en un bol con agua templada.

5. Preparar una fuente grande que pueda ir al horno.

6. Sobre la encimera, poner una placa de lasaña escurrida, repartir por encima 1 cucharada de relleno y enrollarla. Disponerla en la fuente. Repetir la operación con todas las placas de lasaña.

7. Verter la salsa de tomate sobre los canelones. Esparcir por encima la albahaca y acabar con la mozzarella cortada en daditos.

8. Hornear durante 30 minutos hasta que la mozzarella se dore ligeramente.

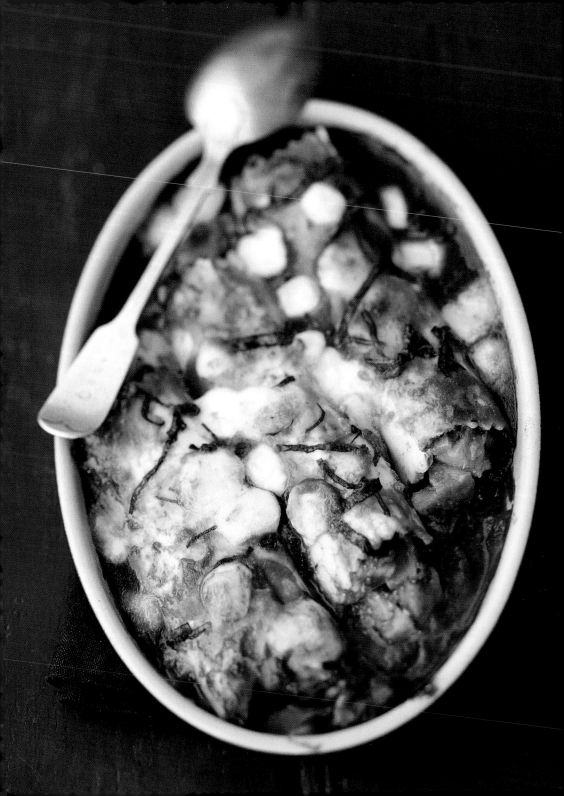

EL AGUACATE

Cuando untuosidad y salud van de la mano.
La generosa pulpa del aguacate es fuente de fibra,
y sus compuestos pueden actuar en sinergia contra la proliferación
de los tumores cancerosos.

El aguacate (*Persea americana*) es el fruto fresco oleaginoso del aguacate, un árbol tropical de la familia de las lauráceas. Cuando los navegantes españoles lo descubrieron en el siglo XIV, el aguacate se encontraba en estado silvestre en México y Guatemala, así como en Sudamérica, en Perú y Ecuador. Su fruto era parte de la tradición culinaria de los aztecas.

Su nombre en español, aguacate, proviene del término *ahuacatl* que utilizaban los autóctonos y que también designaba los testículos, quizá debido al aspecto de los aguacates maduros colgando de los árboles. Existen numerosas variedades, que se distinguen por su forma, sabor y color. Probablemente el más insólito es el miniaguacate, un fruto pequeño, sin hueso, semejante a un pepinillo. Con su pulpa sabrosa y su textura untuosa parecida a la mantequilla, el aguacate estaba considerado un fruto afrodisíaco. Incluso habría ayudado a Luís XIV de Francia a encontrar su libido...

PROPIEDADES ANTICANCERÍGENAS

Protección del intestino y del colon ●
Acción beneficiosa en las mujeres menopáusicas

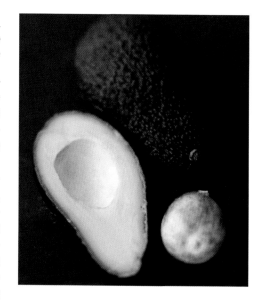

● Su pulpa rica y fundente contiene varios compuestos con propiedades anticancerígenas. Su acción simultánea en el organismo podría ofrecer una sinergia interesante contra el desarrollo del cáncer.

● El aguacate contiene proantocianidinas, compuestos fenólicos con propiedades antioxidantes, que protegen las células contra el estrés oxidativo. En varios estudios *in vitro*, también se ha demostrado su capacidad para inhibir la proliferación de las células cancerosas y bloquear la construcción de redes de vasos sanguíneos alrededor de los microtumores, redes que alimentan el tumor y, en consecuencia, lo desarrollan.

● La presencia de vitamina B9 en su pulpa evita la carencia de esta vitamina, que estaría asociada a la aparición de cáncer.

● La fibra que contiene el aguacate ayuda al buen funcionamiento del tránsito intestinal y protege las células del colon de las sustancias cancerígenas. Por otra parte, varios estudios han demostrado que los compuestos del aguacate tienen la capacidad de estimular el suicidio espontáneo de las células cancerosas.

BENEFICIOS NUTRICIONALES

En la categoría de frutas y verduras frescas, el aguacate es el más rico en lípidos, por lo que es muy calórico. Esta riqueza se debe principalmente al ácido oleico, cuyo beneficio para la salud cardio-vascular está reconocido. Los lípidos, al ser componentes naturales del organismo, es necesario aportarlos mediante la alimentación, optando siempre por las materias grasas de origen vegetal. Por lo tanto, el aguacate encaja muy bien en una dieta equilibrada y variada, siempre que las por-ciones y la frecuencia con la que se tome sean razonables (1 a 2 aguacates por mes y persona). El consumo de esta fruta también contribuye a completar la ingesta cotidiana de fibra, vitamina B9, potasio, cobre, carotenoides y vitamina C.

Valores nutricionales por 100 gramos	Aguacate fresco, pulpa
Energía	169 kcal
Agua	74 g
Lípidos	16 g
Ácidos grasos saturados	2,3 g
Fibra	5,2 g

COMPRARLO Y COCINARLO

En plena madurez. El aguacate, al ser un fruto climatérico, empieza a madurar a partir del momento en que se separa del árbol, es decir, después de la cosecha. Su maduración puede ace-lerarse si lo ponemos cerca de frutas que desprendan etileno, como el plátano y la manzana.

Conservarlo. Se recomienda encarecidamente conservarlo fuera de la nevera, a temperatura ambiente. Cuando elaboramos un plato que contiene aguacate, lo ideal es prepararlo en el último momento o añadirle un chorrito de zumo de limón sobre la pulpa ya que se oxida y se ennegrece enseguida.

Degustarlo. Sus cualidades organolépticas tienden a disminuir con la cocción, por eso el agua-cate se consume sobre todo crudo. Como entrante, hará las delicias de los amantes de las ensaladas variadas, salsas exóticas o bebidas insólitas, como el zumo de alpokat, originario de Indonesia, a base de aguacate, leche concentrada azucarada, agua y café fuerte. El aceite de aguacate, obtenido por presión de la pulpa, se utiliza ampliamente en la industria de la belleza y la cosmética por sus propiedades antioxidantes.

ENSALADA DE FIDEOS SOBA

932 KCAL

L 45,3 G 42,1 P 12,6

PREPARACIÓN 20 MIN ● COCCIÓN 10 MIN APROXIMADAMENTE ● FÁCIL ● €

320 g de fideos soba

PARA LA SALSA
20 ml de salsa de soja
60 ml de vinagre
de arroz
40 ml de aceite
de sésamo
40 g de tahini
30 g de miel
el zumo de ½ lima
4 dientes de ajo
4 cucharaditas de agua
caliente

PARA LA GUARNICIÓN
2 aguacates
80 g de cebolletas
80 g de rabanos
½ manojo de cilantro
150 g de habas
edamames desgranadas
y cocidas
4 cucharadas
de sésamo tostado

1. Poner agua a hervir para cocer los fideos soba.

2. Mientras, preparar la salsa. Mezclar la salsa de soja, el vinagre de arroz, el aceite de sésamo, el tahini, la miel, el zumo de lima, el ajo machacado y el agua caliente, y batir enérgicamente. Reservar.

3. Cocer los fideos soba siguiendo las indicaciones del paquete.

4. Durante la cocción de los fideos, preparar las verduras. Pelar y cortar los aguacates en rodajas delgadas. Cortar finamente las cebolletas y los rábanos, picar el cilantro. Reservar cada ingrediente por separado.

5. Escurrir los fideos y pasarlos unos segundos por agua fría para parar la cocción y enfriarlos.

6. Repartir los fideos entre cuatro boles, verter la salsa y mezclar.

7. Añadir un poco de cebolleta, rábanos, habas edamame y cilantro, y las rodajas de medio aguacate en cada bol. Separar cada ingrediente para que se distingan en el bol.

8. Espolvorear las semillas de sésamo tostadas. Esta ensalada puede degustarse inmediatamente o prepararla con antelación añadiendo la vinagreta en el último momento.

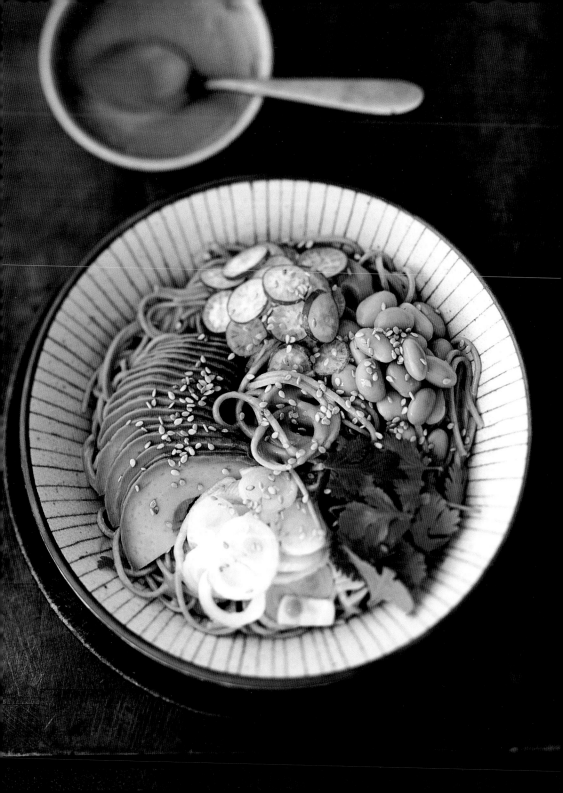

PURÉ DE AGUACATE CON ESPÁRRAGOS VERDES Y VINAGRETA TEMPLADA

312 KCAL

L 79,9   G 9,3   P 10,8

PREPARACIÓN 20 MIN ● COCCIÓN 5 MIN ● FÁCIL ● €

2 aguacates grandes
250 g de espárragos
verdes tiernos
el zumo de 1 limón
60 g de cebollino
2 cucharadas de vinagre
de vino
4 cucharadas de aceite
de oliva
sal, pimienta
flor de sal

1. Poner agua a hervir con una pizca de sal.

2. Mientras, preparar la crema de aguacate, triturándolos con el zumo de limón. Salpimentar y reservar a temperatura ambiente, tapando la preparación con film transparente directamente en contacto con el puré, sin dejar aire, para que no se ennegrezca.

3. Preparar los espárragos cortando el extremo que no es comestible, porque es duro y filamentoso.

4. Picar el cebollino finamente. Reservar.

5. Cuando hierva el agua, añadir los espárragos. Cocer la mitad de 1 a 2 minutos para que queden muy crujientes, y dejar la otra mitad de 1 a 2 minutos más, para que estén cocidos en su punto. En ambos casos, al retirarlos del agua hirviendo, pasarlos enseguida por agua fría durante 10 segundos.

Si quieres preparar este entrante con unas horas de antelación, reserva el puré de aguacate en la nevera (no dudes en añadirle un buen chorro de zumo de limón para que no se ennegrezca), y cuece los espárragos en el último momento para que la vinagreta esté templada.

6. Primero cortar los espárragos menos cocidos en rodajas finas. Añadirlos al cebollino, verter inmediatamente el vinagre y el aceite de oliva, y salpimentar. Esta mezcla debe estar algo templada. Luego, cortar el resto de espárragos por la mitad a lo largo.

7. Poner un poco de puré de aguacate en el centro de los platos, luego disponer encima de forma armoniosa los espárragos cortados por la mitad. Verter la vinagreta de espárragos y cebollino por encima. Sazonar con una pizca de flor de sal y servir de inmediato.

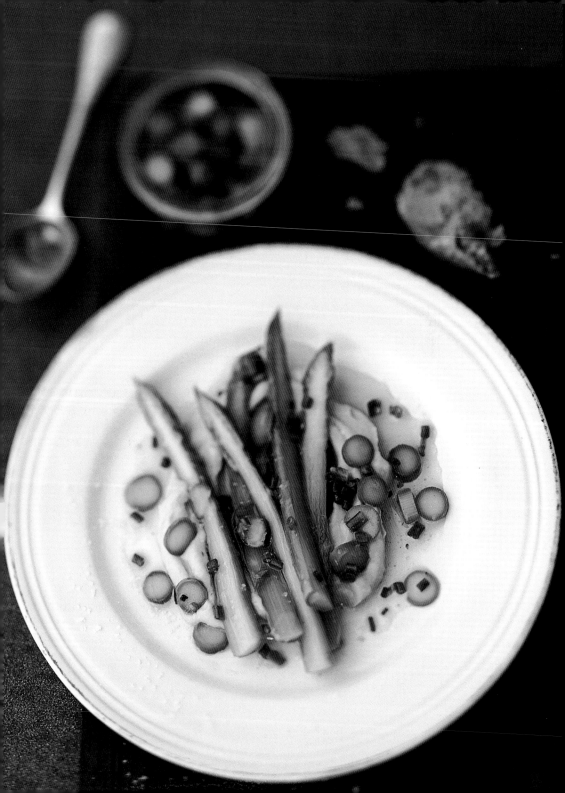

LAS SETAS

Un producto de la naturaleza sorprendentemente nutritivo,
con fantásticos beneficios y propiedades. Algunas de sus moléculas
son de gran interés para el sistema inmunitario.

El hongo es un ser vivo aparte, pues no es ni animal ni vegetal. Puede consistir en una sola célula o estar compuesto por un conjunto de varias. Se encuentra en el sotobosque, ya que necesita aire, agua y materias orgánicas para vivir. Existen por lo menos un millón de especies en el planeta. Conocido desde la Antigüedad, ha formado parte de la dieta humana desde siempre. Pero no pueden consumirse a la ligera, ya que algunas especies son venenosas e incluso mortales. Las setas tienen unas características que hay que conocer antes de salir a recogerlas. La mejora de las técnicas de producción ha permitido cultivar numerosas variedades. En Europa, la más consumida es el champiñón blanco, llamado también champiñón de París. También encontramos otras variedades más delicadas, como las setas de cardo. En Asia, la más apreciada es el shiitake, siendo China el primer productor mundial de setas.

PROPIEDADES ANTICANCERÍGENAS

Estimulación del sistema inmunitario ●
Protección del estómago y del colon

● Los hongos, que están en el origen de la penicilina y de los medicamentos antirechazo, son también valiosos contra los tumores malignos. Algunos hongos producen moléculas o macromoléculas eficaces en el tratamiento contra el cáncer. Actúan indirectamente estimulando el sistema inmunitario o de forma directa bloqueando la multiplicación de las células cancerosas.

● Según estudios realizados en el laboratorio y en animales, las lectinas (proteínas presentes en las setas) tienen la capacidad de inhibir la multiplicación de las células cancerosas del colon. Otros ensayos clínicos han demostrado que los extractos de *Schizophyllum* permitían mejorar la vida de las pacientes con cáncer de cuello del útero. Además, las especies que contienen beta-D-glucanos podrían tener capacidad inmunoestimulante.

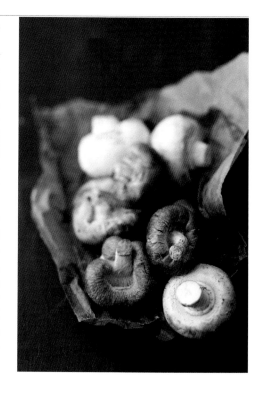

● Asimismo, las setas (champiñón, shiitake, maitake, seta de cardo) contienen polisacáridos y lentinan que estimulan la multiplicación y la actividad de las células inmunitarias. Según se cree, el lentinan inhibe la formación de los tumores cancerosos y es muy eficaz en el tratamiento de algunos cánceres de colon y de estómago.

BENEFICIOS NUTRICIONALES

Las setas tienen un gran interés gastronómico. Contienen sales minerales (fósforo, potasio, hierro), son ricas en proteínas con un contenido en aminoácidos de azufre. Están repletas de vitaminas del grupo B principalmente B2, B5 y B9. Su contenido en minerales y oligoelementos (en particular el cobre) estimula la formación de glóbulos rojos. También contienen una cantidad significativa de zinc y de selenio con propiedades antioxidantes. El shiitake es un gran antioxidante, rico en vitamina D.

Valores nutricionales por 100 gramos	Champiñones crudos	Setas crudas, valores de varias especies
Energía	25 kcal	30 kcal
Agua	93 g	93 g
Fibra	1,3 g	1,8 g

COMPRARLAS Y COCINARLAS

Trucos para escogerlas bien. En primer lugar, para comprar las setas bien frescas, hay que comprobar que su sombrero esté cerrado alrededor de su pie. Si están envasadas, el plástico debe estar perforado para permitir que el aire circule. Es preferible consumirlas frescas que en conserva, ya que estas últimas tienen un alto contenido en sodio, incluso después de lavarlas.
En el momento de prepararlas. Podemos lavarlas para eliminar la tierra. A fin de no alterar el sabor, no hay que pelarlas ni dejarlas en remojo. También podemos cepillarlas delicadamente para retirar la tierra y luego pasarles un paño húmedo.
Para cocinarlas. Servir rodajas de champiñón crudo con un poco de zumo de limón, en ensalada. Las setas, también son deliciosas calientes: cocidas, salteadas con ajo y perejil, gratinadas o rellenas al horno. Pueden utilizarse en infinidad de preparaciones: tortillas, quiches, potajes, salsas, sopas...Cuando están secas, mantienen sus propiedades, lo que permite cocinarlas como nos apetezca. El shiitake, que se comercializa principalmente deshidratado, se calienta en un caldo o con unas verduras salteadas.

SOPA TOM KHA KAI

293 KCAL

L 34,5 G 13,9 P 51,6

PREPARACIÓN 15 MIN ● COCCIÓN 40 MIN APROXIMADAMENTE ● FÁCIL ● €€

PARA EL CALDO
750 ml de caldo de ave
1 trozo de jengibre
fresco de 60 g
5 tallos de hierba
de limón
sal, pimienta

PARA LA GUARNICIÓN
90 g de champiñones
400 g de pechuga
de pollo
300 ml de leche de coco
140 g de shiitakes
frescos
140 g de pak choi
1 manojo de cilantro
1 manojo de albahaca
el zumo de 2 limas

1. Para preparar la base de la sopa, verter en una olla grande el caldo de ave, el jengibre pelado y cortado en rodajas y los tallos de la hierba de limón cortados también en rodajas. Dejar cocer lentamente a fuego suave.

2. Mientras, limpiar y cortar los champiñones en trozos medianos del mismo tamaño.

3. Cortar las pechugas de pollo en tiras finas. Salpimentar.

4. Al cabo de unos 20 minutos, probar el caldo: debe estar impregnado con el sabor de la hierba de limón y del jengibre. Si no es así, dejar cocer a fuego lento 10 minutos más.

5. Añadir la leche de coco y todas las setas. Tapar y dejar cocer 10 minutos más.

6. Agregar las tiras de pollo y el pak choi cortado en dos a lo largo, tapar y dejar cocer 10 minutos más.

7. Mientras, picar finamente las hierbas. Reservar.

8. Cuando todos los ingredientes de la sopa estén cocidos, añadir el zumo de lima. Probar y rectificar la sazón si es necesario.

9. Servir la sopa en boles grandes, con las hierbas frescas esparcidas por encima. Degustar de inmediato.

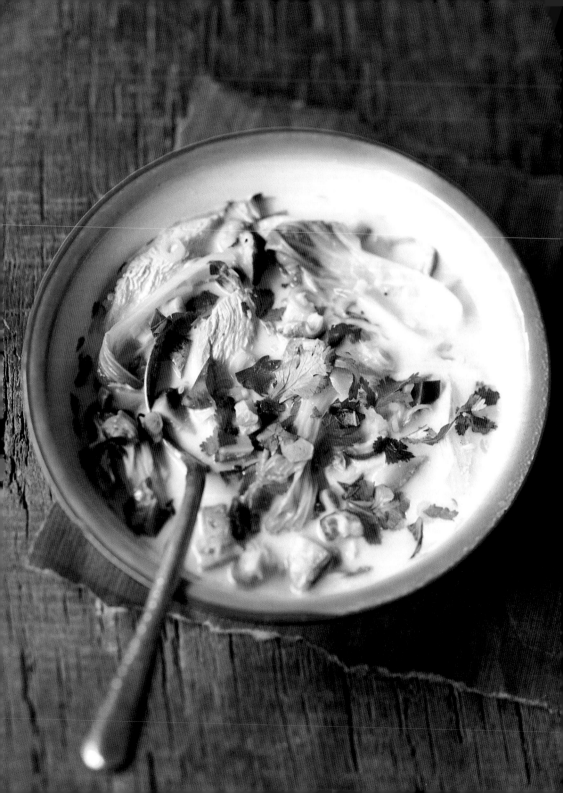

SETAS RELLENAS

609 KCAL L 20,9   G 61,8   P 17,3

PREPARACIÓN 10 MIN ● COCCIÓN 30 MIN ● FÁCIL ● €

500 g de setas grandes tipo portobello
500 g de tomates cherry en rama
5 cucharadas de aceite de oliva
180 g de arroz integral
4 dientes de ajo
2 cebollas blancas
300 g de ricotta
20 g de parmesano rallado
dos pizcas de pimiento de Espelette
la ralladura y el zumo de 1 limón
100 g de rúcula
sal, pimienta

1. Precalentar el horno a 190 °C.

2. Vaciar el sombrero de las setas. Esta carne de la seta no va a utilizarse, así pues guardarla para otra receta.

3. En una fuente que pueda ir al horno, poner los sombreros de las setas vacíos con las ramas de tomates cherry. Salpimentar y regar con 2 cucharadas de aceite de oliva. Hornear durante 10 minutos.

4. Mientras, cocer el arroz en agua hirviendo salada, dejándolo 1 minuto menos que el tiempo de cocción indicado en el paquete.

5. Rehogar el ajo y la cebolla finamente picados en 1 cucharada de aceite de oliva hasta que estén dorados.

6. En un bol, mezclar el arroz cocido, el ajo y la cebolla, la ricotta, la mitad del parmesano, el pimiento de Espelette y la ralladura de limón. Salpimentar y mezclar bien.

7. Rellenar las setas con esta preparación y añadir el resto de parmesano rallado. Hornear 20 minutos, hasta que las setas estén cocidas y el relleno ligeramente gratinado.

8. Mientras, aliñar la rúcula con zumo de limón, aceite de oliva, sal y pimienta.

9. Cuando los tomates y las setas estén hechos, retirar la fuente del horno, esparcir la rúcula y servir de inmediato.

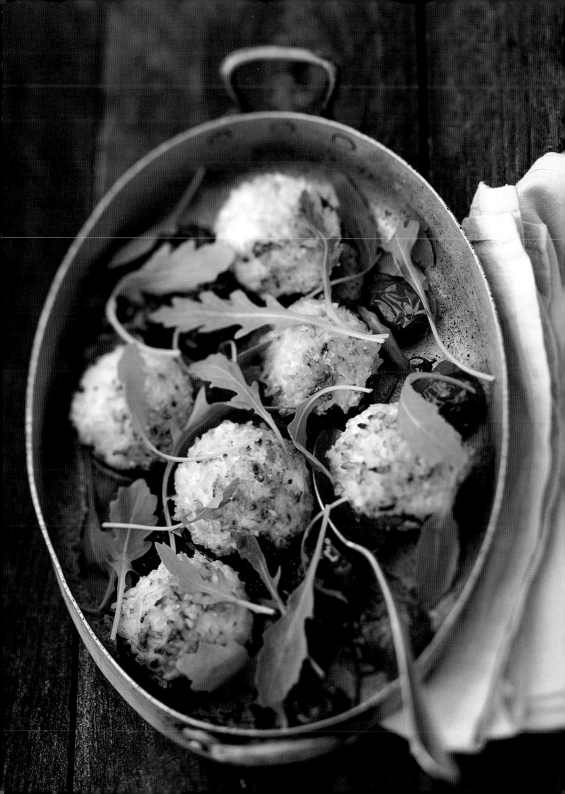

EL ARÁNDANO ROJO

Esta pequeña baya silvestre que proviene de las regiones frías,
fuente de fibra alimentaria, también es un colorido aliado
para prevenir el cáncer. Fresca o en zumo, podemos disfrutar
de sus propiedades durante todo el año.

El arándano rojo es una baya originaria de Canadá. También se conoce con el nombre de arándano agrio, arándano palustre y atoca, en Quebec. Los amerindios le daban un uso culinario en la preparación del pemmican, una comida concentrada, consistente en una masa de grasa animal, carne seca y arándano rojo que les permitía pasar el invierno, riguroso en aquella parte del mundo. También lo utilizaban como tinte y para cicatrizar las heridas. El cultivo del arándano rojo es complejo; de hecho, el arbusto en el que crecen las pequeñas bayas exige condiciones climáticas y edáficas particulares (suelo arenoso y muy húmedo, pH ácido y clima frío). Durante la cosecha, los campos de arándano rojo tienen un aspecto singular: se inundan de agua para cubrir completamente la planta, que mide 30 cm de altura, luego la maquinaria agrícola agita el agua para que los frutos maduros suban a la superficie. Esta técnica ingeniosa ofrece un paisaje extraordinario, con grandes extensiones teñidas de rojo.

PROPIEDADES ANTICANCERÍGENAS

Protección de la pared de las mucosas del estómago ● Acción beneficiosa contra el envejecimiento prematuro

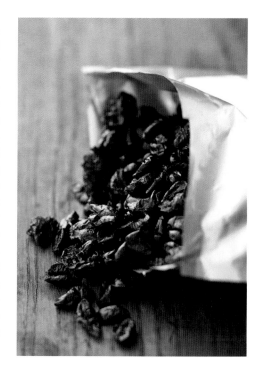

● Las propiedades anticancerígenas del arándano rojo provienen principalmente de sus compuestos fenólicos, concentrados en su piel.
● El arándano rojo los contiene en abundancia y tiene una actividad antioxidante superior a la fresa y la frambuesa. Los flavonoides, antocianinas y proantocianidinas que contiene ejercen una actividad antioxidante que permite luchar contra el estrés oxidativo de los tejidos celulares, limitando así su envejecimiento prematuro. La presencia de antioxidantes en el organismo también podría atenuar los daños causados en el ADN por los radicales libres, lo que prevendría las mutaciones genéticas responsables de desencadenar el cáncer. Pero este no es el único mecanismo de acción de estos fitocompuestos.

● Las proantocianidinas muestran en el laboratorio la capacidad de impedir el crecimiento de los microtumores inhibiendo la formación de nuevos vasos sanguíneos a su alrededor. Sin el aporte de nutrientes a través de la sangre, se reduce el crecimiento de estos microtumores.

● El arándano rojo también presenta propiedades antibacterianas que evitarían la fijación del *Helicobacter pylori* sobre la pared de las mucosas del estómago. De este modo, a largo plazo, disminuiría el riesgo de cáncer gástrico.

BENEFICIOS NUTRICIONALES

El arándano rojo es una fuente interesante de fibra alimentaria que ayuda a mantener un buen tránsito intestinal y que, en general, la población occidental consume en cantidad insuficiente. Su contenido en vitamina C hizo del arándano rojo un aliado de excepción contra el escorbuto entre los marineros y balleneros hasta finales del siglo XVIII. Hoy en día, esta enfermedad casi ha desaparecido, pero el arándano rojo sigue siendo útil, en particular para prevenir las infecciones urinarias y las caries.

Valores nutricionales por 100 gramos	Arándano rojo fresco
Energía	46 kcal
Agua	87 g
Glúcidos (azúcares incluidos)	12,2 g (4,1 g)
Fibra	4,6 g

COMPRARLO Y COCINARLO

Diferentes formas. El arándano rojo, disponible a partir de septiembre hasta finales de año, se conserva bastante bien. Sin embargo, como su cultivo requiere unas condiciones tan especiales, se encuentra raramente fresco fuera de las regiones frías de Canadá, Estados Unidos, países bálticos y nórdicos. Por suerte, existe en otras formas (seco o en zumo) que conservan parcialmente sus beneficios nutricionales.

Múltiples usos. En la cocina, el uso del arándano rojo no se limita al famoso pemmican. Bien al contrario, las opciones culinarias son numerosas: acompaña muy bien las aves de corral o la caza, se incorpora discretamente a las ensaladas de invierno o en el tabule en lugar de las pasas. Se puede incluir en una salsa, como hacen en Estados Unidos en el día de Acción de Gracias, o fresco para disfrutar de un crujiente acidulado, en zumo o en un batido.

ENSALADA DE ESPINACAS, QUESO FETA Y ARÁNDANOS ROJOS

370 KCAL

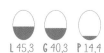

L 45,3   G 40,3   P 14,4

PREPARACIÓN 10 MIN ● COCCIÓN 10 MIN ● FÁCIL ● €

PARA LA ENSALADA
100 g de arándanos
rojos secos
200 g de hojas
de espinacas frescas
lavadas
50 g de piñones
150 g de queso feta

PARA LA VINAGRETA
el zumo de 1 limón
2 cucharadas de aceite
de oliva
2 cucharadas de aceite
de avellana
sal, pimienta

1. Precalentar el horno a 220 °C y hornear los piñones de 5 a 10 minutos sobre una bandeja cubierta con papel vegetal hasta que estén ligeramente dorados. Dejar enfriar.

2. Poner las hojas de espinacas en un bol.

3. Para preparar la vinagreta, mezclar el zumo de limón, los aceites y sazonar con sal y pimienta al gusto.

4. Verter la vinagreta sobre la ensalada y mezclar bien para que las hojas estén todas aliñadas.

5. Cortar el queso feta en trozos grandes, luego desmenuzarlos con los dedos por encima de las espinacas.

6. Esparcir los piñones y acabar con los arándanos rojos secos para que destaque su color.

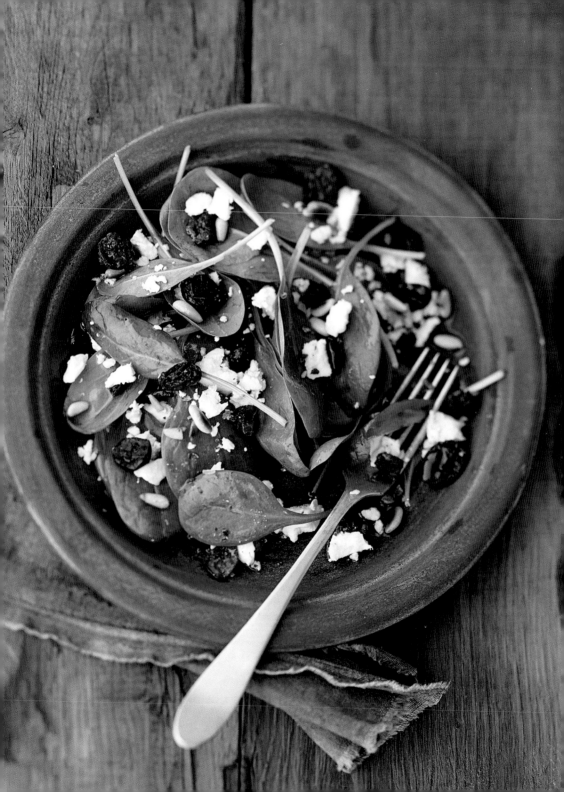

GALLETAS DE COPOS DE AVENA

PREPARACIÓN 15 MIN ● COCCIÓN 15 MIN ● FÁCIL ● €

506 KCAL L 25,4 G 66,4 P 8,3

80 g de arándanos rojos
secos
80 g de albaricoques
secos
130 g de mantequilla
derretida
70 g de azúcar
mascabado
60 g de azúcar moreno
de caña
1 huevo
110 g de harina
½ cucharadita
de canela
dos pizcas de flor de sal
5 g de bicarbonato
sódico
130 g de copos de avena

*Cuando hayas dado
forma a las bolas crudas
de las galletas, puedes
congelarlas fácilmente.
Así, solo tendrás que
descongelarlas cuando
te apetezca comerlas.*

1. Precalentar el horno a 180 °C.

2. Cortar los arándanos y los albaricoques secos en trocitos y reservarlos.

3. Batir la mantequilla derretida templada con los azúcares durante unos minutos. Añadir el huevo y mezclar de nuevo.

4. En otro bol, mezclar la harina, la canela, la flor de sal, el bicarbonato y los copos de avena.

5. Verter estos ingredientes secos en la mezcla a base de mantequilla incorporándolos con una espátula.

6. Añadir los arándanos y los albaricoques secos cortados. Mezclar.

7. Formar bolas de masa del tamaño de una pelota de golf, de unos 50 g. Se puede hacer con una cuchara para helado, si se dispone de ella, para formar rápidamente unas bolas bien uniformes.

8. Poner las bolas de masa bien separadas y al tresbolillo sobre una bandeja que pueda ir al horno cubierta con papel vegetal.

9. Hornear durante 10 o 15 minutos hasta que las galletas estén ligeramente doradas.

10. Dejar enfriar antes de degustar.

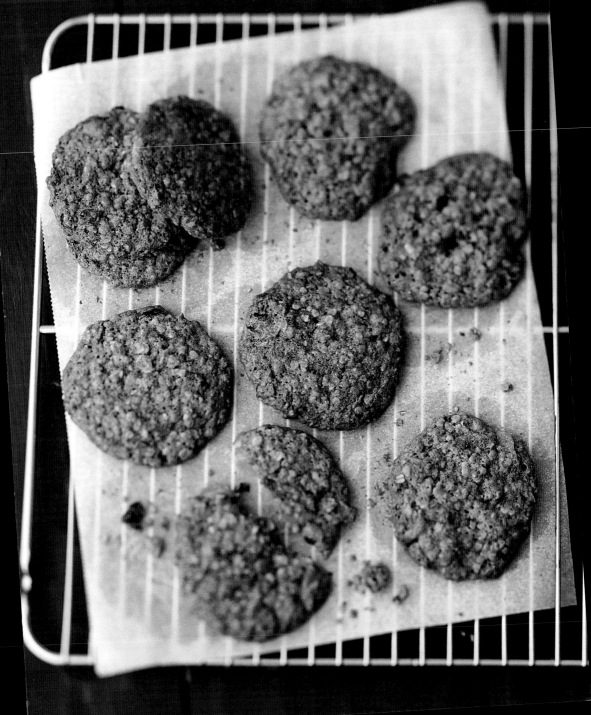

EL BERRO

Este vegetal, beneficioso para la salud, es un tesoro de vitamina C
y un aliado para protegerse del cáncer. No dudes en poner berros en tu plato.
Su nota picante es incomparable para realzar algunas recetas.

El berro (*Nasturtium officinale*) es una planta herbácea de la familia de las brasicáceas llamada comúnmente berro de agua o mastuerzo de agua. Originario de Oriente Próximo, su uso como planta medicinal parece remontarse a la Antigüedad. Durante las grandes expediciones en barco a través del mundo, navegadores como James Cook lo utilizaban para prevenir el escorbuto. Además, el berro también se sirvió durante la primera comida de Acción de Gracias que compartieron los colonos europeos y los indios estadounidenses. Otras especies de plantas se agrupan en la categoría de los berros, aunque no pertenecen al mismo género: es el caso del mastuerzo o berro de jardín (*Lepidium sativum*) y de la hierba de Santa Bárbara (*Barbarea verna*). Sea cual sea la especie, el cultivo de los berros requiere una gran cantidad de agua; antes de que empezara a cultivarse, se recogía en estado silvestre cerca de fuentes y cursos de agua. El berro tiene un sabor característico ligeramente amargo y picante.

PROPIEDADES ANTICANCERÍGENAS

Protección del estómago ● Acción beneficiosa antioxidante

● El interés de los berros proviene principalmente de su aporte de carotenoides y flavonoides, dos familias de compuestos con propiedades antioxidantes.

● Varios estudios centrados en el berro han evidenciado los beneficios anticancerígenos de estas familias de compuestos en el hombre. Además, un estudio llevado a cabo con mujeres que habían tenido cáncer de mama mostró que el consumo regular de berros contribuía a reducir la supervivencia de las células cancerosas. Estos resultados podrían explicarse, en parte, por la presencia de isotiocianatos, unos compuestos de azufre que se producen al triturar los berros (durante su preparación o su consumo), que presentan en el laboratorio la capacidad de frenar el desarrollo de las células tumorales.

● Entre los isotiocianatos más potentes, podemos citar el sulforafano. En estudios realizados

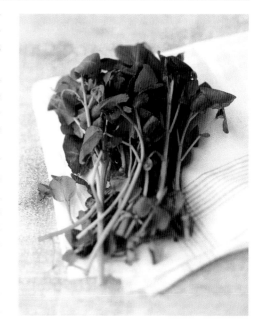

con tejidos tumorales, fue el único compuesto nutricional que indujo la muerte de células de tumores cerebrales infantiles.

● El sulforafano de los berros también podría proteger el estómago de bacterias del tipo *Helicobacter pylori* que ingerimos a través de la alimentación, reduciendo así el riesgo de cáncer gástrico.

BENEFICIOS NUTRICIONALES

El berro de agua es una «hortaliza-ensalada», muy poco calórico y compuesto por más de un 90 % de agua. Si bien su contenido en nutrientes (lípidos, proteínas y glúcidos) es mínimo; en cambio está repleto de vitaminas y minerales. Su riqueza en vitamina C lo convierte en un alimento ideal para mantenerse en forma, en particular en invierno. En efecto, participa en el funcionamiento del sistema inmunitario y mejora la absorción del hierro. El berro es también un coagulante natural gracias a su riqueza en vitamina K y contribuye a la buena salud ocular debido a su contenido en betacaroteno, precursor de la vitamina A.

Valores nutricionales por 100 gramos	Berros de agua crudos
Energía	21,2 kcal
Agua	93,1 g
Fibra	1,9 g

COMPRARLOS Y COCINARLOS

Escogerlos bien. Normalmente, los berros se compran en manojos de unos 200 g. Para escogerlos bien hay que comprobar su frescor: que no estén marchitos, sin hojas cortadas o estropeadas y con un color verde intenso. En el mercado encontramos dos variedades de berros: el berro de jardín, empleado como condimento, y que se reconoce por sus hojas alargadas, estrechas y recortadas, mientras que el berro de agua, que se usa cuando está maduro para elaborar sopas o ensaladas, se distingue por sus hojas redondeadas. Para eliminar la tierra antes de cocinarlo, se recomienda poner los berros en remojo con agua y vinagre blanco y luego escurrirlos con cuidado.

Ideas de preparación. Consumido crudo, aporta un toque fresco y picante a las ensaladas, por ejemplo acompañado con manzana, o queso tipo comté o azul. Los ingleses incluso preparan un sándwich con berros para la hora del té. Finalmente, la sopa de berros sigue siendo una receta imprescindible, aunque no podamos beneficiarnos de toda la vitamina C de la planta, debido a la cocción.

ENSALADA DE BERROS CON CÍTRICOS

435 KCAL

L 42,5   G 44,8   P 12,7

PREPARACIÓN 20 MIN ● FÁCIL ● €

PARA LA ENSALADA
4 clementinas
4 naranjas rojas
3 pomelos rosas
1 manojo de berros
½ cebolla roja
100 g de queso feta

PARA LA VINAGRETA
40 g de aceitunas
verdes
4 cucharaditas
de alcaparras
2 cucharaditas
de mostaza en grano
6 u 8 cucharadas
de aceite de oliva
sal, pimienta

1. Cortar los cítricos a vivo, es decir dejando solo los gajos sin la membrana blanca que los cubre. La técnica es la misma para todos los cítricos: cortar los dos extremos de la fruta, ponerla plana sobre una tabla, pelar de arriba hacia abajo retirando toda la membrana blanca pero cortando el mínimo posible de pulpa. Una vez pelada, coger la fruta en la palma de la mano y pasar el cuchillo a lo largo de las membranas por una parte y otra de cada gajo. Así los gajos se separarán fácilmente.

2. Poner los berros en una fuente de servir. Añadir los gajos de cítricos de forma armoniosa alternando los colores.

3. Cortar la cebolla roja en rodajas finas y añadirlas a la ensalada.

4. Para preparar la vinagreta, picar muy finamente las aceitunas y las alcaparras, añadir la mostaza y el aceite de oliva. Salpimentar y mezclar.

5. Desmenuzar el queso feta bien pequeño sobre la ensalada.

6. Verter la vinagreta en el último momento, justo antes de servir.

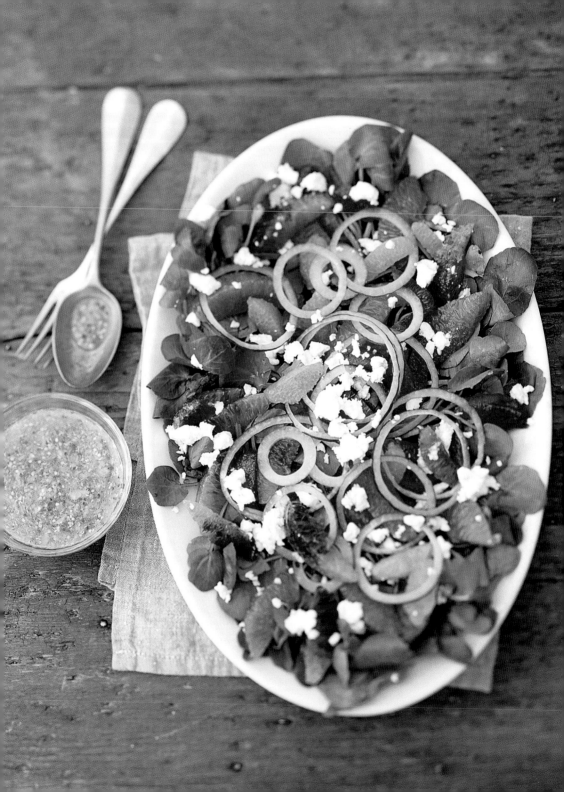

BLINIS CON BERROS
Y BACALAO AHUMADO

239 KCAL

L 40,4   G 15,2   P 44,3

200 g de berros (150 +
50 g para la decoración)
2 cucharadas de yogur
griego
200 ml de nata líquida
½ manojo de cebollino
½ manojo de eneldo
el zumo y la ralladura
de ½ limón
2 cucharadas de aceite
de oliva
4 blinis grandes
300 g de bacalao
ahumado
sal, pimienta

PREPARACIÓN 20 MIN ● FÁCIL ● €

1. Lavar los berros, reservar unas cuantas hojas bonitas para la decoración, y triturar el resto del manojo con el yogur griego para obtener una preparación lo más lisa posible.

2. Batir la nata líquida bien fría con una batidora o a mano hasta obtener una nata montada.

3. Incorporar la preparación de berros a la nata montada con una espátula, con cuidado de que no se baje. Salpimentar y reservar en la nevera.

4. Picar finamente el cebollino y el eneldo. Reservar.

5. Sazonar el resto de berros con el zumo de limón y el aceite de oliva. Salpimentar y reservar.

6. Calentar los blinis siguiendo las instrucciones del paquete, luego poner encima una loncha de bacalao ahumado.

7. Añadir una cucharada colmada de nata de berros, y decorarlo todo con las hojas de berros aliñadas.

8. Esparcir las hierbas frescas. Acabar espolvoreando la ralladura de limón. Servir de inmediato.

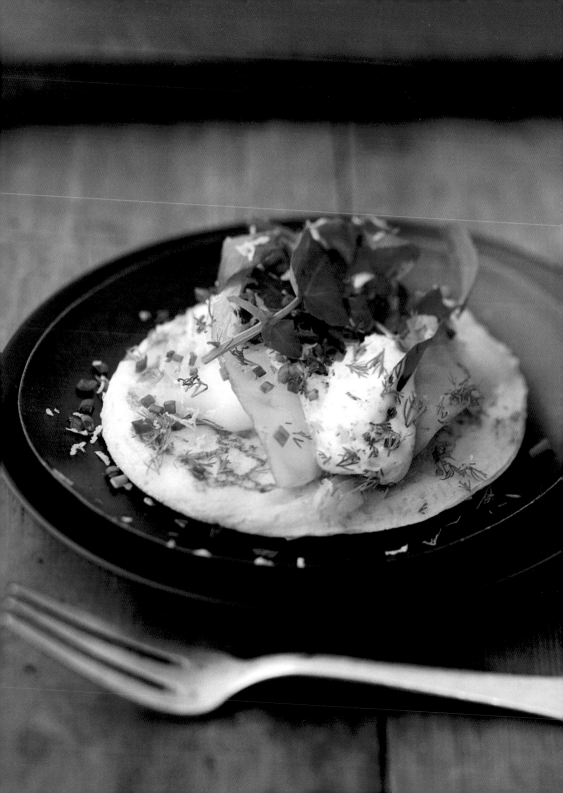

LA GAMBA

La carne de la gamba está repleta de minerales marinos y de antioxidantes.
Es un producto a tener en cuenta para prevenir algunos tipos de cáncer,
debido a su gran riqueza en selenio.

La gamba, perteneciente al orden de los decápodos, es un crustáceo como el bogavante, el cangrejo, las cigalas y los cangrejos de río. Según las especies, vive en bancos o en solitario en las aguas marinas y, algunas, en agua dulce. Las más conocidas son las gambas rojas de un tamaño de 5 a 10 cm, que viven en las aguas ricas en peces del Atlántico, así como las quisquillas. El término «gamba» también designa a otras especies parecidas a estos crustáceos pero que no pertenecen al mismo orden. Entre estas «falsas» gambas, encontramos el kril y las mantis o galeras. El kril, pequeños camarones de agua fría, vive en bancos y constituye el alimento de pescados y mamíferos marinos. Por su parte, la galera ostenta la palma del espécimen más insólito: tiene el sistema visual más sofisticado del reino animal y puede romper las conchas de los mariscos de un solo golpe gracias a sus poderosas patas delanteras. Para nuestro deleite, ¡todas estas especies son comestibles!

PROPIEDADES ANTICANCERÍGENAS

Protección del pulmón y del colon

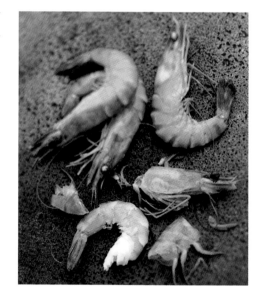

● Las gambas son uno de los alimentos más ricos en selenio. Una ración de 100 g contribuye a cubrir, de promedio, el 24 % de los valores nutricionales de referencia en selenio. Y los investigadores y oncólogos conocen bien este mineral. Efectivamente, varios estudios sugieren un efecto protector de una dieta rica en selenio para la próstata, sobre todo entre los no fumadores. Estos resultados se obtuvieron en el caso de suplementos de selenio, gracias a la ingesta frecuente y regular de complementos alimenticios. El selenio tomado como suplemento también se asociaría a una reducción del riesgo de cáncer de pulmón y de colon.
● Los efectos preventivos de este mineral podrían explicarse por su acción a nivel celular.
El selenio actuaría, principalmente, inhibiendo de manera específica el crecimiento de las células cancerosas, induciendo en ellas su autodestrucción (denominada apoptosis) y limitando los efectos de los agentes mutagénicos sobre la molécula del ADN.

● La gamba contiene astaxantina y coenzima Q10, dos elementos con propiedades antioxidantes. Los estudios realizados con animales han puesto de manifiesto la acción preventiva del coenzima Q10 sobre la aparición de lesiones precancerosas y la actividad de la astaxantina sobre la ralentización del desarrollo de tumores.

BENEFICIOS NUTRICIONALES

El interés nutricional de la gamba proviene de su contenido en macronutrientes —es rica en proteínas y pobre en lípidos—, pero también, y sobre todo, de sus fantásticas cantidades en vitaminas y minerales. Su riqueza en vitamina B12, vitamina E, cobre, selenio, yodo y zinc hacen de la gamba un alimento particularmente interesante que debe incluirse en la dieta, como alternativa a las carnes más tradicionales.

Valores nutricionales por 100 gramos	Gamba cocida
Energía	93,7 kcal
Agua	74,9 g
Proteínas	21,4 g
Lípidos	0,9 g

COMPRARLA Y COCINARLA

Su origen. Las gambas pueden provenir de la pesca (gambas salvajes) o de acuicultura (gambas de piscifactoría). Estas últimas se producen mayoritariamente en Asia, China o Tailandia. Viven en estanques donde, para aumentar su peso, pueden recibir complementos alimenticios a base de fosfato de sodio.

Controlar la calidad. Según parece, las gambas salvajes frescas, ya sean crudas o cocidas, aportan más beneficios nutricionales. Son ricas en vitaminas y minerales, y presentan un bajo nivel de contaminación de toxinas en comparación con los caracoles de mar y el centollo. Por lo tanto, es preferible optar por las gambas en el contexto de una dieta anticáncer.

Por otra parte, debería evitarse el consumo de gambas en bandejas, congeladas o en conserva, ya que pueden contener niveles excesivos de sal que pueden provocar hipertensión.

Una preparación fácil. En la cocina, ¡la gamba es muy poco exigente! Se cocina fácilmente, tal cual, cocida en un caldo aromatizado o salteada.

DIM SUM DE GAMBAS AL VAPOR

PREPARACIÓN 25 MIN ● COCCIÓN 7 MIN ● MEDIO ● € €

141 KCAL

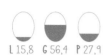

L 15,8   G 56,4   P 27,9

200 g de gambas crudas sin cáscara
35 g de cebolleta
½ manojo de cilantro
1 cucharada de salsa de ostras
1 cucharada de salsa de soja
1 clara de huevo
15 hojas de masa para raviolis chinos
2 cucharadas de aceite de sésamo
salsa de soja para acompañar
sal, pimienta

1. Para preparar el relleno, triturar ligeramente las gambas, la cebolleta, el cilantro, la salsa de ostras, la salsa de soja y la clara de huevo. La mezcla no debe quedar demasiado triturada; deben quedar trozos. Salpimentar.

2. Preparar un bol de agua para cerrar los raviolis.

3. Poner una hoja de masa para raviolis sobre la encimera y untar los bordes con agua, con los dedos o con un pincel. Añadir 1 cucharadita de relleno de gambas en el centro.

4. Llevar los extremos opuestos del ravioli chino hacia el centro, primero de un lado y después del otro, y cerrar los bordes con los dedos. Comprobar que los raviolis estén bien cerrados. No dudes en ser creativo al dar forma a los raviolis: paquetitos, media luna...

5. Poner los dim sum en una vaporera previamente untada con aceite de sésamo para evitar que se peguen. Si no se dispone de vaporera o de una cesta para cocer al vapor, utilizar un colador de fondo plano puesto encima de una cacerola con agua hirviendo. Dejar cocer 7 minutos.

6. Degustar con salsa de soja.

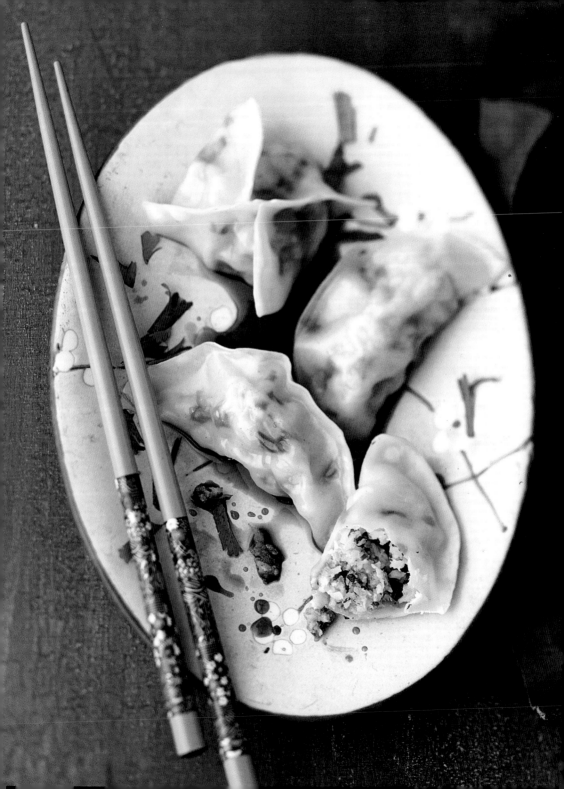

PAPILLOTES DE GAMBAS

252 KCAL

L 24,1   G 12,9   P 63

PREPARACIÓN 10 MIN ● COCCIÓN 30 MIN ● FÁCIL ● € €

600 g de gambas
crudas
2 limones
6 dientes de ajo
1 cucharadita
de pimentón
½ cucharadita
de pimiento de Espelette
4 cucharadas de aceite
de oliva
sal, pimienta

1. Precalentar el horno a 180 °C.

2. Sobre una bandeja o una fuente que pueda ir al horno, preparar cuatro cuadrados de papel vegetal de unos 30 cm de lado.

3. Pelar las gambas dejando la cola y la cabeza. Ponerlas en un bol.

4. Cortar un limón en rodajas lo más finas posible y agregarlas a las gambas.

5. En un bol, mezclar el ajo machacado finamente, el pimentón, el pimiento de Espelette, el aceite de oliva y el zumo del otro limón. Salpimentar.

6. Verter esta salsa sobre las gambas y mezclar para que todas queden bien cubiertas.

7. Repartir las gambas entre las cuatro papillotes, cerrarlas doblando la parte superior y luego los lados por encima.

8. Cocer en el horno durante 30 minutos.

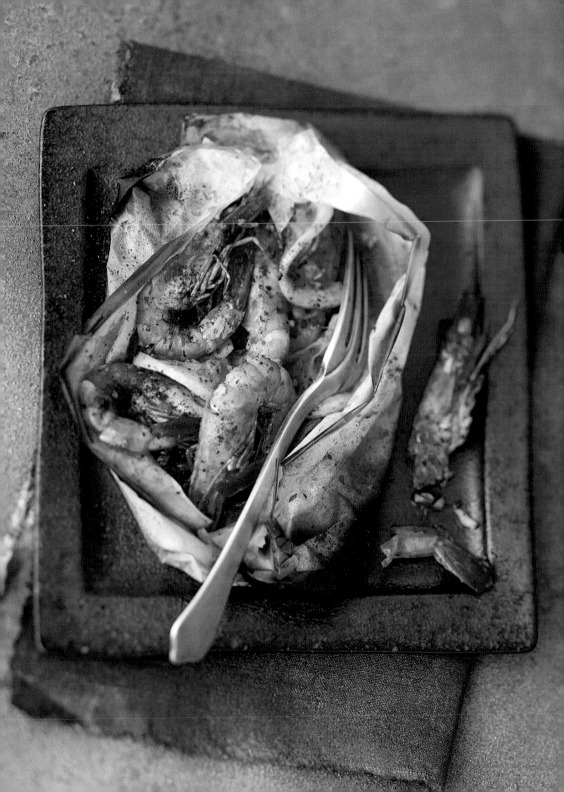

LA ESPELTA

Merece la pena utilizar este cereal derivado del trigo,
principalmente la harina, porque su riqueza en proteínas vegetales,
fibra y minerales es particularmente notable en cuanto a la
prevención de ciertos tipos de cáncer.

La espelta, escanda o «trigo de los galos» es un derivado del trigo cuyo cultivo se remonta, aproximadamente, a 5.000 años a.C. Su origen geográfico es aún hoy objeto de debate: parece ser que las primeras explotaciones agrícolas de espelta empezaron en Irán o en el sudeste de Europa. Conocida con el nombre de *farrum* por los romanos, la espelta siguió siendo popular en algunos países del viejo continente como Alemania y Suiza. Su introducción en Estados Unidos se remonta a finales del siglo XIX. Entonces tuvo un gran éxito, ya que los estadounidenses lo utilizaron para fabricar harina y elaborar alimentos de uso corriente como el pan. Sin embargo, tanto en Estados Unidos como en Europa, se reemplazó por el trigo común a partir del siglo XX para paliar su bajo rendimiento. La escanda menor, también denominada «carraón», es un cereal interesante por su bajo contenido en gluten, por lo que es mejor tolerado por las personas sensibles al gluten. Sin embargo, al no estar totalmente libre de él, los celíacos no pueden consumirlo.

PROPIEDADES ANTICANCERÍGENAS

Protección del colon ●
Reduce la inflamación del organismo

● Al igual que los otros cereales cuando son integrales, la espelta aporta cantidades apreciables de fibra alimentaria, vitaminas, minerales, compuestos fenólicos y lignanos. Numerosos estudios epidemiológicos asocian un consumo diario de cereales integrales con una reducción significativa del riesgo de cáncer colorrectal. Estos efectos pueden explicarse, en parte, por su contenido en fibra alimentaria, ya que, al no ser digerida, produce numerosos beneficios en el colon. Su uso por la flora intestinal provoca una fermentación que libera agentes anticancerígenos. La fibra también tiene la capacidad de absorber el agua y formar un gel viscoso que facilita el tránsito intestinal y reduce así el contacto de agentes cancerígenos con las células

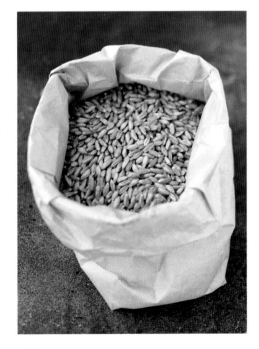

del colon. Otros fitocompuestos que contiene la espelta, como los lignanos, muestran en el laboratorio una actividad preventiva.

● Por otra parte, el consumo elevado de cereales integrales se asocia con una disminución de la respuesta inflamatoria del organismo al estrés oxidativo, lo que, a largo plazo, comportaría un efecto preventivo contra la aparición de enfermedades crónicas como la diabetes y el cáncer.

BENEFICIOS NUTRICIONALES

Es mejor consumir harina de espelta integral, sin refinar, elaborada a partir del grano entero (es decir, con el salvado y el germen). Esto hace que podamos beneficiarnos de contenidos interesantes en proteínas vegetales, fibra y minerales. La espelta nos proporciona, principalmente, fósforo y magnesio, dos minerales esenciales en la formación de la masa ósea. Además, es más rica en fibra y vitaminas del grupo B que el trigo.

Valores nutricionales por 100 gramos	Espelta cocida
Energía	127 kcal
Agua	66,5 g
Proteínas	5,5 g
Glúcidos (azúcares incluidos)	26,4 g
Fibra	3,9 g

COMPRARLA Y COCINARLA

Preferiblemente ecológica. La espelta es un cereal antiguo especialmente resistente a las enfermedades y plagas de las plantas, por lo que es muy adecuada para la agricultura ecológica y sostenible. A menudo se vende en tiendas especializadas en forma de harina, copos o granos enteros. Estos últimos deben cocerse unos 30 minutos y conservan un toque crujiente incluso después de la cocción.

Harina o granos. La espelta se destina principalmente a elaborar harina que se utiliza para fabricar pan, sémola, pasta o bulgur. Su ligero sabor a avellana le da un toque muy apreciado por los entendidos. En cambio, sus granos se prestan menos a la degustación tal cual, al ser más duros que los del trigo, incluso después de cocerlos. Como alternativa a los cereales habituales, se puede optar por el grano de la escanda menor (o carraón), más tierno y adaptado a las preparaciones culinarias en las que normalmente se utiliza arroz: risotto, ensaladas variadas, sopa y platos con salsa y especias (cúrcuma, curri).

ESCANDA MENOR
CON BERBERECHOS

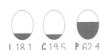

803 KCAL

L 18,1   G 19,5   P 62,4

340 g de escanda
menor
6 dientes de ajo
8 chalotas
60 g de apio
4 cucharadas de aceite
de oliva
1,2 kg de berberechos
200 ml de vino blanco
1,2 a 1,5 l de caldo
de verduras
½ manojo de perejil
la ralladura de 1 limón
sal, pimienta

REMOJO 2 H 0 1 NOCHE ● PREPARACIÓN 20 MIN ● COCCIÓN 50 MIN ● FÁCIL ● € €

1. Empezar preparando la escanda, lavándola varias veces con agua fría. Ponerla en un bol, cubrirla con agua y dejar en remojo durante 2 horas. Lavarla de nuevo y escurrir. Si se desea, se puede hacer la víspera, dejándola en remojo toda la noche. Este paso es indispensable para ahorrar tiempo de cocción de la escanda.

2. Mientras, machacar los ajos, cortar finamente la chalota y el apio.

3. Rehogarlo todo a fuego suave en el aceite de oliva en una sartén grande de 3 a 5 minutos. Salpimentar. Añadir la escanda y rehogar de 2 a 3 minutos.

4. Lavar los berberechos, ponerlos en la sartén y rehogar unos minutos hasta que empiecen a abrirse. Desglasar con el vino blanco. Dejar cocer unos minutos más.

5. Verter la mitad del caldo en la escanda, luego, cuando se haya absorbido como si fuera un risotto, añadir la otra mitad del caldo. Dejar cocer a fuego suave. En total, debería cocer de 30 a 40 minutos. Comprobar la cocción: la escanda debe quedar ligeramente crujiente y cubierta hasta la mitad de una salsa muy líquida. Si no es así, añadir unos cucharones más de caldo y dejar cocer de 5 a 10 minutos.

6. Rectificar la sazón si es necesario.

7. Acabar con el perejil picado finamente y la ralladura de limón y servir de inmediato en boles grandes.

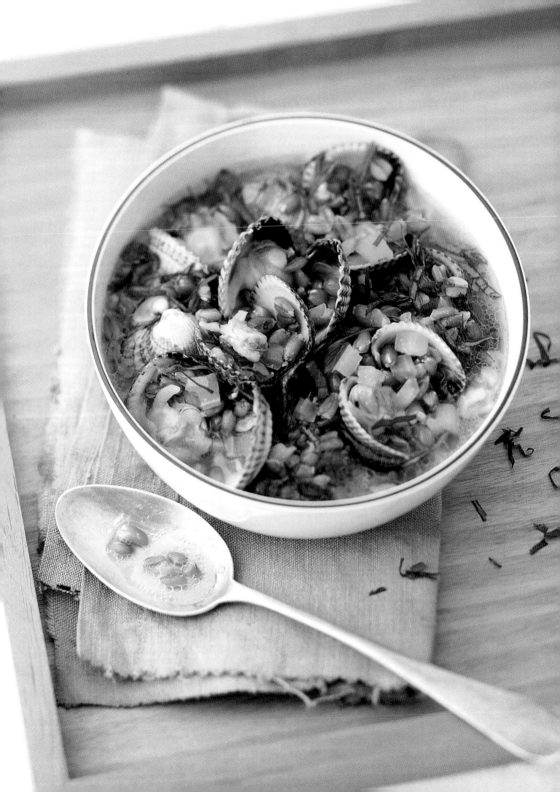

ROLLOS DE CANELA CON HARINA DE ESPELTA

196 KCAL

L 7,3   G 81,9   P 10,8

PARA LA MASA

1 sobre de levadura de panadería
1 cucharadita rasa de azúcar
40 ml de agua templada
1 huevo
140 ml de leche de almendras
50 g de azúcar moreno de caña
45 g de crema de almendras
las semillas de 1 vaina de vainilla
390 g de harina de espelta
130 g de harina de trigo
1 cucharadita rasa de sal
aceite neutro

PARA LA GUARNICIÓN

100 g de azúcar moreno de caña
280 g de azúcar mascabado
2 cucharaditas colmadas de canela
60 g de crema de almendras

PARA EL GLASEADO

15 g de mantequilla reblandecida
75 g de azúcar glas
45 g de queso fresco
2 cucharadas de leche caliente

1. Para preparar la masa, mezclar en un bol la levadura, el azúcar y el agua templada. Reservar de 5 a 10 minutos. En el bol de un robot, poner el huevo, la leche de almendras, el azúcar moreno de caña, la crema de almendras y las semillas de vainilla. Triturar, añadir a la preparación a base de levadura y mezclar de nuevo. Aparte, mezclar las harinas y la sal. Añadir la mitad de esta mezcla en el bol del robot, luego, con el accesorio de «gancho», empezar a amasar. Al cabo de unos minutos, incorporar el resto de harina poco a poco y seguir amasando a velocidad media durante 10 minutos hasta que la masa no se pegue.

2. Poner la masa en un bol untado con aceite y untar también la masa ligeramente. Tapar con un paño de cocina. Dejar fermentar durante 2 horas en un lugar cálido y húmedo hasta que doble su volumen.

3. Mientras, preparar la guarnición. Mezclar los dos azúcares, la canela y la crema de almendras.

4. Con el puño, golpear la masa para expulsar el aire. Estirarla con un rodillo dándole la forma de un rectángulo grande. Esparcir el relleno de canela por encima del rectángulo, enrollarlo lo más apretado posible empezando por el borde más largo, para obtener un cilindro grande. Cortar los bordes (que a menudo tienen poco relleno), luego cortar el cilindro en trozos de unos 5 cm de ancho.

5. En una fuente ligeramente untada con aceite, alinear los trozos dejando un poco de espacio entre ellos, con el lado cortado hacia arriba. Dejar fermentar de nuevo 1 h 30 en las mismas condiciones que la primera vez. Los rollos tienen que volver a aumentar de volumen. Hornear en el horno precalentado a 180 °C durante unos 30 minutos.

6. Durante la cocción, preparar el glaseado. Mezclar la mantequilla, el queso fresco y el azúcar glas. Cuando la mezcla esté homogénea, añadir la leche caliente. El glaseado debe tener una consistencia de jarabe (se puede adaptar la cantidad de leche para obtener la consistencia deseada).

7. Cuando los rollos de canela estén bien dorados y cocidos, regarlos con el glaseado en hilito con la ayuda de un tenedor y servir.

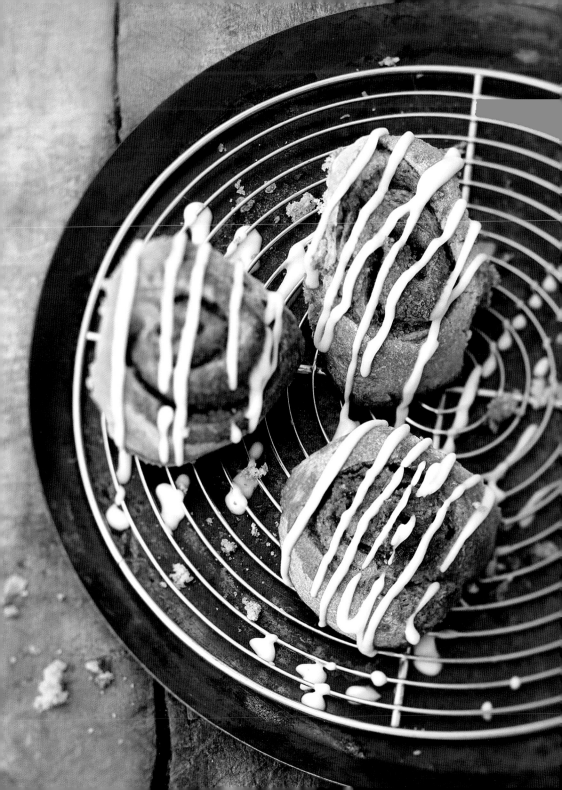

LA OSTRA

Invitación al bienestar y perla rara por sus beneficios nutricionales, la ostra puede desempeñar un papel primordial en la prevención de algunos tipos de cáncer.

Los hombres prehistóricos ya conocían la ostra, este molusco bivalvo que los griegos y los romanos consumían en abundancia. Fueron los griegos los primeros que consiguieron cultivar ostras a partir de embriones recuperados en el mar. La ostricultura se ha desarrollado ampliamente y, hoy en día, Europa es una región líder en la producción de estos moluscos.

Hay dos clases de ostras: las planas y las cóncavas. Cada una de ellas comprende un centenar de especies. Se alimentan de plancton, plantas y animales acuáticos microscópicos. Su carne es brillante, de un color blanco-gris perlado, con fama de ser más sabrosa durante los meses con «r», de septiembre a abril, pero puede consumirse todo el año.

Cuando se comercializa, el tamaño de las ostras se designa con una cifra entre 0 y 5 (las del número 5 son las ostras más pequeñas). Su sabor depende del clima, la temperatura del agua y su nivel de salinidad, de la naturaleza del fondo y del plancton. Alimento regenerador y revitalizante, la ostra también tiene la fama de ser afrodisíaca: parece ser que Casanova las consumía a diario.

PROPIEDADES ANTICANCERÍGENAS

Protección de la zona colorrectal ● **Protección de la próstata en el hombre y de las mamas en la mujer**

● El consumo de pescado y marisco parece ser beneficioso en la prevención del cáncer. Un estudio demostró que, en un gran número de mujeres, estos alimentos contribuían a reducir el riesgo de cáncer colorrectal. En el laboratorio, los extractos de ostra tienen la capacidad de bloquear el desarrollo de los vasos sanguíneos que los tumores necesitan para sobrevivir, inhibiendo así la proliferación de las células que forman la pared de los vasos y provocando su destrucción espontánea.

● Las propiedades nutricionales de la ostra tienen pues un papel clave en la prevención del cáncer: el fósforo es uno de los componentes de las membranas celulares, el hierro contribuye a transportar el oxígeno en la sangre y a fabricar nuevas células, y la vitamina B2 favorece el crecimiento y la reparación de los tejidos.

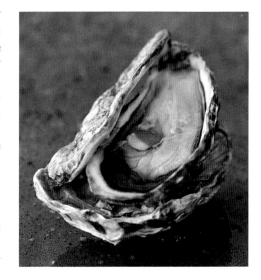

- Las ostras tienen, sobre todo, un alto contenido en vitamina D, conocida por su papel en la prevención y el tratamiento terapéutico de ciertos tipos de cáncer, principalmente el de próstata. Esta vitamina también parece desempeñar un papel protector en el cáncer de mama, y, asociada al calcio, en el cáncer de colon.

BENEFICIOS NUTRICIONALES

La ostra es un alimento muy interesante desde el punto de vista nutricional. En primer lugar, por su bajo aporte calórico, debido a su alto porcentaje de agua, y su reducido contenido en lípidos y en glúcidos que hacen de ella un verdadero aliado en las dietas de adelgazamiento. Además, es rica en micronutrientes, minerales y oligoelementos, cobre, zinc, hierro, vitaminas A, D, B2, B3 y B12. También es una fuente de magnesio, fósforo, manganeso y vitamina B5. Sus ácidos grasos omega-3 contribuyen al buen funcionamiento del sistema inmunitario, circulatorio y hormonal.

Valores nutricionales por 100 gramos	Ostra cóncava cruda
Energía	42 kcal
Agua	87 g
Glúcidos (azúcares incluidos)	6,4 g
Fibra	1,5 g

COMPRARLA Y COCINARLA

Escogerla bien. Escoge bien las ostras: deben estar vivas, llenas de agua y bien cerradas. Abrir una ostra no es complicado, basta con tener el cuchillo adecuado.

Degustarla. Normalmente, la ostra se consume cruda con una vinagreta o limón. También se toma cocida (gratinada, en sopa, en tempura, en salsa...), según el gusto de cada uno. En ensalada, pueden servirse al vapor sobre un lecho de verduras tiernas con una salsa rémoulade. Cuando sea posible, no dudes en consumir su agua.

Conservarla. Se conservan como máximo una semana en el cajón para hortalizas de la nevera y también pueden congelarse. La congelación cambia su textura y es preferible que estén cocidas.

OSTRAS CON NATA
DE RÁBANO PICANTE

253 KCAL L 64,1 G 12,4 P 23,5

PREPARACIÓN 30 MIN ● FÁCIL ● € €

12 ostras
250 ml de nata líquida
½ cucharadita de pasta
de rábano picante
1½ manojo de cebollino
la ralladura de 1 limón
sal, pimienta

1. Con un batidor, montar la nata líquida hasta obtener una consistencia firme, como una nata montada. Añadir el rábano picante incorporándolo con una espátula para que la nata no se baje. Salpimentar ligeramente. Reservar en la nevera.

2. Abrir las ostras. Tirar la primera agua y guardar las ostras abiertas a temperatura ambiente.

3. Picar finamente el cebollino.

4. En el momento de servir, poner una buena cucharadita de nata sobre cada ostra y esparcir el cebollino.

5. Esparcir la ralladura de limón, hecha con un rallador Microplane®, por encima de las ostras y degustar de inmediato.

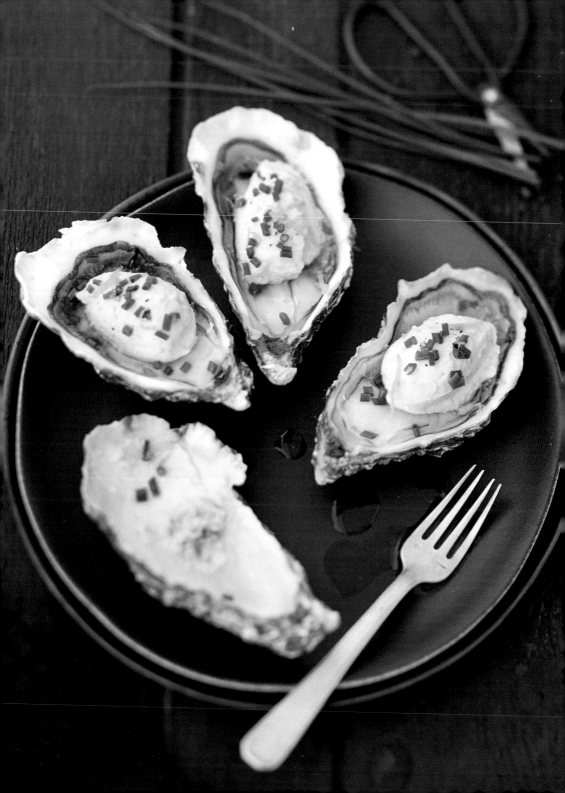

OSTRAS CON SOJA Y JENGIBRE

187 KCAL

L 48,1   G 26   P 25,9

PREPARACIÓN 30 MIN ● FÁCIL ● € €

12 ostras

PARA LA SALSA
4 cucharadas de salsa de soja
1 cucharadita de miel
2 cucharadas de aceite de sésamo
el zumo y la ralladura de 2 limas
1 trozo de 20 g de jengibre fresco
1 chalota
sal, pimienta

PARA LA GUARNICIÓN
½ manojo de cilantro
¼ de rábano negro

1. Preparar la salsa en un bol mezclando la salsa de soja, la miel y el aceite de sésamo.

2. Rallar las limas. Reservar.

3. Añadir el zumo de las limas a la salsa. Probar y rectificar la sazón si es necesario. La salsa debe tener un buen equilibrio entre la acidez del limón, el salado de la salsa de soja y el dulce de la miel.

4. Pelar el jengibre y machacarlo lo más fino posible. Pelar y cortar finamente la chalota. Añadir ambos a la salsa. Mezclar bien.

5. Deshojar el cilantro. Reservar.

6. Pelar el rábano negro, cortarlo en rodajas bien finas (con una mandolina si es posible), luego cortarlo en tiras muy finas. Reservar.

7. Abrir las ostras. Desechar la primera agua. Añadir una buena cucharada de salsa sobre cada una, luego un poco de cilantro fresco y unas tiras de rábano negro.

8. Acabar esparciendo la ralladura de lima. Degustar de inmediato.

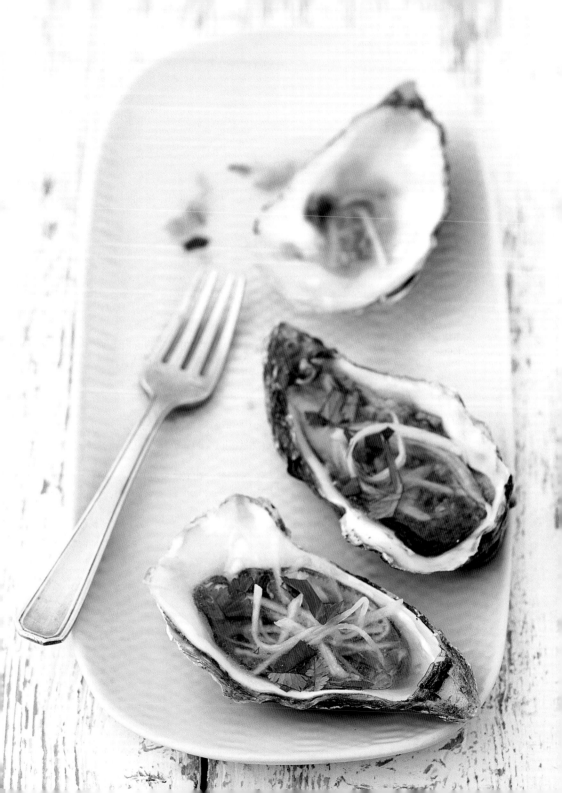

LAS AVELLANAS Y LAS NUECES

Bajo su cáscara, la nuez y la avellana contienen una energía extraordinaria
y numerosos antioxidantes beneficiosos para la salud. Son tan nutritivas
que basta con una pequeña cantidad. Los aceites que se extraen
de ellas ofrecen unos sabores incomparables.

La nuez y la avellana, frutos con cáscara, pertenecen a las oleaginosas (frutos o semillas ricos en materias grasas de los cuales se extrae aceite). La nuez es el fruto del nogal, un árbol de la familia de las juglandáceas. El nogal se cultiva desde hace miles de años por sus propiedades nutritivas y fue introducido en Europa por los romanos. En el área mediterránea como también en el resto de España, la nuez es un fruto ampliamente consumido. La nuez tiene una cáscara que se separa en dos, y dentro se encuentra la parte comestible.

La avellana, fruto del avellano, está formada por una almendra grande dentro de una cáscara leñosa. El avellano (llamado también avellanero) es un tipo de arbusto de la familia de las betuláceas. Antiguamente era considerado como una planta mágica ¡utilizada por los zahoríes y los buscadores de oro! Los cocineros y los chefs utilizan a menudo el aceite de nuez y de avellana que merecen ser más conocidos, ya que proporcionan muchos beneficios.

PROPIEDADES ANTICANCERÍGENAS

Protección del organismo contra el envejecimiento ● Protección del colon, del páncreas, de la piel ● Protección de la próstata en el hombre y de las mamas en la mujer

● La avellana y la nuez probablemente son los frutos oleaginosos con cáscara que aportan más beneficios para la salud. Su elevado contenido en antioxidantes protege nuestro organismo de los efectos nefastos de los radicales libres, previniendo la aparición del cáncer y de enfermedades relacionadas con el envejecimiento.

● La avellana contiene numerosos antioxidantes, entre ellos los taninos, ácidos fenólicos, flavonoides y vitamina E. La nuez, especialmente la nuez del Brasil, es muy saludable por su contenido en selenio y su poder antioxidante. Contiene ácido elágico —un compuesto fenólico— con un fuerte potencial antioxidante y antiinflamatorio que tendría un papel esencial en la prevención de algunos tipos de cáncer (colon, piel, páncreas, próstata, colorrectal,

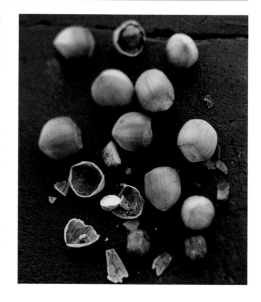

mama...). Se trata del mismo compuesto contenido en gran cantidad en la fresa y la frambuesa y que les confiere buenas propiedades preventivas. Sin embargo, hay que consumir una cantidad razonable de estos frutos, ¡basta con unas pocas nueces y avellanas al día!

BENEFICIOS NUTRICIONALES

Un pequeño puñado de estos frutos nos sacia y nos aporta una buena dosis de energía. Ambos tienen un valor energético elevado, en gran medida en forma de lípidos. Aunque a menudo se perciben como demasiado calóricos, de hecho estos frutos contienen materias grasas «buenas» que tienen, principalmente, una acción beneficiosa para la circulación sanguínea y el sistema cardiovascular. Nueces y avellanas aportan proteínas vegetales, fibra y son ricas en micronutrientes: manganeso, cobre, magnesio, hierro, fósforo, zinc, vitaminas B1, B6, B9. Un concentrado que ayuda al buen funcionamiento de nuestro sistema inmunitario.

Valores nutricionales por 100 gramos	Nueces	Nueces del Brasil	Avellana
Energía	209,4 kcal	211,5 kcal	204,9 kcal
Agua	0,939 g	0,84 g	1,452 g
Proteínas	4,41 g	4,23 g	4,92 g
Glúcidos	3,24 g	0,819 g	1,686 g
Lípidos	19,14 g	20,46 g	18,9 g
Fibra	1,71 g	2,43 g	2,46 g

COMPRARLAS Y COCINARLAS

En pequeñas cantidades. Cuando compres frutos secos con cáscara, comprueba que estén limpios y sin fisuras. Al abrir la cáscara, deben tener un tamaño y color homogéneos. Las nueces y avellanas sin cáscara pueden conservarse en un recipiente hermético en la nevera. Sin embargo, la refrigeración comporta una disminución del contenido de vitamina E; por lo tanto es mejor comprar los frutos en pequeñas cantidades para consumirlos rápidamente.

Múltiples formas de disfrutarlos. Enteros, picados, tostados, molidos... Se pueden comer tal cual o incluirlos en recetas tanto saladas como dulces. En ensalada, por ejemplo, con endivias o canónigos; en un pesto sustituyendo los piñones; en una salsa para acompañar pasta. Entre las recetas dulces, la tarta de nueces es un clásico, pero también podemos incluir las nueces y avellanas en el muesli.

ENSALADA DE ZANAHORIAS CON NUECES DEL BRASIL

322 KCAL

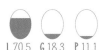

L 70,5   G 18,3   P 11,1

PREPARACIÓN 15 MIN ● COCCIÓN 10 MIN ● FÁCIL ● €

100 g de nueces
del Brasil
400 g de zanahorias
ralladas gruesas
10 g de cilantro fresco

PARA LA SALSA
2 dientes de ajo
pequeños
el zumo de 1½ lima
2 cucharaditas
colmadas de tahini
4 cucharadas de aceite
de oliva
2 cucharadas de aceite
de avellana
dos pizcas de sal
dos pizcas de pimienta

1. Precalentar el horno a 220 °C y hornear las nueces de 5 a 10 minutos sobre papel vegetal hasta que estén ligeramente doradas. Dejar enfriar.

2. Rallar gruesas las zanahorias en una fuente de servir.

3. Añadir el cilantro fresco picado.

4. Para preparar la salsa, poner en un bol los ajos machacados, el zumo de lima, el tahini, el aceite de oliva y el de avellana. Salpimentar y mezclarlo todo bien.

5. Verter la salsa sobre las zanahorias y el cilantro.

6. Cuando estén frías, picar gruesas las nueces y esparcirlas sobre la ensalada.

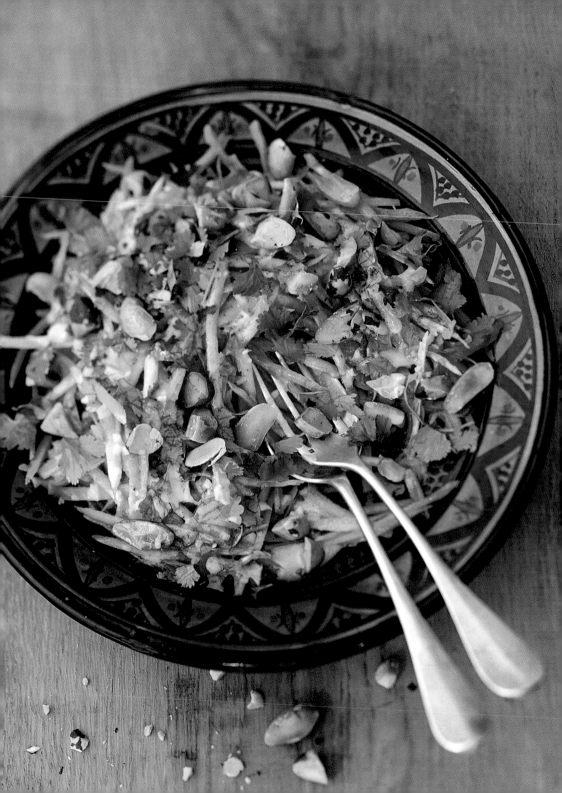

LIONESAS PARÍS-BREST

580 KCAL   L 43   G 48,4   P 8,6

PREPARACIÓN 2 H ● COCCIÓN 30 MIN ● ELABORADO ● € €

PARA EL CRUJIENTE
50 g de mantequilla pomada
60 g de azúcar moreno
60 g de harina

PARA LA MASA CHOUX
50 ml de leche
50 ml de agua
5 g de azúcar
una pizca de sal
45 g de mantequilla
55 g de harina
2 huevos

PARA LA CREMA
250 ml de leche
50 g de azúcar
2 yemas de huevo
10 g de harina
10 g de maicena
140 g de mantequilla
80 g de praliné

Puedes tomarlas inmediatamente, pero las lionesas sabrán aún mejor si las dejas reposar 1 hora en la nevera.

1. Para hacer el crujiente, mezclar la mantequilla y el azúcar. Añadir la harina poco a poco. Estirar la masa entre dos hojas de papel vegetal en una capa fina. Reservar en el congelador durante 45 minutos.

2. Mientras, preparar la masa choux. En una cacerola, calentar la leche, el agua, el azúcar, la sal y la mantequilla hasta que empiece a hervir. Añadir la harina tamizada. Mezclar sobre el fuego con una espátula durante 2 o 3 minutos para «secar» la masa. Ponerla en un bol, incorporar los huevos de uno en uno, mezclando bien cada vez. No es necesario poner todos los huevos, se trata de obtener la textura adecuada: la masa debe formar como una cinta flexible que no se rompa.

3. Precalentar el horno a 210 °C.

4. Poner la masa en una manga pastelera con una boquilla del n.º 10 o 12. Sobre una bandeja cubierta con papel vegetal, alinear las lionesas de unos 3 cm de diámetro separándolas bien. Retirar el crujiente del congelador, cortarlo en círculos de 3 cm de diámetro. Poner un círculo sobre cada lionesa. Hornear y, al cabo de 10 minutos de cocción, bajar la temperatura a 180 °C. Cocer de 10 a 15 minutos más, luego dejar enfriar a temperatura ambiente.

5. Para preparar la crema con praliné, calentar la leche con la mitad del azúcar en una cacerola. Batir las yemas con el azúcar restante hasta que la mezcla se blanquee, luego añadir la maicena y la harina. Cuando la leche empiece a hervir, verterla sobre esta mezcla, y ponerlo todo de nuevo en la cacerola. Cocer a fuego suave mezclando con unas varillas unos minutos. Cuando la crema espese, seguir mezclando durante 1 minuto y verter en un recipiente. Poner un film transparente en contacto con la crema y dejar enfriar a temperatura ambiente.

6. Batir la mantequilla hasta que esté en punto pomada, añadir el praliné. Incorporar poco a poco la crema fría hasta obtener una crema lisa y sedosa. Cortar las lionesas en dos, poner un poco de crema en el interior con una manga pastelera o una cuchara y tapar con la parte superior.

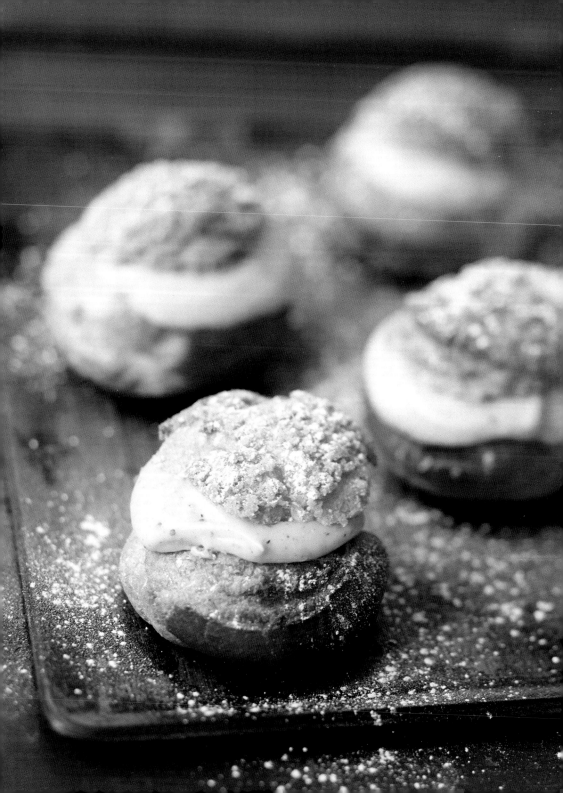

EL PUERRO

Una hortaliza ancestral con una textura única que ayuda a mantenerse
en forma y que atesora numerosos beneficios nutricionales.
La alicina es su punto fuerte para la salud.

El puerro cultivado es una hortaliza que pertenece a la familia de las aliáceas, al igual que el ajo, la cebolla y el cebollino. Su bulbo, de forma cilíndrica, es el resultado de la superposición de hojas en varias capas concéntricas. La parte visible de la superficie es verde, mientras que la parte que se encuentra bajo tierra es blanca; ambas son comestibles. Su antecesor, el ajo puerro, crecía en estado silvestre en Asia Menor hace miles de años. Era muy apreciado por los romanos. Según parece, a Nerón le gustaba el puerro con locura, hasta el punto de que Plinio el Viejo, en su *Historia natural*, lo describe como «porrófago», debido a los beneficios que esta hortaliza aportaba a la voz y a la garganta del emperador. Convertido en el emblema de Gales tras una victoria de los galeses frente a los sajones; el puerro siguió siendo popular a través de los siglos y, hoy en día, ocupa un lugar importante en nuestra cultura culinaria. Es resistente al frío, fácil de cultivar y nos proporciona, casi todo el año, un bulbo repleto de aromas y sabores.

PROPIEDADES ANTICANCERÍGENAS

Protección del sistema gastrointestinal y del colon

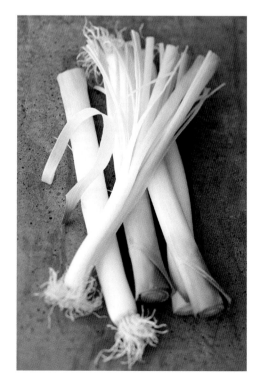

● El interés de las hortalizas de la familia *Allium*, a las que pertenece el puerro, reside en su contenido en compuestos de azufre (es decir, que poseen un átomo de azufre). El más destacable es, sin duda alguna, la aliína, un compuesto muy presente en el ajo y que también se encuentra en el puerro. Al machacar o masticar los tejidos vegetales, la aliína entra en contacto con una enzima y se transforma en alicina, un compuesto muy reactivo que, en el laboratorio, presenta la capacidad de inhibir la actividad de los compuestos carcinógenos, limitando así las mutaciones del ADN.

● Varios estudios realizados en humanos sugieren un efecto preventivo de las hortalizas de esta familia en los cánceres del tracto gastrointestinal (esófago, estómago, colon) e incluso en el cáncer de próstata. Para beneficiarnos de la acción de los compuestos sulfurosos, es aconsejable una alimentación rica en *Allium*.

● El puerro también podría contribuir a proteger el tejido colorrectal y a prevenir el cáncer gracias a su fibra alimentaria, ya que, al no ser digerida, forma una capa protectora en el colon que reduce el contacto entre los compuestos carcinógenos y las células colorrectales.

BENEFICIOS NUTRICIONALES

La gran cantidad de agua que contiene el puerro reduce su densidad calórica y lo convierte en un alimento beneficioso para reducir el aporte alimenticio durante las comidas. La fibra del puerro también le proporciona un efecto saciante. La naturaleza de la fibra difiere entre la parte verde y la parte blanca del bulbo: mientras que la primera se compone de fibra insoluble (hemicelulosa, celulosa), la segunda contiene fibra soluble (pectina). El puerro es también una fuente de vitamina B6, que participa en el funcionamiento del sistema inmunitario, y de vitamina B9, esencial para producir material genético.

Valores nutricionales por 100 gramos	Puerro crudo	Puerro cocido
Energía	29,2 kcal	24,6 kcal
Agua	90,9 g	92,1 g
Fibra	2,5 g	3,2 g

COMPRARLO Y COCINARLO

De temporada. Los puerros están en plena temporada entre los meses de septiembre y abril. Los puerros de otoño e invierno son más grandes y carnosos que el puerro de primavera, pero no por ello tienen una textura más fibrosa; pueden ser tan tiernos como 1 manojo de puerros tempranos. Sin embargo, la más tierna de sus variedades es una especie prima, el puerro de viña (*Allium polyanthum*), llamado también espárrago de pobre, que crece en estado silvestre cerca de los viñedos.

La cocción. Comerse a mordiscos un puerro crudo solo está reservado a los más valientes, pero es preferible darle a este bulbo una ligera cocción rehogándolo previamente. Para reducir la pérdida de propiedades nutricionales, también podemos optar por una cocción al vapor de pocos minutos. El puerro puede usarse en numerosos platos: sopa, potaje, tarta, quiche, platos de carne o de pescado en salsa...

RISOTTO DE PUERROS Y GUISANTES

701 KCAL

L 7,7   G 81,6   P 10,7

PREPARACIÓN 10 MIN ● COCCIÓN 30 MIN APROXIMADAMENTE ● FÁCIL ● €

1,2 l de caldo
de verduras
2 dientes de ajo
6 chalotas
2 cucharadas de aceite
de oliva
3 puerros
(la parte blanca)
200 g de arroz arborio
80 ml de vino blanco
100 g de guisantes
congelados
15 g de mantequilla
30 g de parmesano
sal, pimienta

1. Calentar el caldo de verduras en una cacerola y mantenerlo caliente.

2. Picar los ajos y las chalotas muy finamente.

3. Cortar la parte blanca de los puerros en rodajas finas.

4. En otra cacerola, calentar el aceite de oliva y añadir los ajos y las chalotas.

5. Agregar el puerro y rehogar 5 minutos.

6. Incorporar el arroz crudo y mezclar hasta que esté traslúcido.

7. Verter el vino blanco y mezclar durante 5 minutos hasta que se evapore.

8. Añadir el caldo de verduras, un cucharón cada vez, removiendo después de incorporar cada cucharón, hasta que se absorba todo el líquido. En total, calcular de 15 a 20 minutos, pero es aconsejable probarlo de vez en cuando para comprobar la cocción. Rectificar la sazón si es necesario.

9. Cuando solo quede un cucharón de caldo, añadir los guisantes y proseguir con la cocción del risotto unos minutos más. Cuando el arroz y los guisantes estén cocidos, añadir la mantequilla y el parmesano removiendo bien. Servir de inmediato.

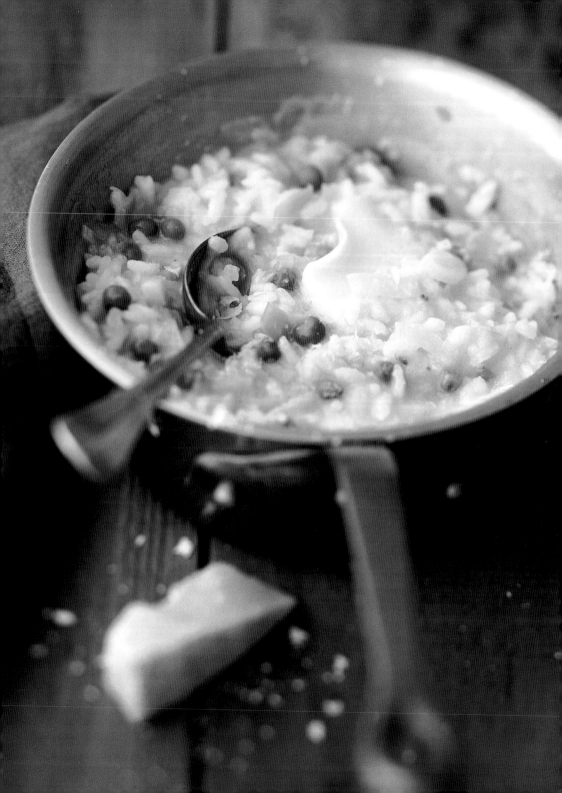

PIE DE PUERROS

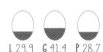

613 KCAL L 29,9 G 41,4 P 28,7

PREPARACIÓN 45 MIN ● COCCIÓN 40 MIN ● MEDIO ● € €

300 g de pechuga
de pollo
1 cucharada
de aceite de oliva
2 zanahorias peladas
4 ramas de apio
sin las hojas
3 puerros
2 cebollas blancas
300 g de champiñones
2 cucharadas de harina
600 ml de caldo de ave
2 cucharadas
de mostaza
200 ml de nata líquida
baja en grasa
1 rollo de masa
de hojaldre
1 huevo
sal, pimienta

1. Precalentar el horno a 200 °C.

2. En una cacerola que pueda ir al horno, rehogar las pechugas de pollo, cortadas en trozos medianos y salpimentadas, en el aceite de oliva, a fuego fuerte, hasta que estén doradas. Retirarlas de la cacerola y reservar.

3. Cortar las zanahorias y el apio en rodajas finas, y los puerros y las cebollas, en rodajas medianas. Rehogarlas en la misma cacerola, a fuego medio, durante 5 minutos. Salpimentar. Añadir los champiñones y rehogar 5 minutos más. Las verduras deben quedar ligeramente doradas.

4. Poner de nuevo los trozos de pollo en la cacerola, espolvorear con harina para dar una consistencia un poco más espesa a la salsa. Verter el caldo, mezclar bien para diluir la harina y comprobar que no queden grumos. Añadir la mostaza y la nata líquida, y mezclar de nuevo. Probar la salsa y rectificar la sazón si es necesario.

5. Tapar, dejar cocer de 5 a 10 minutos a fuego medio. Luego, dejar enfriar la cacerola fuera del fuego.

6. Quitar la tapadera y cubrir la cacerola con la masa de hojaldre. Enrollar la masa sobrante que cuelgue presionando bien para pegarla a los bordes de la cacerola.

7. Hacer un agujero en el centro con la ayuda de un cuchillo, para que pueda salir el vapor y que el hojaldre conserve una textura bien crujiente. Con los restos de masa pueden hacerse hojas o una trenza en los bordes para decorar el *pie*. Con un pincel, pintar con cuidado la masa con huevo batido para que, al cocer, tenga un bonito color.

8. Hornear durante unos 20 minutos, hasta que el hojaldre esté dorado y crujiente. Servir de inmediato.

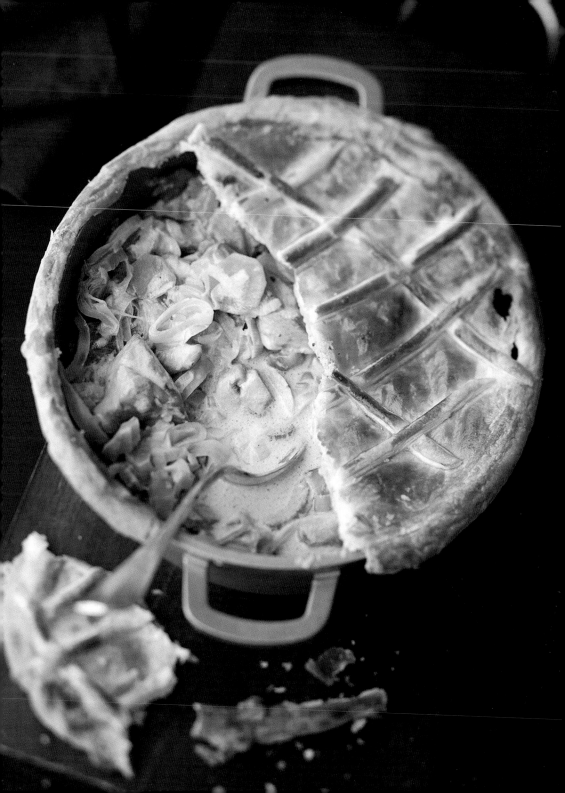

EL POMELO ROSADO

Este cítrico de pulpa acidulada y repleta de vitaminas, se distingue por sus propiedades antioxidantes, que refuerzan la asociación de la naringina y de la vitamina C. ¡Una sinergia anticancerígena dentro de una cáscara repleta de energía!

El pomelo rosado (*Citrus paradisi*) no debe confundirse con el pomelo (*Citrus maxima*), un cítrico más grande y con forma de pera, que solo se utiliza por su zumo o cáscara. Sin embargo, en el lenguaje cotidiano, la confusión es evidente, ya que el pomelo que tanto nos gusta en realidad es el pomelo rosado. Este fruto apareció en América, a diferencia de otros cítricos que son originarios de Asia. Nació del cruce natural entre el naranjo dulce (*Citrus sinensis*) y el árbol del pomelo, y tiene la misma forma característica de esta familia de frutas, es decir, un núcleo con una pulpa compartimentada que contiene semillas y cubierto por una piel gruesa. Durante mucho tiempo, las poblaciones locales no demostraron gran interés por el pomelo rosado y no recolectaban. Hoy en día, se aprecia por su sabor particular que oscila entre el dulce, el ácido y el amargo, y por sus múltiples variedades (blanco, rosado y rojo). Por su parte, el auténtico pomelo ofrece muy poco zumo y contiene numerosas semillas, por lo que su uso culinario es muy limitado.

PROPIEDADES ANTICANCERÍGENAS

Protección contra el estrés oxidativo ● Protección del pulmón y del estómago

● La vitamina C que contiene el pomelo rosado le confiere propiedades antioxidantes. Estas se ven potenciadas por la naringina, un compuesto presente en la pulpa y la parte blanca del fruto que también tiene una actividad antioxidante.

● La naringina, responsable del sabor amargo característico del pomelo rosado, se encuentra en todos los frutos de la familia *Citrus*. Además de su capacidad para luchar contra los radicales libres y el estrés oxidativo que estos provocan en el organismo, la naringina se asocia con la inhibición del desarrollo de los tumores mediante la activación de la autofagia (un mecanismo que elimina las estructuras celulares defectuosas como las células cancerosas). De este modo, al bloquear la proliferación de esas células, la naringina estaría implicada en la prevención de los cánceres de pulmón y estómago.

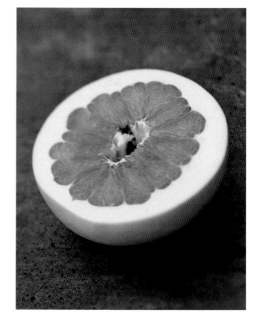

- Los limonoides, otros flavonoides que contienen las semillas y el zumo de pomelo, tendrían también la capacidad de provocar la autodestrucción de las células cancerosas por apoptosis.

BENEFICIOS NUTRICIONALES

El pomelo rosado es uno de los frutos menos ricos en azúcar y menos calóricos, con unos niveles parecidos a los de la sandía. Es reconocido, sobre todo, por su riqueza en vitamina C. Medio pomelo rosado (unos 100 g) cubre la mitad de nuestras necesidades diarias en vitamina C. También aporta otros compuestos interesantes como la naringina, un flavonoide que actúa de manera beneficiosa en nuestro sistema cardiovascular, bajando el colesterol malo y aumentando la elasticidad de las paredes de los vasos sanguíneos.

Interacción con medicamentos. Al igual que el pomelo, el pomelo rosado podría aumentar o disminuir la eficacia de ciertos fármacos. Por lo tanto, si estamos siguiendo un tratamiento con medicamentos, se recomienda consultar con el médico, dejar un espacio de unas dos horas entre la toma de medicamentos y de pomelo y evitar un consumo excesivo.

Valores nutricionales por 100 gramos	Pomelo rosado fresco, pulpa
Energía	35,9 kcal
Agua	89,8 g
Azúcares	6,2 g
Fibra	1,3 g

COMPRARLO Y COCINARLO

Consejos para comprarlo. El pomelo rosado está disponible todo el año, pero la temporada ideal de consumo empieza a finales de otoño. Al comprarlo, es aconsejable sopesar la fruta para comprobar la densidad de pulpa, y elegir la más pesada que será la mejor. Se conserva en la nevera hasta 6 semanas sin que sus propiedades nutricionales se vean significativamente afectadas siempre que su piel esté bien lisa y sin golpes.

Cómo degustarlo. Se recomienda consumir el pomelo rosado en el desayuno o como ingrediente de un entrante, ya que su sabor acidulado estimula el funcionamiento del sistema digestivo. Hay que tener en cuenta que su contenido en vitamina C es el mismo en el zumo que en la fruta fresca, aunque es preferible tomar el zumo con su pulpa. Pero el pomelo rosado puede incluirse también en otras recetas, como ensaladas asiáticas o platos de carne en salsa (cordero, ternera, etc.) y en postres refrescantes.

ENSALADA ASIÁTICA
DE POMELO ROSADO

304 KCAL

L 25,2   G 27,9   P 46,8

PREPARACIÓN 20 MIN ● COCCIÓN 10 MIN ● FÁCIL ● € €

20 g de semillas
de sésamo
1 pomelo rosado
3 zanahorias
1 pepino
400 g de gambas
cocidas
3 chalotas

PARA LA SALSA
2 cucharadas
de salsa de soja
3 cucharadas
de nuoc-mam
(salsa de pescado)
40 g de jengibre
(1 trozo de 4 cm)
3 cucharadas de aceite
de sésamo
el zumo de ½ lima

PARA EL ACABADO
1 manojo de cilantro
fresco

*Puedes preparar esta
ensalada con antelación;
en este caso, no añadas
la salsa y el sésamo hasta
el momento de servir.*

1. Precalentar el horno a 180 °C.

2. Poner las semillas de sésamo sobre una bandeja cubierta con papel vegetal y hornear durante unos 10 minutos, hasta que estén doradas. Dejarlas enfriar y reservar.

3. Pelar el pomelo conservando solo la pulpa de la fruta. Cortarla en trocitos y ponerlos en la fuente de servir.

4. Pelar las zanahorias. Con un pelador de verduras, hacer tallarines de zanahorias y ponerlos en la fuente.

5. Pelar el pepino a tiras, cortarlo en dos y, sin utilizar la parte central, cortar la pulpa también en tallarines. Añadirlos a la fuente.

6. Pelar las gambas cocidas y agregarlas a la ensalada.

7. Pelar y picar finamente la chalota e incorporarla a los otros ingredientes. Mezclarlo todo.

8. Para preparar la salsa, mezclar la salsa de soja, el nuoc-mam, el jengibre pelado y rallado muy finamente, el aceite de sésamo y el zumo de lima. Verter la salsa sobre la ensalada y mezclar de nuevo.

9. Añadir las hojas de cilantro cortadas en trozos grandes. Acabar esparciendo por encima de la ensalada las semillas de sésamo tostadas. Degustar de inmediato.

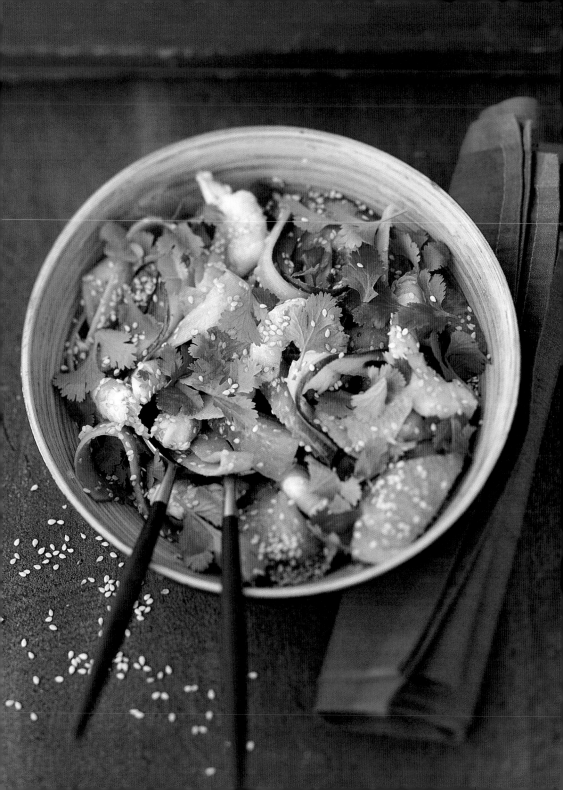

GRANIZADO DE LECHE DE COCO, POMELO Y GRANADA FRESCA

177 KCAL

L 0,8   G 96,8   P 2,4

PREPARACIÓN 10 MIN LA VÍSPERA ● COCCIÓN 10-15 MIN ● FÁCIL ● €

½ pomelo rosado
½ granada
unas hojas de menta

PARA EL GRANIZADO
250 ml de leche de coco
600 ml de agua
el zumo y la ralladura
de 1 lima
130 g de azúcar de caña

1. Para preparar el granizado, verter en una cacerola la leche de coco, el agua, el zumo y la ralladura de lima y el azúcar, calentar a fuego suave hasta que el azúcar se haya disuelto completamente, de 10 a 15 minutos.

2. Poner esta mezcla en un recipiente lo suficientemente largo y ancho para luego poder rascarlo con un tenedor, y guardarlo en el congelador 12 horas como mínimo, o mejor toda la noche.

3. Al cabo de 3 horas de congelación, empezar a rascar la preparación con un tenedor y ponerla de nuevo en el congelador. Repetir esta operación regularmente, cada 2 o 3 horas.

4. Pelar el pomelo y cortarlo en trocitos. Disponerlos en el fondo de vasitos o en boles para servir.

5. Desgranar la granada y reservar las semillas.

6. Cortar las hojas de menta en juliana lo más fina posible.

7. En el momento de servir, rascar de nuevo el granizado de coco endurecido y disponerlo sobre el pomelo en cada vasito. Esparcir los granos de granada y las hojas de menta fresca.

8. Servir enseguida, porque el granizado se derrite muy rápidamente.

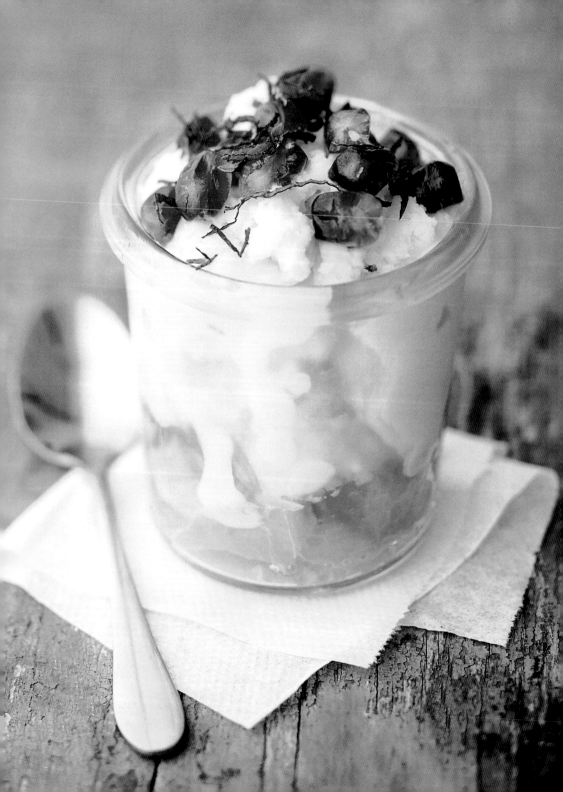

LA CALABAZA

Esta verdura, tan hermosa como buena, es muy poco calórica y rica en fibra, e incluso pueden consumirse sus semillas, que aporta grandes beneficios en la prevención del cáncer. Pero los fumadores deberían tener cuidado porque el betacaroteno que la calabaza contiene en una cantidad elevada no es beneficioso para ellos.

La calabaza (o *Cucurbita maxima*) es una de las muchas cucurbitáceas que trajo Cristóbal Colón de América. Su fruto es una gran baya de pulpa fibrosa y numerosas semillas, cubierta por una cáscara dura. El melón y la sandía también pertenecen a este tipo de fruto, denominado pepónide. A veces, es difícil diferenciar todas las especies de calabazas existentes por la estrecha semejanza entre sus diferentes frutos, que a menudo se confunden. Entre las variedades de calabaza encontramos la calabaza castaña, la calabaza moscada, la calabaza turbante y la kabocha que difieren enormemente en tamaño, forma y color. La calabaza, que crece en los huertos de todo el mundo, es curiosa por los distintos aspectos que presenta. El sublime color de la azul de Hungría haría morir de celos a la Galeuse d'Eysines, el patito feo de las calabazas, con unas protuberancias poco estéticas. Pero la más impresionante de todas sigue siendo la Atlantic Giant, un gigante que puede llegar a pesar ¡una tonelada!

PROPIEDADES ANTICANCERÍGENAS

Acción beneficiosa contra el envejecimiento del cuerpo ● Los fumadores deben limitar su consumo

● El color naranja de la calabaza se debe a la gran cantidad de carotenoides presentes en la cáscara y la pulpa. Algunos compuestos de esta familia tienen propiedades interesantes contra el cáncer, como el alfacaroteno, un carotenoide semejante al betacaroteno que presentaría un interés superior a este último en una dieta preventiva. Contribuye a reducir el estrés oxidativo del organismo y muestra la capacidad de inducir una autodestrucción de las células del cáncer de hígado.

● Otros carotenoides, la betacriptoxantina, la luteína y la zeaxantina, ejercen en el laboratorio una acción inhibidora contra la proliferación de las células cancerosas. Pero los fumadores

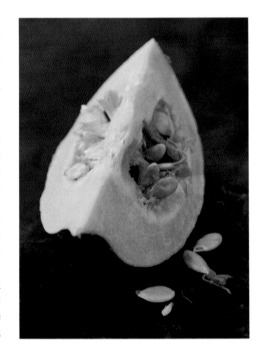

deben tener precaución, especialmente las mujeres, ya que el betacaroteno se asocia con un mayor riesgo de cáncer de pulmón. Según los resultados de estudios epidemiológicos, no se aconseja a estas personas que tomen suplementos de betacaroteno ni que consuman diariamente gran cantidad de frutas y verduras ricas en este compuesto.

● Según se desprende de un estudio llevado a cabo con más de 8.000 mujeres menopáusicas en Alemania, los fitoestrógenos contenidos en las semillas de calabaza también podrían ser responsables de la asociación positiva entre su ingesta y un menor riesgo de cáncer de mama.

BENEFICIOS NUTRICIONALES

La pulpa de la calabaza presenta una riqueza increíble en agua y aporta muy pocas proteínas, glúcidos y lípidos, por lo que es una verdura muy poco calórica. Su interés nutricional radica también en su contenido en fibra, minerales, vitaminas y fitocompuestos. También es muy adecuada en una dieta baja en sal, siempre que la cocinemos nosotros mismos (las sopas que se comercializan, especialmente las envasadas en tetrabrik, muy a menudo contienen cantidades excesivas de sal).

Valores nutricionales por 100 gramos	Calabaza cocida
Energía	13,6 kcal
Agua	95,3 g
Fibra	1,6 g
Sal	< 0,02 g

COMPRARLA Y COCINARLA

Escogerla bien. Saber distinguir una calabaza *Cucurbita maxima* de una *Cucurbita pepo* no es tan complicado. La primera tiene una forma aplanada y un color naranja pálido, mientras que la segunda es redonda y luce un color rojo vivo. Gracias a su cáscara gruesa y coriácea, una calabaza entera puede conservarse hasta seis meses si se almacena en un lugar seco, protegida del frío y de los cambios de temperatura. Hay que escogerla bien madura y con un color algo apagado.

Ideas de recetas. Con calabaza, patatas, cebolla y un toque de nuez moscada, podemos preparar una maravillosa sopa, sobre todo si añadimos la parte fibrosa y la trituramos con el resto de la preparación. También puede prepararse gratinada o en puré. Si te apetece un dulce, a nosotros nos encanta la tarta de calabaza castaña. Y, para no echar a perder sus semillas, hervirlas unos instantes antes de tostarlas con aceite de oliva... ¡Una auténtica delicia!

ENSALADA DE OTOÑO

240 KCAL

L 46,8   G 43,8   P 9,4

250 g de zanahorias
600 g de calabaza
3 cucharadas de aceite
de oliva
1 cebolla roja
½ manojo de cebollino
picado finamente
sal, pimienta

PARA LA SALSA DE
YOGUR
150 g de yogur griego
2 cucharadas de vinagre
de vino
2 cucharadas de aceite
de avellana

1. Precalentar el horno a 180 °C.

2. Pelar las zanahorias y retirar la piel de la calabaza. Cortar las zanahorias en rodajas y la calabaza en trozos de unos 2 cm de lado.

3. Poner las verduras troceadas en una fuente que pueda ir al horno. Salpimentar y regar con un chorrito de aceite de oliva (unas 3 cucharadas). Mezclar para que las verduras queden bien aderezadas.

4. Cocer al horno durante 30 minutos removiendo a menudo. Dejar templar unos minutos.

5. Mientras, picar la cebolla lo más fina posible y ponerla en una fuente de servir. Añadir los trozos de zanahoria y de calabaza cocidos. Mezclar.

6. En un bol aparte, preparar la salsa mezclando todos los ingredientes. Verterla sobre las verduras, luego esparcir el cebollino picado finamente.

7. Esta ensalada puede tomarse templada o dejar que se enfríe del todo, al gusto de cada uno.

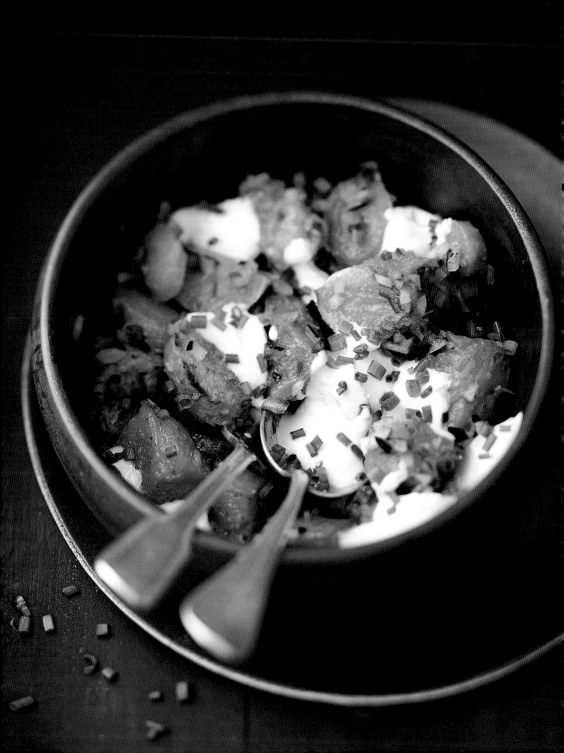

CALABAZA ASADA CON SALVIA

122 KCAL

L 27,8 G 58,5 P 13,7

PREPARACIÓN 10 MIN ● COCCIÓN 20 MIN ● FÁCIL ● €

1 kg de calabaza
8 dientes de ajo
½ manojo de salvia
2 cucharadas
de aceite de oliva
sal, pimienta

1. Precalentar el horno a 180 °C.

2. Pelar y cortar la calabaza en trozos de aproximadamente 1 cm de grosor. Si se desea, no es necesario pelarla.

3. Disponer los trozos sobre una bandeja cubierta con papel vegetal o en una fuente que pueda ir al horno.

4. Añadir los dientes de ajo dejándolos con piel. Disponerlos sobre la bandeja.

5. Poner las hojas de salvia encima, previamente lavadas.

6. Salpimentar generosamente, luego verter un hilito de aceite de oliva sobre los trozos de calabaza.

7. Hornear durante unos 20 minutos, hasta que los trozos de calabaza estén bien asados y tiernos.

Esta preparación de calabaza puede comerse templada como ingrediente de una ensalada, o como acompañamiento con un ave de corral, por ejemplo.

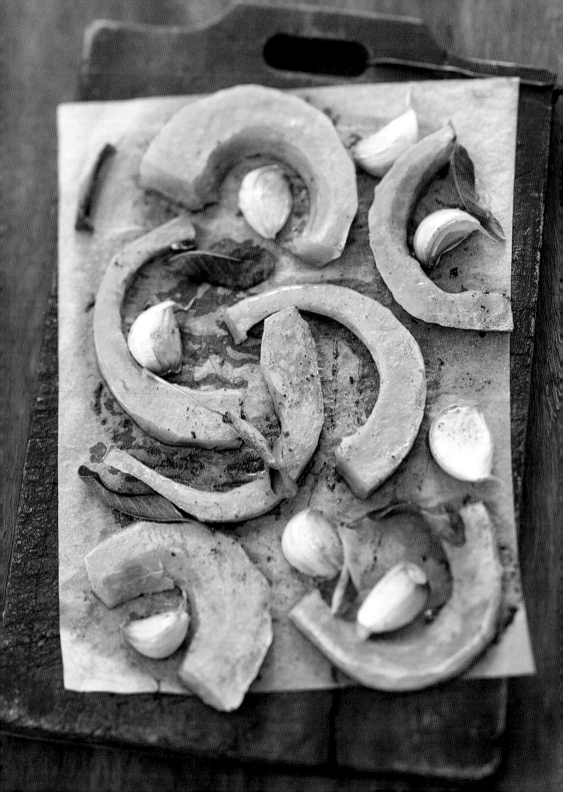

LA UVA

La uva, fruto mítico y símbolo de salud, ofrece múltiples beneficios tanto
por su bajo índice glucémico como por su riqueza en elementos capaces
de actuar contra el cáncer. Si bien el vino ofrece los mejores efectos
anticancerígenos, ¡la moderación es indispensable!

La historia de la uva está estrechamente relacionada con la del vino. Los primeros indicios de vinificación se sitúan en Georgia y Armenia, donde se encontraron tinajas de cerámica. Originalmente, la fermentación se habría producido de forma espontánea gracias a la presencia de mohos sobre la piel del fruto. Por sucesivas fases de migración, la explotación de la vid se desarrolló en Turquía, luego en Grecia antes de alcanzar las costas mediterráneas. Syrah, chardonnay, merlot, viognier, malbec... son muchas las variedades apreciadas para la deliciosa bebida que se elabora con ellas. Pero, para no limitar la uva a la vinificación, también podemos descubrir las variedades de uva de mesa, como el alphonse-lavallé, el cardinal, el chasselas o la madeleine royale. Los racimos de esas uvas se ganaron su título de nobleza en el siglo xvi cuando el rey Francisco I de Francia decidió servirlas en un banquete.

PROPIEDADES ANTICANCERÍGENAS

Protección de la piel, del sistema digestivo y del sistema respiratorio

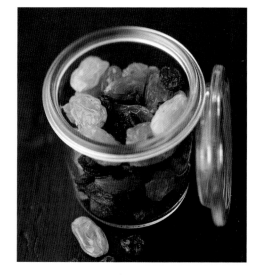

● Las notables propiedades anticancerígenas de los granos de uva provienen principalmente de los numerosos polifenoles concentrados en su piel y en sus semillas. Por esa razón, la uva negra se encuentra entre las frutas más ricas en antocianinas, por detrás de las bayas. Por consiguiente, es un alimento que no podemos olvidar teniendo en cuenta los prometedores resultados de estudios realizados en el laboratorio, en particular con células del colon, esófago, pulmones y piel.
● Estos estudios demuestran la capacidad de las antocianinas para inducir la muerte de las células cancerosas, inhibir el desarrollo y alimentación de los tumores y limitar su poder invasivo; es decir, su capacidad de utilizar circuitos como el de la sangre para desplazarse y generar un nuevo tumor en otro lugar del cuerpo.
● Los resultados de un estudio reciente en humanos sugieren también un efecto preventivo del consumo diario de uva en el tejido colorrectal. A pesar de que este estudio se realizó durante un

corto período de tiempo y que serán necesarios ensayos complementarios, estos resultados tienden a confirmar los obtenidos en el laboratorio sobre las propiedades anticancerígenas de la uva.

● ¿Cómo debemos consumir la uva para maximizar sus efectos anticancerígenos? A igual cantidad consumida, el vino tinto es el que proporciona más polifenoles. De hecho, los polifenoles de la uva se concentran en la piel y las semillas, dos matrices alimentarias de las que es difícil extraer los nutrientes. Durante la vinificación, la fase de maceración del zumo con la piel y las semillas favorece que los polifenoles pasen a la fase líquida (el futuro vino tinto). Sin embargo, hay que recordar que el vino tinto es una bebida alcohólica. A partir de cierto volumen ingerido, los beneficios de los polifenoles se contrarrestan por los efectos nocivos del etanol para la salud, por lo que el consumo de vino tinto siempre debe ser moderado.

BENEFICIOS NUTRICIONALES

La uva es una de las frutas más ricas en azúcar, junto con el plátano y el lichi. Si durante la jornada nos falta energía, y debemos elegir entre tomar unas galletas o un racimo de uva, es preferible optar por la fruta, ya que esta tiene un índice glucémico menor, lo que significa que libera el azúcar en sangre de manera más progresiva. A largo plazo, esto comporta un menor riesgo de desarrollar enfermedades como la diabetes de tipo 2 o la obesidad.

La uva también aporta cantidades interesantes de potasio, vitamina C y vitaminas B1 y B6.

Valores nutricionales por 100 gramos	Uva blanca fresca	Uva negra fresca	Uva, zumo puro
Energía	70 kcal	62,1 kcal	68,1 kcal
Agua	88,2 g	83,2 g	82,6 g
Azúcares	16,1 g	12,2 g	15,5 g

COMPRARLA Y COCINARLA

Escogerla bien madura. La uva es una fruta de otoño, que encontramos en los mercados a partir del mes de agosto y hasta finales de octubre. Este mismo período coincide con la vendimia, es decir, la estación de cosecha de la uva destinada a la vinificación. La uva es una fruta no climatérica, lo que significa que una vez cosechada termina su maduración. Por ello, es aconsejable comprarla bien madura, para poder apreciar su sabor dulce en boca en el momento de degustarla. Finalmente, y por la misma razón, es preferible conservarla lejos de las frutas que maduran tras la cosecha, como el plátano, la manzana o el kiwi, ya que estos liberan una hormona vegetal que provocaría la podredumbre prematura de los granos de uva.

Uvas pasas. Hay que consumirlas todo el año porque concentran los beneficios de la uva fresca y se adaptan fácilmente a todo tipo de recetas, dulces o saladas. Preferentemente, elige uva procedente de la agricultura ecológica o sostenible.

ARROZ CON CANELA, PIÑONES Y PASAS

608 KCAL

L 30,7 G 60,4 P 8,9

250 g de arroz basmati
2 cebollas blancas
120 g de piñones
40 g de pasas
4 cucharadas
de aceite de oliva
½ cucharada
de canela en polvo
sal, pimienta

PREPARACIÓN 10 MIN ● COCCIÓN 20 MIN ● FÁCIL ● €

1. Poner agua a hervir en una cacerola.

2. Pelar las cebollas y cortarlas en rodajas finas.

3. En una sartén, rehogar las cebollas, los piñones y las pasas en el aceite de oliva. Añadir la canela y rehogar durante 5 minutos hasta que las cebollas estén bien blandas.

4. Agregar el arroz y mezclar bien hasta que se vuelva traslúcido. Verter agua caliente, el doble del volumen de arroz. Salpimentar, tapar y dejar cocer a fuego medio durante 15 minutos hasta que esté cocido.

Este arroz es delicioso para acompañar albóndigas de carne.

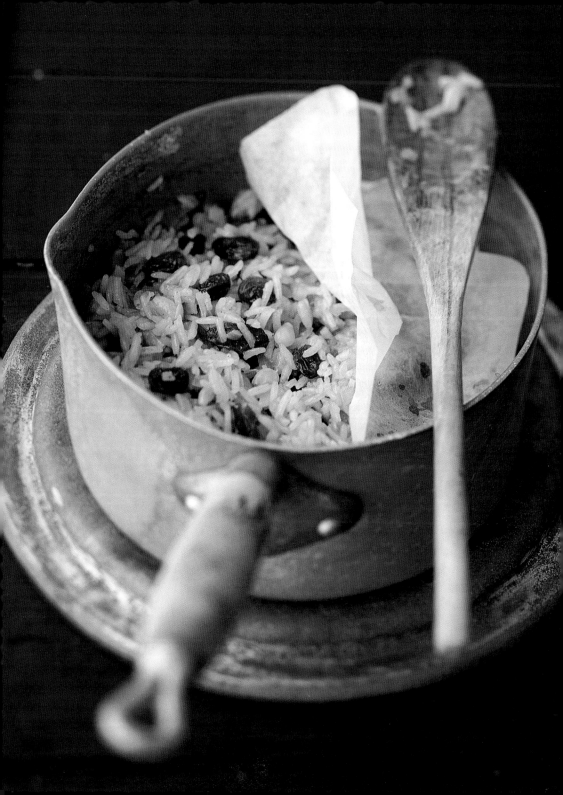

PANECILLOS DE PASCUA

145 KCAL

L 14,4   G 78,2   P 7,4

PREPARACIÓN 30 MIN ● REPOSO 1 H 45 ● COCCIÓN 30-40 MIN ● ELABORADO ● €

150 ml de leche templada
50 g de azúcar
1 sobre de levadura de panadería deshidratada (7 g)

PARA LA MASA
300 g de harina
½ cucharadita de sal
1 cucharadita rasa de canela en polvo
¼ de cucharadita de nuez moscada
dos pizcas de jengibre en polvo
40 g de mantequilla
130 g de pasas
1 manzana amarilla, pelada, sin semillas y cortada en trocitos
1 huevo
aceite

PARA LA DECORACIÓN
40 g de harina
40 ml de agua
2 cucharadas colmadas de confitura de membrillo

MATERIAL ESPECÍFICO
molde grande rectangular

1. En un bol, mezclar la leche templada, el azúcar y la levadura. Reservar durante 10 minutos.

2. Mientras, mezclar los ingredientes secos en el bol del robot: la harina, la sal y las especias. Añadir la mantequilla en trocitos, incorporarla a los ingredientes secos. Agregar las pasas, los trozos de manzana, el huevo y luego la mezcla a base de levadura.

3. Amasar la masa durante al menos 15 o 20 minutos en el robot con el accesorio de «gancho». Debe quedar elástica, pero un poco pegajosa. Ponerla en un bol untado con aceite y dejar fermentar 1 h 15 m en el horno a 40 °C o en un lugar cálido y húmedo hasta que la masa doble su volumen.

4. Preparar un molde grande rectangular ligeramente untado con aceite.

5. Sacar la masa del horno. Con el puño, golpear la masa para expulsar el aire.

6. Poner la masa sobre la encimera enharinada, formar pequeñas bolas y alinearlas en el molde dejando algo de espacio entre ellas. Dejar fermentar de nuevo 30 minutos en el horno a 40 °C.

7. Mientras, mezclar la harina y el agua con un batidor de varillas, hasta obtener una mezcla lisa y cremosa. Llenar con esta preparación una manga pastelera o una bolsa para congelados con una esquina cortada, trazar líneas verticales y horizontales sobre las bolas de masa de modo que cada una tenga una cruz blanca en el centro. Hornear de 30 a 40 minutos en el horno precalentado a 190 °C.

8. Tras sacar del horno los pequeños brioches, untarlos con un pincel con la confitura de membrillo previamente derretida.

9. Dejar templar y degustar.

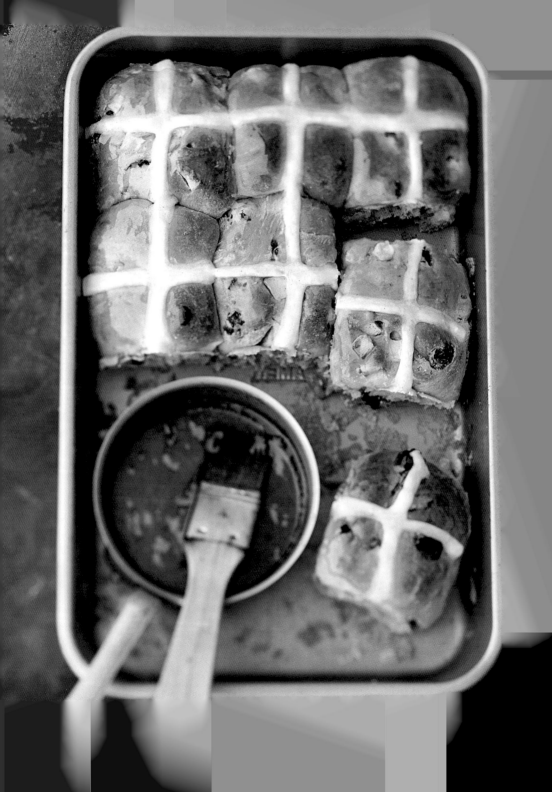

EL TRIGO SARRACENO

Este cereal, protagonista estrella contra el cáncer, tiene muchas ventajas:
es poco calórico, energético, saciante y sin gluten, y también contiene
potentes antioxidantes beneficiosos para luchar contra
una serie de enfermedades de nuestra civilización.

A diferencia del trigo y del arroz, el trigo sarraceno o alforfón no pertenece a la familia de las gramíneas sino a las quenopodiáceas, como la quinoa. Originaria de Asia, se extendió en el Lejano Oriente y luego en Europa en el siglo XIV. Durante mucho tiempo, el trigo sarraceno se denominó «trigo negro» por su semejanza con las espigas de trigo y el color oscuro de sus granos. En Occidente, se utiliza sobre todo su harina —con sabor a avellana— para hacer *galettes*, crepes y pasteles. Los principales países productores son China, Rusia, Ucrania y Kazajistán, pero también se cultiva en numerosos países de Asia, en las regiones con suelos pobres que no son adecuados para otros cereales.

PROPIEDADES ANTICANCERÍGENAS

Protección del estómago, del intestino y del colon ● Protección de las mamas en la mujer

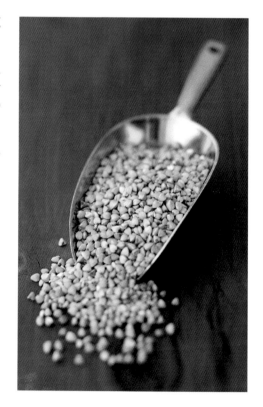

● Según algunos estudios, el consumo regular de extractos de proteínas de trigo sarraceno reduciría la incidencia de los tumores de colon y retrasaría la aparición de tumores de mama. Estas proteínas tendrían un efecto inhibidor de la proliferación celular debido a su composición particular en aminoácidos. Gracias a sus potentes antioxidantes (ácidos fenólicos y flavonoides), el trigo sarraceno podría disminuir la aparición de algunos tipos de cáncer y de patologías relacionadas con el envejecimiento.

● El trigo sarraceno es un alimento que contiene un ingrediente que estimula el crecimiento y la actividad de las bacterias buenas del intestino. Estas bacterias, en el momento de su fermentación, liberan unos compuestos con efectos beneficiosos para la salud. El trigo sarraceno es un buen prebiótico que fortalece las defensas naturales del estómago y del colon.

BENEFICIOS NUTRICIONALES

El trigo sarraceno es poco conocido por su valor nutritivo. Sin embargo, es bajo en calorías, saciante y energético. Además de sus proteínas, que contienen todos los aminoácidos esenciales, el grano de trigo sarraceno tiene una mayor capacidad antioxidante que el trigo, la avena, la cebada y el centeno. Es rico en fibra, en minerales —manganeso, magnesio, fósforo—, en zinc, potasio y selenio. Y como la mayoría de cereales, está repleto de vitaminas del grupo B (B2, B3, B5, B6 y B9). Al estar libre de gluten, encaja perfectamente en la dieta de las personas alérgicas o celíacas. Según algunos estudios, un consumo importante de trigo sarraceno permitiría luchar contra el colesterol, la diabetes, la formación de cálculos biliares, las enfermedades cardiovasculares y algunos tipos de cáncer.

Valores nutricionales por 100 gramos	Harina de trigo sarraceno
Energía	347 kcal
Agua	12,3 g
Proteínas	9,1 g
Glúcidos	70,5 g
Almidón	60 g
Fibra	4,2 g

COMPRARLO Y COCINARLO

Fácil de cocinar. El trigo sarraceno se vende en forma de grano, harina o sémola. Se presta a numerosas recetas saladas y dulces: panes caseros, galletas, crepes, pasta... Se puede apreciar una gran diferencia respecto a la harina de trigo, ya que las preparaciones resultan mucho más ligeras. Para los vegetarianos, el trigo sarraceno —muy rico en proteínas — podría ser un alimento indispensable de su dieta.

Su cocción. El trigo sarraceno entero tiene que cocerse unos 30 minutos en agua hirviendo, algo menos si es en forma de grano roto. Pero hay que tener cuidado, porque si está mal cocido se convierte rápidamente en una papilla. Puedes rellenar crepes de trigo sarraceno con verduras asadas (berenjena, pimiento, calabacín) o con una mezcla de hojas de espinacas y queso fresco. Si lo usamos en grano, el trigo sarraceno es un buen complemento para las ensaladas. En el desayuno, se prepara como unas gachas con fruta fresca. Si queremos preparar una bebida para tomar cada mañana que nos ayude a drenar las toxinas, basta con hacer un té detox con un puñado de granos tostados y puestos en infusión de 3 a 4 minutos.

Su conservación. La harina de trigo sarraceno se conserva como máximo dos meses, en un lugar fresco.

RADICCHIO DE TREVISO CON TRIGO SARRACENO TOSTADO

506 KCAL

L 46,1   G 10,2   P 43,7

PREPARACIÓN 30 MIN ● FÁCIL ● € €

2 radicchios
de Treviso pequeños
30 g de trigo sarraceno
en grano
1 burrata grande
de unos 300 g

PARA LA SALSA
DE ANCHOAS
10 filetes de anchoas
6 cucharadas
de aceite de oliva
3 cucharadas de vinagre
de vino tinto
la ralladura de 1 limón
el zumo de ½ limón
pimienta

1. Precalentar el horno a 200 °C.

2. Poner los granos de trigo sarraceno en el horno sobre papel vegetal y tostarlos unos minutos hasta que estén dorados. Reservar.

3. Limpiar bien los radicchios, retirar las primeras hojas exteriores, cortar las otras en trozos grandes y ponerlas en una fuente.

4. Para preparar la vinagreta de anchoas, ponerlas en un bol con el aceite de oliva, el vinagre, la ralladura y el zumo de limón, y triturarlo todo para obtener una salsa homogénea y líquida. Sazonar con pimienta al gusto.

5. Hacer dos cortes grandes en forma de cruz sobre la burrata y romperla con cuidado para obtener cuatro partes iguales.

6. Disponer los trozos de burrata repartidos sobre la ensalada.

7. Verter la salsa de anchoas uniformemente sobre la fuente y acabar esparciendo los granos de trigo sarraceno tostados.

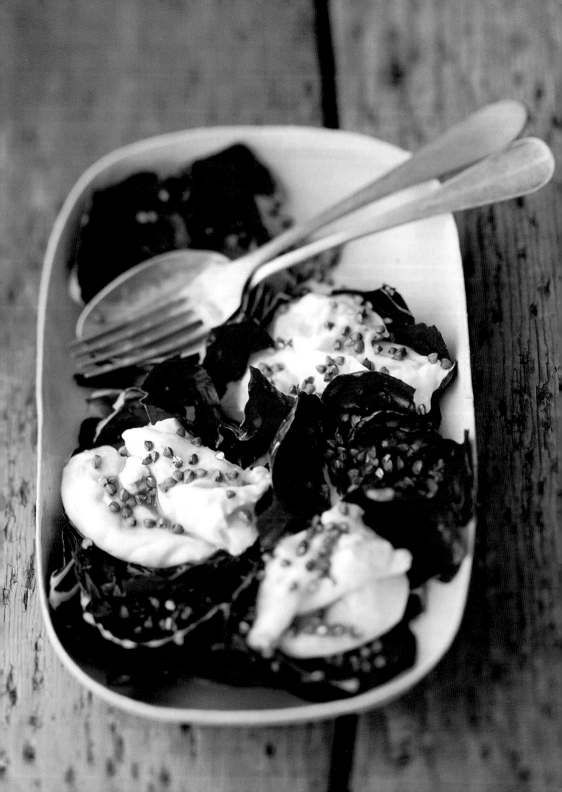

CALDO DE FIDEOS SOBA

418 KCAL

L 36,9   G 51,3   P 11,9

PREPARACIÓN 20 MIN ● COCCIÓN 15 MIN ● FÁCIL ● €

PARA LA GUARNICIÓN
300 g de setas shiitake
½ col china
2 cucharadas de aceite
de sésamo
4 cucharadas
de salsa de soja

PARA LOS FIDEOS
260 g de fideos soba
100 g de cebolleta
60 g de col rizada
4 cucharadas de miso
4 cucharaditas
de semillas de sésamo
tostadas

MATERIAL ESPECÍFICO
4 boles bastante
hondos

1. Cortar las setas en láminas finas y saltearlas a fuego medio con la mitad del aceite de sésamo y de la salsa de soja durante 5 minutos. Reservar.

2. Hacer lo mismo con la col china cortada en trozos grandes, esta vez a fuego suave, con el resto de aceite de sésamo y de salsa de soja. La col debe quedar algo crujiente. Reservar.

3. Cocer los fideos 1 minuto menos del tiempo indicado en el paquete. Escurrirlos y pasarlos por agua fría para parar la cocción.

4. Mientras cuece la pasta, cortar la cebolleta en rodajas finas y la col rizada en trocitos. Reservar.

5. En el fondo de cada bol, poner una cucharada colmada de miso, verter una taza grande de agua hirviendo y mezclar para que se diluya.

6. Añadir los fideos soba en el centro, luego unos cuantos shiitake, la cebolleta, la col china, un puñado pequeño de col rizada cruda y esparcir las semillas de sésamo tostadas. Servir bien caliente.

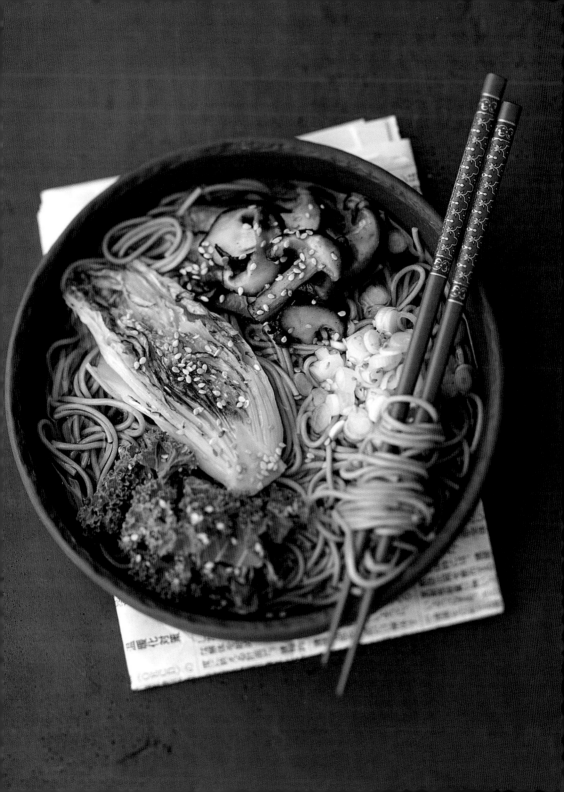

EL TÉ VERDE

El té verde, una bebida ancestral calmante y relajante, es un potente antioxidante con propiedades regeneradoras. Numerosos estudios han demostrado sus beneficios en el contexto de una dieta para prevenir el cáncer.

Originario de Asia, el té es una de las bebidas más consumidas en el mundo, solo por detrás del agua. Rojo, negro, verde, ahumado, etc., existen más de 3.000 variedades obtenidas a partir de las hojas de la *Camellia sinensis*. Únicamente el medio ambiente, la latitud, la estación de la cosecha y el proceso de transformación modifican la apariencia y la calidad del té. En China y en Japón, el cultivo y la ceremonia del té se elevan a la categoría de arte. El té verde, más que ningún otro, es el más famoso y el que parece ser más beneficioso para la salud. De hecho, a diferencia de otros tipos de té (fermentados o ahumados), no se somete a ninguna transformación y conserva todas sus propiedades. Se presenta en forma de hojas, en polvo o en briquetas de hojas comprimidas. Las hojas se cosechan de árboles que tienen de 5 a 50 años, ¡incluso más de 1.000 años para los tés «gran reserva»! Los principales países productores son la India, China, Kenia, Sri Lanka, Turquía e Indonesia.

PROPIEDADES ANTICANCERÍGENAS

Potente antioxidante ● Protección del riñón, del estómago, del colon y de la próstata en el hombre

● La sustancia antioxidante más importante del té es el EGCG, un potente polifenol que inhibe el crecimiento de los tumores y promueve la autodestrucción de las células cancerosas. Reduce el riesgo de metástasis e inhibe el crecimiento de varias líneas celulares afectadas.

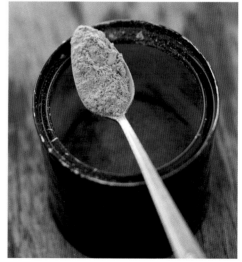

● Muchos estudios confirman las propiedades beneficiosas del té verde en la prevención del cáncer, principalmente gracias a la quercetina y al kaempferol que contiene. Por ejemplo, en pacientes afectados de lesiones en la boca, el consumo regular de té verde durante al menos tres meses permite reducir más de un 50 % el riesgo de desarrollar un cáncer de la cavidad bucal.

● Los polifenoles que contiene el té también tendrían un papel importante en la prevención del cáncer de riñón, estómago, colon y próstata. Sin embargo, se recomienda no consumir té verde durante el tratamiento de quimioterapia.

BENEFICIOS NUTRICIONALES

El té verde es muy rico en antioxidantes que ayudan al organismo a luchar contra los radicales libres. Contiene tres familias principales de antioxidantes: las catequinas, las teaflavinas y las tearubiginas. Su actividad antioxidante supera incluso a la de las frutas y verduras; su poder es cuatro veces mayor que la vitamina C. De este modo, dos tazas de té representan el equivalente de ¡siete vasos de zumo de naranja! El té verde es un buen estimulante contra el cansancio, un diurético, un aliado en dietas de adelgazamiento y un hipoglucémico eficaz contra la diabetes. Potencia la memoria y favorece la salud de los huesos. Además, contiene un aminoácido reconocido por su efecto relajante, tanto a nivel mental como físico. Finalmente, tiene un papel determinante en las funciones cardiovasculares, inmunológicas y en la prevención del cáncer.

Valores nutricionales por 100 gramos	Té verde en infusión
Energía	1 kcal
Agua	99,9 g

COMPRARLO Y COCINARLO

El arte del té. Siempre es preferible comprar el té en hojas (a granel) en pequeñas cantidades para conservar su frescor y utilizar agua mineral de botella o filtrada. El agua tiene que estar caliente pero no hirviendo (a unos 70 °C), ya que, literalmente, quemaría las hojas tiernas del té verde. En una tetera lo suficientemente grande para que las hojas se hidraten perfectamente, dejarlo en infusión entre 2 y 4 minutos para conservar el sabor y todas las propiedades nutricionales. De hecho, durante los primeros 5 minutos de infusión se liberan más de dos terceras partes de antioxidantes. Hay que beber el té verde recién hecho; su sabor refrescante y su bajo contenido en cafeína —cuatro veces menor que los otros tés— lo convierten en un auténtico momento de placer.

Para cocinar. Puedes utilizar también el té en bolsitas.

En verano. Para hacer un té helado, después de preparar la infusión, verterla en una botella o una jarra llena de hielo con unas hojas de menta. También podemos rellenar un pescado con unas hojas de té antes de cocerlo al vapor o al horno. Se pueden preparar pasteles, magdalenas, sorbetes o granizados a base de té verde...

Cómo conservarlo. En una caja que cierre herméticamente, en un lugar seco, fresco y protegido de la luz, pero no en el frigorífico.

OCHAZUKE DE CABALLA

831 KCAL

L 17,8   G 51,4   P 30,7

PREPARACIÓN 20 MIN ● COCCIÓN 25 MIN ● FÁCIL ● € €

400 g de arroz
redondo japonés
560 ml de agua
8 filetes de caballa
1 hoja grande
de alga nori
80 g de rábano negro
2 bolsitas de té verde
800 ml de agua
hirviendo
4 cucharadas
de huevas de trucha
20 g de sésamo tostado
4 cucharaditas
de salsa de soja
sal, pimienta

MATERIAL ESPECÍFICO
4 boles bastantes
hondos

1. Precalentar el horno a 190 °C.

2. Lavar el arroz con agua fría, escurrir y ponerlo en una cacerola con 560 ml de agua. Taparlo. Llevar a ebullición a fuego fuerte. Cuando el agua hierva, bajarlo y cocer a fuego medio durante unos minutos. Bajarlo de nuevo a fuego suave y cocer durante 12 minutos (o el tiempo indicado en el paquete), dejándolo tapado.

3. Mientras, preparar los diferentes ingredientes. Poner los filetes de caballa sobre una bandeja que pueda ir al horno, con la piel hacia abajo. Salpimentar, darles la vuelta para que queden con la piel hacia arriba y hornear de 5 a 10 minutos. Luego, encender el gratinador del horno y seguir la cocción durante 5 minutos más para que la piel quede algo crujiente.

4. Cortar el alga nori en tiras muy finas con unas tijeras. Reservar. Pelar el rábano negro y cortarlo en rodajas finas (con una mandolina si es posible). Reservar.

5. Hacer una infusión con el té verde en 800 ml de agua hirviendo durante unos minutos.

6. Cuando el arroz esté cocido, ponerlo en el fondo de cada bol y añadir por encima de cada uno las rodajas de rábano negro, y 2 filetes de caballa. Disponer una cucharada de huevas de trucha y esparcir el sésamo tostado. Acabar con las tiras de alga y 1 cucharadita de salsa de soja.

7. Servir los boles en la mesa con el té al lado para que cada comensal se sirva la cantidad que desea.

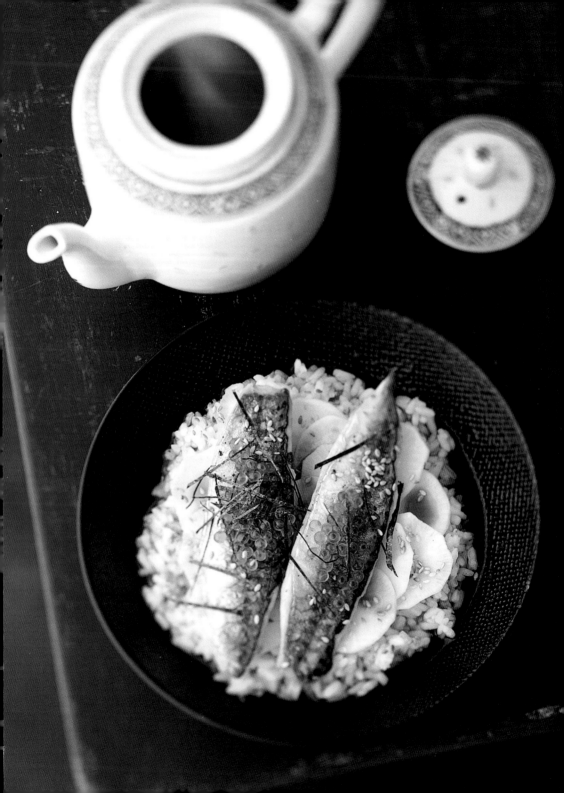

PASTEL DE CREPES DE TÉ VERDE MATCHA Y CHOCOLATE

526 KCAL

L 25   G 61   P 14

PREPARACIÓN 30 MIN ● REPOSO 20-30 MIN ● COCCIÓN 2 MIN/CREP ● MEDIO ● €€

PARA LA MASA DE CREPES CON TÉ VERDE MATCHA
3 huevos
35 g de azúcar de caña
125 g de harina
10 g de té verde matcha en polvo
1 vaina de vainilla
40 g de mantequilla derretida
275 ml de leche

PARA LA MOUSSE DE TÉ VERDE MATCHA
100 g de yogur
10 g de té verde matcha en polvo
45 g de azúcar glas
200 ml de nata líquida
1 vaina de vainilla

PARA EL GLASEADO DE CHOCOLATE
50 g de chocolate negro
45 g de chocolate con leche
70 ml de nata líquida

1. Para preparar la masa de las crepes, en un bol grande, mezclar los huevos, el azúcar, la harina y el té verde matcha en polvo. Abrir la vaina de vainilla por la mitad a lo largo y rascar las semillas con un cuchillo. Añadirlas a la masa junto con la mantequilla derretida. Mezclar. Diluir la masa vertiendo la leche poco a poco. Reservar en la nevera de 20 a 30 minutos.

2. Mientras, preparar la mousse de té verde. En un bol, mezclar el yogur, el té verde en polvo y la mitad de azúcar glas. Montar la nata líquida con las semillas de vainilla y el resto de azúcar glas. Mezclar las dos preparaciones con cuidado para que la nata no se baje; incorporar primero un poco de nata montada en la mezcla de té verde para aligerarla, luego incorporar el resto en dos veces, con una espátula, desde el centro hacia el exterior y girando el bol a medida que se incorpora la nata montada. Poner la mousse en una manga pastelera o reservarla en un bol en la nevera.

3. Cocer unas veinte crepes en una sartén de unos 20 cm de diámetro.

4. Para hacer el montaje, puede utilizarse un aro para pasteles de 18 cm de diámetro, de lo contrario, hay que vigilar que la mousse no se derrame por los bordes. Empezar poniendo una crepe, añadir un poco de mousse, alisar con una cuchara para tener una capa fina y uniforme por toda la superficie. Añadir otra crepe, aplanarla uniformemente, poner de nuevo la mousse y así sucesivamente. Repetir las capas hasta acabar todas las crepes y la mousse, terminando con una crepe. Presionar ligeramente el pastel antes de ponerlo en la nevera.

5. Preparar el glaseado cortando primero el chocolate en trocitos. Hervir la nata líquida y verterla en tres veces sobre los trozos de chocolate. Mezclar con una espátula hasta obtener un glaseado espeso y líquido. Verterlo sobre el pastel de crepes dejándolo chorrear decorativamente por los lados. Degustar enseguida o reservar en la nevera.

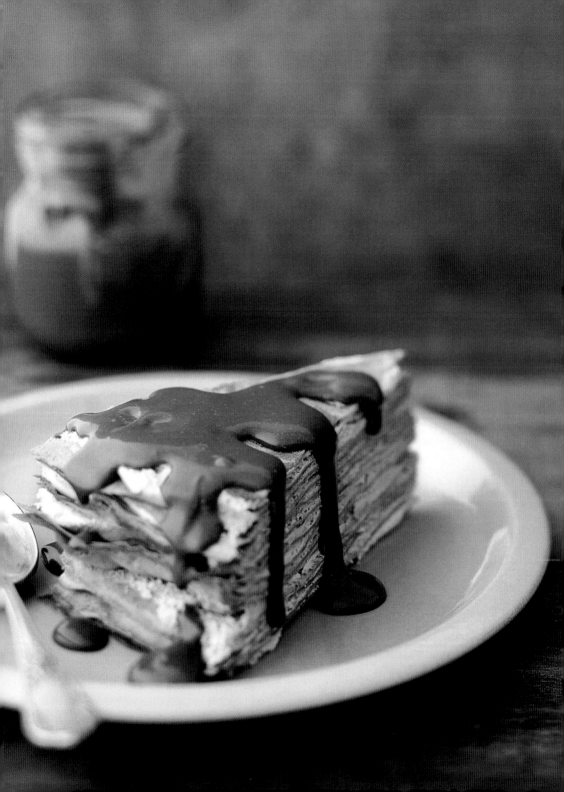

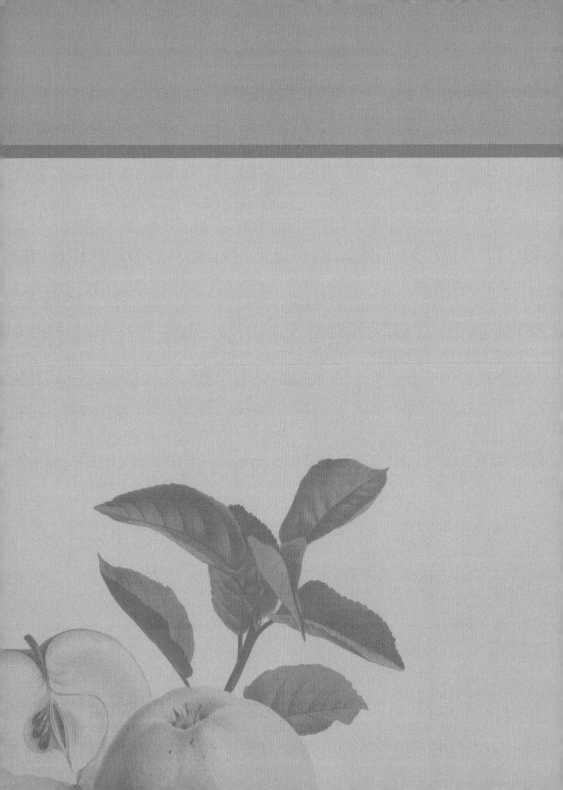

INVIERNO

LA PIÑA

La piña, una fruta exótica y saludable, es una buena fuente de vitamina C. Además, contiene una enzima, la bromelina, con propiedades anticancerígenas demostradas. ¡Una fruta excelente que debemos cocinar sin duda alguna!

La piña, fruta originaria de Latinoamérica, pertenece a la gran familia de las bromeliáceas. El otro nombre con el que se denomina a la piña, «ananás», proviene de *naná naná*, que, en tupí-guaraní, la lengua que hablan los indios guaraníes de Paraguay, significa «el olor del perfume». Los españoles la denominaron «piña» por su parecido con el fruto del pino. Los ingleses la llamaron *pineapple* por el mismo motivo. Cristóbal Colón descubrió esta fruta cuando llegó a Guadalupe en 1493. Para los habitantes de la isla, ofrecer una rodaja de piña era un signo de hospitalidad y un regalo de bienvenida a los navegantes, para que se refrescaran tras su largo viaje. La fruta se cosecha de 14 a 20 meses después de la siembra de una planta herbácea vivaz homónima, el ananás. Existen diferentes variedades de piña, entre las más conocidas y comercializadas se encuentran la Cayenne, la Queen, la Red Spanish y la Pernambuco. Cada variedad tienen sus características: el tamaño más o menos grande; la pulpa blanca o dorada, firme, fibrosa o tierna; jugosa, ácida, dulce, perfumada...

PROPIEDADES ANTICANCERÍGENAS

Protección del colon

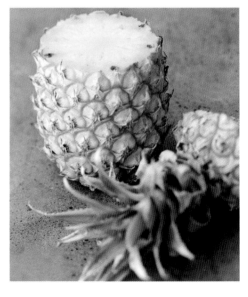

● Las propiedades medicinales de la piña, reconocidas por los pueblos indígenas de Latinoamérica, China y del Sudeste Asiático, se atribuyen, en gran medida, a la bromelina. Varios estudios realizados en el laboratorio con ratas o en células humanas han demostrado que la bromelina puede actuar contra las células cancerosas.

● La bromelina ha demostrado la capacidad de reducir de forma significativa el crecimiento de las células cancerosas, estimular la muerte celular (apoptosis) y regular la expresión genética de varios promotores del cáncer. Los diferentes estudios se han llevado a cabo con células del estómago, del colon, de la piel o del cerebro.

● La bromelina puede tomarse como suplemento dietético, pero la fruta la aporta de forma natural. Optar por esta última nos permite, además, beneficiarnos del efecto preventivo de la fibra alimentaria de la piña contra el cáncer colorrectal.

BENEFICIOS NUTRICIONALES

La piña es una fruta muy jugosa que mezcla la dulzura y la acidez del exotismo. Su pulpa fresca contiene fibra alimentaria, que permite luchar contra la pereza intestinal. En cuanto a las vitaminas, la más abundante es la vitamina C: un vaso de zumo de piña puro de unos 260 ml cubre una tercera parte de los valores nutricionales de referencia para esta vitamina. Además, también aporta minerales como el magnesio, el potasio y el calcio. Finalmente, la pulpa de la piña proporciona otro elemento interesante, la bromelina, una enzima de la familia de las proteasas que facilita la digestión y estimula la actividad del intestino delgado.

Valores nutricionales por 100 gramos	Piña fresca, pulpa	Piña, zumo puro
Energía	52,6 kcal	48,5 kcal
Agua	85,8 g	86,3 g
Glúcidos (azúcares incluidos)	11 g (9,2 g)	11,6 g (11,6 g)
Fibra	1,5 g	0,2 g

COMPRARLA Y COCINARLA

Conservarla bien. La piña está en su punto óptimo de madurez cuando las hojas se separan con facilidad. Al igual que otras muchas frutas exóticas, la piña no aguanta las temperaturas frías. Para que se conserve más tiempo, debemos evitar guardarla en el frigorífico.

Cómo degustarla. Se puede tomar fresca, en zumo, en salsa o caramelizada, en elaboraciones dulces, saladas, calientes o frías. Gracias a su sabor dulce y acidulado, combina a la perfección con carnes blancas como el pavo, el pollo y el cerdo, pero también con pescados o mariscos.

Consejo para los pasteleros en ciernes. La bromelina que contiene la piña impide que la gelatina actúe y cuaje. Para neutralizar este efecto, hay que hervir el zumo de piña antes de incorporarlo a la preparación con gelatina. Esta enzima también hace que cuaje la leche, por lo que es mejor añadir la piña en el último momento al elaborar platos a base de productos lácteos. Para preparar una bebida muy refrescante, triturar la pulpa de piña con zumo de limón, jengibre fresco y agua.

POLLO AGRIDULCE

1081 KCAL

L 7,2   G 74,7   P 18,1

1 piña
20 g de semillas
de sésamo
400 g de arroz integral
500 g de pechugas
de pollo
2 pimientos
1 cebolla amarilla
180 g de azúcar
150 ml de vinagre
de manzana
90 ml de kétchup
2 cucharadas de soja
4 dientes de ajo
2 cucharadas de aceite
de sésamo
sal, pimienta

1. Precalentar el horno a 180 °C.

2. Pelar la piña, retirar el corazón, cortar la pulpa en trozos y reservar.

3. Poner las semillas de sésamo sobre una bandeja cubierta con papel vegetal y hornear unos 10 minutos hasta que estén bien doradas. Dejar enfriar y reservar.

4. Lavar el arroz y ponerlo en una cacerola grande con agua hirviendo, tapar, bajar el fuego y dejar cocer durante 20 minutos.

5. Mientras, cortar las pechugas de pollo en trocitos. Reservar. Hacer lo mismo con los pimientos y la cebolla.

6. Para preparar la salsa agridulce, mezclar el azúcar, el vinagre de manzana, el kétchup, la soja y el ajo machacado en una cacerola. Calentar a fuego suave durante 10 o 15 minutos.

7. Mientras la salsa cuece, rehogar el pimiento rojo y luego la cebolla en una sartén grande con el aceite de sésamo durante 5 minutos, a fuego fuerte. Añadir la piña, rehogar de 3 a 5 minutos, añadir los trozos de pollo y rehogarlos 5 minutos más a fuego medio.

8. Añadir la salsa agridulce, que debe haber espesado. Dejar cocer 5 minutos más.

9. Poner el arroz integral cocido en una fuente de servicio grande, disponer el pollo agridulce encima, esparcir el sésamo tostado y servir de inmediato.

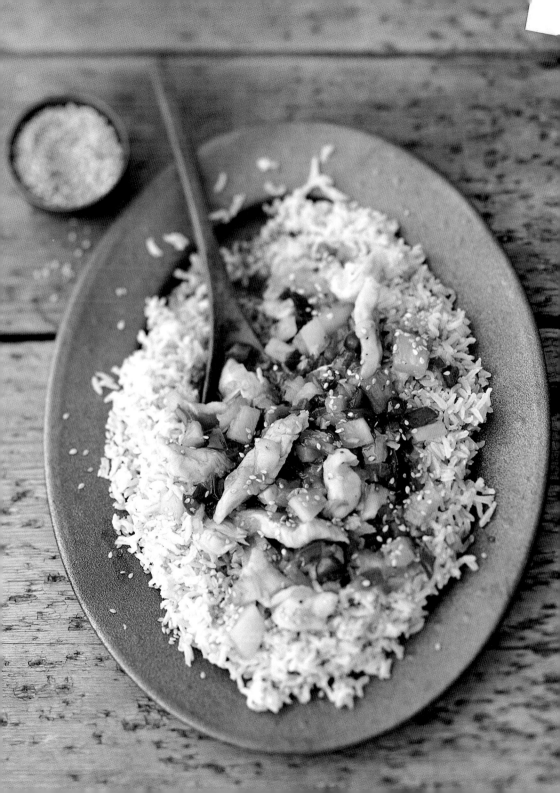

TARTA DE PIÑA

307 KCAL

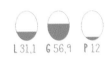

L 31,1   G 56,9   P 12

1 rollo de hojaldre

PARA LA GUARNICIÓN
2 piñas Victoria
(aproximadamente 400 g
de pulpa)
35 g de azúcar de caña
el zumo de 1 lima
1 chorrito de ron

PARA LA CREMA
1 petit-suisse
30 g de mantequilla
pomada
50 g de azúcar de caña
45 g de almendras
molidas
40 g de coco rallado
la ralladura de 1 lima
1 huevo

PARA EL ACABADO
20 g de coco rallado

1. Precalentar el horno a 180 °C.

2. Estirar el rollo de hojaldre sobre una bandeja cubierta con papel vegetal y levantar los bordes de la masa. Pincharla con un tenedor y hornear durante 15 minutos.

3. Mientras, cortar los dos extremos de las piñas y retirar todos sus ojos, luego cortarla en rodajas gruesas para poder sacar dados grandes de pulpa.

4. Retirar el hojaldre del horno, aplanar el centro que estará algo hinchado y reservarlo. Poner los dados de piña en una fuente que pueda ir al horno, espolvorear con el azúcar de caña, y verter el zumo de lima y el ron. Hornear 20 minutos aproximadamente removiendo a media cocción.

5. Preparar la crema de coco. Mezclar el petit-suisse, la mantequilla pomada, el azúcar, las almendras molidas, el coco rallado, la ralladura de lima y el huevo. Batirlo bien para obtener una mezcla homogénea.

6. Extender esta crema de coco sobre la tarta y disponer encima los dados de piña asados. Acabar espolvoreando el coco rallado.

7. Hornear de 20 a 25 minutos, hasta que la tarta empiece a dorarse, y degustarla.

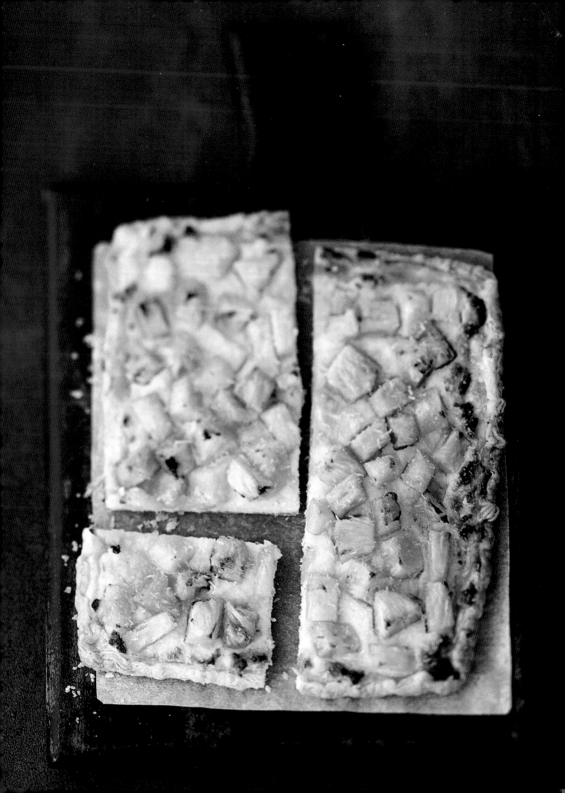

LA ZANAHORIA

La zanahoria ofrece una paleta colorida y repleta de vitaminas,
y es un aliado diario contra el cáncer para las personas que no fuman.
Pero los fumadores deben controlar su ingesta, debido
al betacaroteno que contiene.

Esta hortaliza de raíz de la familia de las apiáceas fue descubierta hace cinco mil años en las tierras de Afganistán. Su lugar destacado en nuestra alimentación es relativamente reciente; de hecho, durante mucho tiempo, se consumió zanahoria de forma marginal, y los griegos, que ya la conocían, la usaban sobre todo por sus propiedades medicinales. En la Edad Media, no se la consideraba una verdura noble, debido a su color blanquecino. Lo cierto es que su color naranja apareció en el siglo XIX. Fueron los holandeses quienes realizaron cruces naturales entre diferentes especies. Hoy en día, la variedad naranja es la que domina el mercado mundial. Sin embargo, con el resurgir de las hortalizas antiguas, han aparecido otras variedades como las zanahorias marrones, moradas o blancas. La zanahoria se cultiva en todo el mundo, excepto en las zonas tropicales. En los huertos, los primeros cultivos se realizan en primavera y los más tardíos en verano, lo que permite guardar reservas para el invierno.

PROPIEDADES ANTICANCERÍGENAS

Protección del pulmón en las personas no fumadoras, del esófago y protección de las mamas y del útero en la mujer.

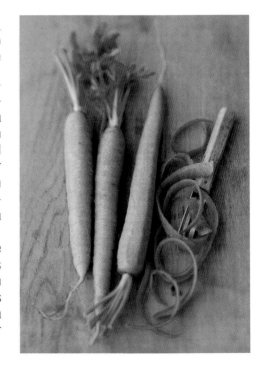

● Es bien sabido que el consumo de frutas y verduras ricas en caroteno es ideal para mantener una buena salud. Pues bien, la zanahoria es rica en carotenoides y sus antioxidantes tienen un papel eficaz en la prevención de ciertos tipos de cáncer como el de esófago y el de cuello del útero. Sin embargo, si bien el betacaroteno protege a la población no fumadora del cáncer de pulmón, podría aumentar el riesgo en la población fumadora.

● Además de caroteno, la zanahoria contiene falcarinol que tiene efectos muy beneficiosos contra el cáncer de colon. Por otra parte, según varios estudios epidemiológicos, los hombres que comen zanahorias tres veces a la semana verían reducido un 20 % el riesgo de desarrollar un tumor de próstata.

• En las mujeres, un consumo de más de tres zanahorias a la semana podría reducir el riesgo de cáncer de mama de casi el 48 %.

BENEFICIOS NUTRICIONALES

La zanahoria es, ante todo, un buen alimento en una dieta de adelgazamiento y, contrariamente a lo que pudiera pensarse, tiene una baja carga glucémica. La zanahoria naranja, ya sea cruda, cocida o en zumo, está repleta de beneficios. En efecto, su elevado contenido en carotenoides (principalmente el betacaroteno, la luteína y la zeaxantina) le confieren propiedades antioxidantes extraordinarias. Cuanto más intenso es el color de la zanahoria, más carotenoides contiene. La zanahoria morada los posee en abundancia, mientras que la blanca carece totalmente de ellos.

Además, es un concentrado de vitaminas (B1, B2, B3, B6, B9, C, E, provitamina A), de hierro, fósforo y potasio. Mejor que todas las cremas antienvejecimiento, la zanahoria conserva la piel, lucha contra los radicales libres y retrasa el envejecimiento. También ayuda al buen funcionamiento de los sistemas nervioso, muscular e intestinal. Al aportar simultáneamente fibra y carotenoides, es una hortaliza particularmente «protectora» contra el colesterol, la arteriosclerosis, las enfermedades cardiovasculares y algunos tipos de cáncer.

Valores nutricionales por 100 gramos	Zanahoria cruda
Energía	36,3 kcal
Agua	89,4 g
Azúcares	4,9 g
Fibra	2,2 g

COMPRARLA Y COCINARLA

Cómo escogerlas. El primer paso consiste en elegir bien las zanahorias que compramos. Las raíz debe estar firme, y las hojas, verdes y frescas. Para prepararlas, primero hay que cortar los tallos, y luego lavarlas a fondo bajo un chorro de agua para eliminar toda la tierra.

Crudas, en zumo o cocidas... Las vitaminas se concentran en la piel de la zanahoria, por lo que es aconsejable no pelarlas, siempre que sean de agricultura ecológica o sostenible, o incluso de nuestro propio huerto. Es posible alternar los métodos de cocción —asada, al horno—, pero, para conservar toda su vitamina C, es preferible cocer la zanahoria al vapor, en una olla a presión, y limitar el tiempo de cocción. Si se toma en zumo, inmediatamente nos levanta el ánimo gracias a su sabor fresco y vitaminado; cruda o rallada puede acompañar todo tipo de ensaladas; en flan o en un suflé, es excelente con gruyer y perejil.

ZANAHORIAS TIERNAS ASADAS Y GRANOLA CON SEMILLAS

PREPARACIÓN 20 MIN ● COCCIÓN 45 MIN ● FÁCIL ● €

255 KCAL

L 34,7 G 45,3 P 20

700 g de zanahorias
tiernas
60 g de semillas
de calabaza
15 g de semillas
de amapola
10 g de semillas
de sésamo
20 g de granos de trigo
sarraceno sin tostar
1 cucharadita
de comino
1 cucharadita
de pimentón
una pizca de pimiento
de Espelette
2 cucharadas de aceite
de oliva
sal, pimienta

PARA LA SALSA
DE MENTA
1 manojo de menta
300 g de yogur

1. Precalentar el horno a 180 °C.

2. Pelar las zanahorias, dejarlas enteras y reservarlas.

3. En un bol, mezclar las semillas con las especias. Añadir 1 cucharadita de aceite de oliva, mezclar y salpimentar.

4. Repartir esta mezcla sobre una bandeja cubierta con papel vegetal y hornear durante 15 minutos removiendo a media cocción, como si fuera una granola.

5. Dejar enfriar las semillas para que queden bien crujientes.

6. En una fuente grande que pueda ir al horno, o sobre una bandeja cubierta con papel vegetal, poner las zanahorias enteras y ligeramente rascadas. Añadir el resto de aceite de oliva en un hilito y salpimentar. Mezclar para que las zanahorias queden bien cubiertas con el aderezo. Hornear durante 30 minutos.

7. Preparar la salsa triturando el yogur y la menta. Salpimentar.

8. En el momento de servir, disponer las zanahorias en una fuente y esparcir la granola de semillas y especias. Servir con la salsa de yogur.

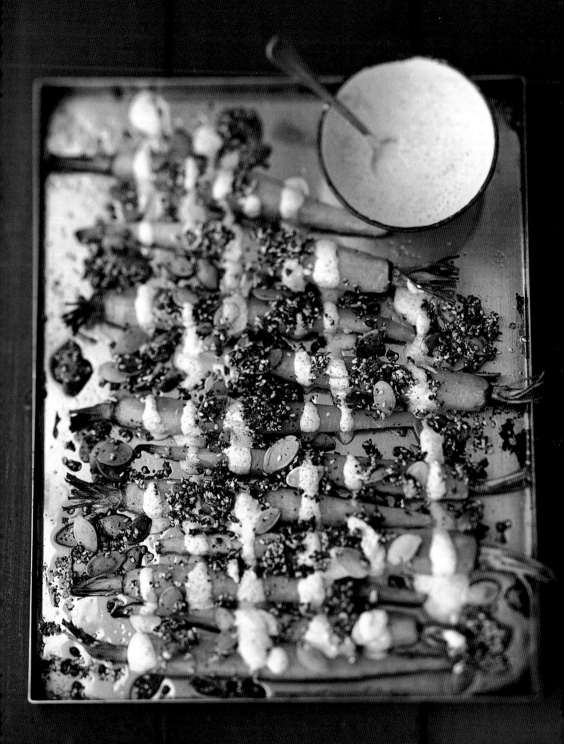

PASTEL DE ZANAHORIA

563 KCAL   L 44,7   G 45,6   P 9,7

PARA EL PASTEL

2 huevos grandes
50 g de azúcar de caña
50 g de azúcar blanco
100 ml de aceite
de cacahuete
70 g de harina
60 g de almendras
molidas
60 g de nueces picadas
1 cucharadita de canela
½ cucharadita
de jengibre en polvo
¼ de cucharadita
de nuez moscada
1 sobre de levadura
en polvo
una pizca de sal
200 g de zanahorias
ralladas
30 g de pasas
la ralladura de 1 naranja

PARA EL GLASEADO

30 g de mantequilla
blanda
50 g de azúcar glas
150 g de queso crema
(o queso fresco para
untar)

MATERIAL ESPECÍFICO

1 molde de cake
o redondo, o 6-8 moldes
individuales

1. Precalentar el horno a 180 °C.

2. Batir los huevos con los azúcares hasta obtener una mezcla bien esponjosa. Añadir el aceite poco a poco sin parar de batir.

3. En otro bol, mezclar todos los ingredientes secos: la harina, las almendras molidas, las nueces picadas finamente, las especias, la levadura y la sal.

4. Incorporar esta mezcla seca a los huevos batidos. Añadir las zanahorias ralladas, las pasas y la ralladura de naranja y mezclar bien.

5. Forrar el molde de cake o los moldes con papel vegetal, según se desee hacer un pastel grande o varios pequeños individuales. Verter la masa y cocer durante aproximadamente 30 minutos. El tiempo de cocción variará en función de la forma y del tamaño del molde utilizado. Es aconsejable vigilar regularmente la cocción a partir de los 15 minutos. Para comprobar si el pastel está hecho, pinchar con un cuchillo que debe salir limpio.

6. Dejar enfriar el pastel, preferiblemente fuera del molde, sobre una rejilla, para que salga el aire caliente.

7. Para preparar el glaseado, mezclar la mantequilla y el azúcar hasta obtener una mezcla homogénea. Añadir el queso crema y mezclar bien. El glaseado debe quedar bien liso, con todos los ingredientes bien incorporados, pero hay que evitar trabajar demasiado el queso crema para que no pierda su firmeza.

8. Cuando el pastel esté bien frío, naparlo con el glaseado.

9. Puede degustarse inmediatamente, pero es aconsejable dejarlo unas horas en la nevera, ¡aún estará más bueno!

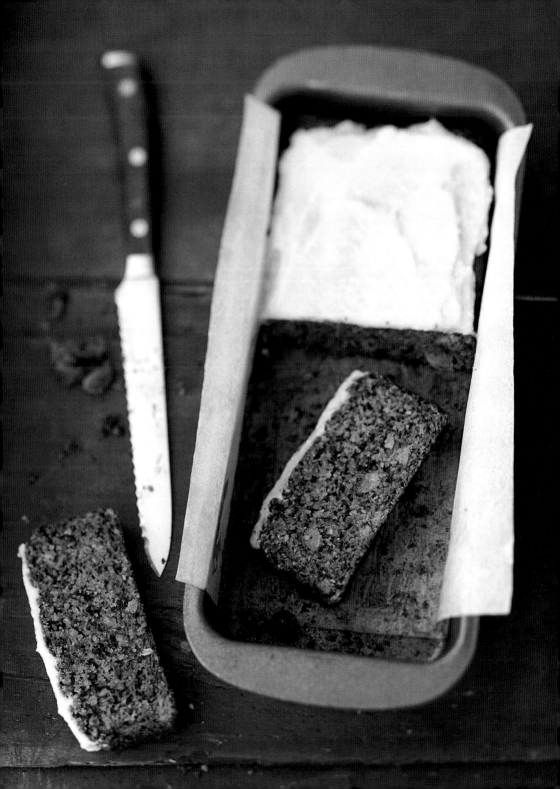

EL CHOCOLATE

Es un placer para el paladar y hace que te sientas bien. Además es rico en fibra
y en magnesio, y el chocolate negro tiene ¡un notable potencial antioxidante!

El origen del cacao se remonta al de las civilizaciones de América Central. Los aztecas y los
mayas probablemente fueron los primeros que consumieron un brebaje especiado a base de
semillas de cacao, que consideraban nutritivo y fortalecedor. Luego, los españoles dieron a
conocer el chocolate en Europa en forma de bebida líquida reservada a cierta élite. Pero no fue
hasta el siglo xix que se inventaron las diferentes formas de chocolate con las que hoy nos delei-
tamos y de las que consumimos una media de casi ¡7 kilos al año! La pasta de cacao se obtiene
a partir de la semilla, que pasa por varias etapas de transformación: fermentación, tostado, molido
y extracción de una parte de la materia grasa, llamada también manteca de cacao. El chocolate
es el resultado de la mezcla entre la pasta de cacao, la manteca de cacao y el azúcar, en propor-
ciones variables.

PROPIEDADES ANTICANCERÍGENAS

Potente antioxidante, además de levantar el ánimo, protege contra los radicales libres

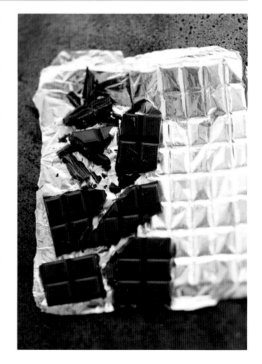

● El chocolate negro es uno de los alimentos
más ricos en polifenoles y, por ello, tiene fantásticas propiedades antioxidantes. Como el té
verde y el vino, el cacao contiene numerosas
catequinas, unos compuestos de la familia de
los flavonoides que se unen para formar proantocianidinas. Estas últimas son responsables de
la astringencia del chocolate negro. Las catequinas y las proantocianidinas tienen propiedades antioxidantes que les permiten luchar
contra el estrés oxidativo del organismo.

● De este modo, el consumo de una cantidad
moderada de cacao se asocia con un aumento
de la capacidad antioxidante de la sangre. Según
varios estudios realizados en el laboratorio, las
proantocianidinas tienen también la capacidad
de reducir el desarrollo de los tumores gracias
a diversos mecanismos. Parece que inhiben el
crecimiento de las células cancerosas disminuyendo la cantidad de receptores EGFR en la
superficie de la célula (receptores del factor de

crecimiento). También se cree que las proantocianidinas ralentizan la proliferación de los tumores impidiendo la angiogénesis (el proceso de construcción de una red de vasos sanguíneos alrededor de un tumor).

● Por último, el consumo de chocolate negro contribuye a aumentar la ingesta de fibra, reconocida por su papel protector contra el cáncer, y de magnesio que potencia la replicación y reparación del ADN.

BENEFICIOS NUTRICIONALES

El chocolate es un alimento energético por excelencia. De hecho, ya sea negro, con leche o blanco, una onza de chocolate de 10 g aporta aproximadamente 55 kcal, que es una cantidad nada despreciable. Sin embargo, no todos los chocolates son iguales. Desde un punto de vista nutricional, es mejor optar por el chocolate negro con un 70 % de cacao o más. Además de ser rico en hierro de origen vegetal y en fibra, también es una fuente de magnesio. El chocolate con leche y el chocolate blanco son menos ricos en lípidos pero son muy dulces.

Valores nutricionales por 100 gramos	Chocolate negro con 70 % de cacao	Chocolate con leche en tableta	Chocolate blanco
Energía	572 kcal	545 kcal	551 kcal
Lípidos	41,9 g	31,6 g	32 g
Azúcares	21,3 g	50,5 g	57,1 g
Fibra	12,6 g	1,2 g	0 g

COMPRARLO Y COCINARLO

Saber conservarlo. El chocolate debe conservarse en su embalaje original, protegido del calor, la luz y la humedad. Es importante no guardarlo en el frigorífico, ya que el frío modifica su sabor. Más allá de los aspectos nutricionales, su calidad también depende de sus ingredientes.

Calidades variables. Algunos chocolates contienen aceites vegetales, emulsionantes, conservantes o parafina que alteran su calidad. Para elegir bien, basta con echarle un vistazo a la lista de ingredientes del envoltorio. También hay que tener en cuenta que la cantidad de flavonoides que contiene el chocolate depende de su contenido en cacao y en leche. Cuanto más rico en polvo de cacao sea un chocolate, más flavonoides contiene. De este modo, el polvo de cacao es el que contiene más flavonoides, seguido del chocolate negro y del chocolate con leche. El chocolate blanco, por su parte, no contiene ni un gramo de flavonoides ¡ya que se elabora solamente a partir de manteca de cacao! Si el chocolate negro no es tu preferido, ¿por qué no pruebas a alternarlo con chocolate con leche, sin abusar?

———

TARTA CAPPUCCINO

711 KCAL
L 42,8 G 47,7 P 9,5

PREPARACIÓN 50 MIN ● REPOSO 1 H 10 ● COCCIÓN 30 MIN ● MEDIO ● €

PARA LA MASA AZUCARADA
200 g de harina
65 g de azúcar glas
25 g de almendras molidas
2 g de sal
120 g de mantequilla
1 huevo

PARA LA CREMA DE CAFÉ
100 ml de nata líquida
2 cucharaditas colmadas de café soluble
150 g de mascarpone
25 g de azúcar glas

PARA LA GANACHE
180 g de chocolate negro
80 g de chocolate con leche
180 ml de nata líquida
25 g de cacao en polvo

MATERIAL ESPECÍFICO
1 molde para tarta de 20-22 cm de diámetro o 6 moldes individuales

1. Para preparar la masa azucarada, mezclar todos los ingredientes secos en un bol. Incorporar la mantequilla, cortada en daditos, con la punta de los dedos como si fuera para un crumble. Añadir el huevo y mezclar para obtener una masa homogénea. Poner la masa sobre la encimera y aplastarla con la palma de la mano para integrar bien todos los ingredientes, pero sin trabajarla demasiado. Cuando la masa esté homogénea, envolverla con un film transparente y dejarla reposar en la nevera durante 30 minutos.

2. Preparar la crema de café. Calentar 3 cucharadas de nata líquida, verter el café soluble mezclando hasta que se disuelva. Dejar enfriar, luego incorporar esta nata al mascarpone y mezclar bien. Montar el resto de la nata líquida bien firme con el azúcar glas. Con una espátula, incorporarla a la preparación de mascarpone en varias veces procurando que quede una mezcla bien espumosa. Reservar en la nevera.

3. Precalentar el horno a 180 °C.

4. Estirar la masa y forrar el molde, pinchar el fondo con un tenedor, añadir legumbres, arroz o bolas de cerámica para hornear, así los bordes no se separarán del molde al precocer la masa. Hornear, luego, al cabo de 15 minutos, retirar las legumbres y dejar cocer 15 minutos más. Dejar enfriar el fondo de tarta a temperatura ambiente.

5. Para preparar la ganache, cortar los chocolates en trocitos. Calentar la nata, sin que hierva, y verterla en tres veces sobre los trozos de chocolate. Mezclar con una espátula para obtener una mezcla sedosa. Verter la ganache todavía caliente sobre las tartas frías, hasta el borde. Dejar cuajar en la nevera 1 hora.

6. Cuando la ganache se haya endurecido, añadir por encima la nata montada con café, con una manga pastelera para conseguir un acabado perfecto. Espolvorear con cacao en polvo.

7. Pueden degustarse las tartas inmediatamente, pero serán todavía mejores si se dejan reposar 1 o 2 horas en la nevera. Pueden conservarse dos días en el frigorífico.

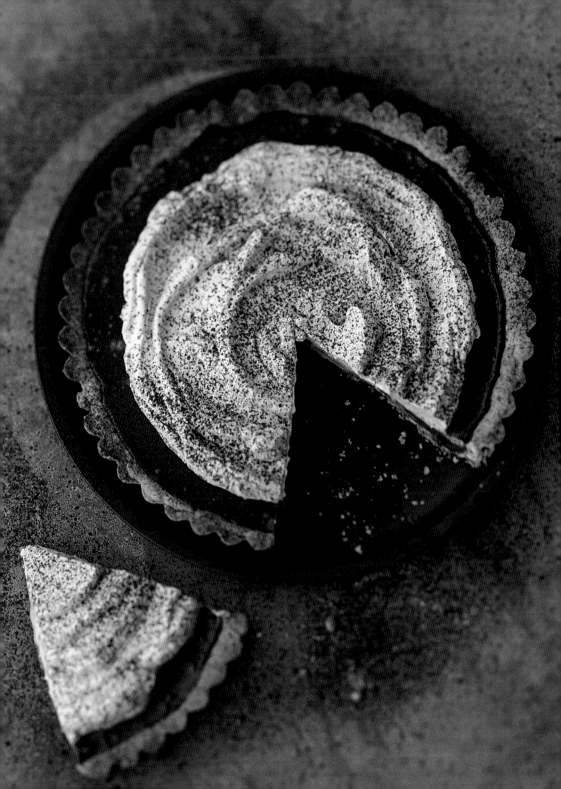

SCONES DE CHOCOLATE

312 KCAL

L 19   G 71   P 10

PREPARACIÓN 15 MIN ● COCCIÓN 20 MIN ● MEDIO ● €

500 g de harina
2 sobres de levadura
en polvo
una pizca de canela
una pizca de sal
80 g de azúcar de caña
80 g de mantequilla
reblandecida
300 g de chocolate
negro
100 g de pasas
2 huevos
200 ml de leche

1. Precalentar el horno a 200 °C.

2. En un bol grande, poner todos los ingredientes secos: harina, levadura, canela, sal y azúcar. Como si se tratara de un crumble, añadir la mantequilla en trocitos y, con la punta de los dedos, incorporarla poco a poco, pero no totalmente.

3. Añadir el chocolate cortado en trozos grandes y las pasas.

4. Batir los huevos, añadirlos junto con la leche (reservando un poco para el acabado) y mezclar hasta obtener una masa homogénea. Para que los scones salgan bien es importante no trabajar demasiado la masa; de lo contrario saldrán secos. También deben quedar trocitos de mantequilla visibles.

5. Estirar la masa sobre una bandeja cubierta con papel vegetal. Se pueden cortar círculos con la ayuda de un cortapastas, o estirar toda la masa sobre la bandeja y, con un cuchillo, precortarla en partes.

6. Untar los scones con leche y ponerlos en el horno durante 15 o 20 minutos hasta que estén bien dorados.

7. Se degustan calientes recién salidos del horno o el día siguiente poniéndolos en el horno bien caliente 5 minutos para que no estén secos.

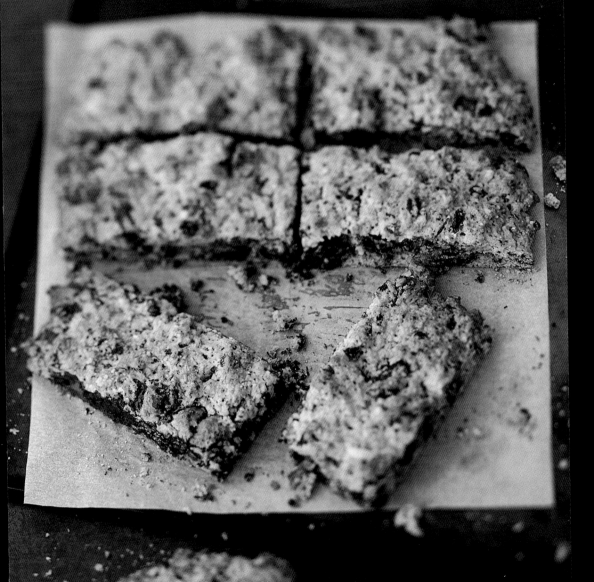

LA COL

Sana y poco calórica, la col es un auténtico aliado del organismo
contra las enfermedades, ya que sus numerosos antioxidantes protegen,
especialmente, los pulmones y el aparato digestivo. Algunos de sus compuestos
incluso pueden reducir el desarrollo de algunos tipos de cáncer. No la rechaces
por su aspecto rústico, pues la col es realmente una gran baza para la salud.

La col blanca, verde, roja, las coles de Bruselas, la coliflor... todas ellas pertenecen a la familia de las crucíferas o brasicáceas, como el rábano, el nabo o el berro. Su cultivo como verdura, que se desarrolló a partir de variedades silvestres de Europa Occidental y Meridional, se remonta a la Antigüedad. En la Edad Media, se utilizaba la col como planta medicinal o como base para sopas. El chucrut, que luego tendría una gran popularidad, ya se menciona en el siglo XIV. La col, como verdura popular que es, se relaciona con numerosos refranes y leyendas (como la que dice que los niños nacen en repollos). Fue el alimento básico de los campesinos, y también la consumían la nobleza y la realeza por su efecto protector contra el escorbuto. Pero la col se sigue viendo como un alimento «rústico», asociado a la idea de una verdura que, con su olor, invade toda la casa...Sin embargo, es fácil de cultivar y muy resistente, por lo que resulta barata y muy disponible.

PROPIEDADES ANTICANCERÍGENAS

Acción protectora de los pulmones y del aparato digestivo

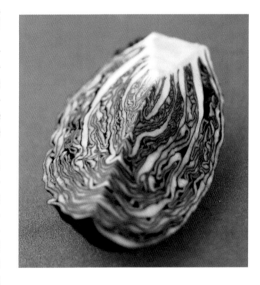

● Varios estudios han demostrado que el consumo regular de col desempeñaría un papel en la prevención de algunos tipos de cáncer. Gracias a sus propiedades antioxidantes, disminuye el riesgo de enfermedades cardiovasculares, de tener colesterol y protege de los radicales libres.
● Los numerosos antioxidantes que contiene son muy beneficiosos: por ejemplo, sus compuestos fenólicos frenarían el crecimiento de las células cancerosas y favorecerían su autodestrucción. Las antocianinas, presentes principalmente en la col roja, tienen una fuerte actividad antioxidante que podría inhibir la formación de tumores malignos. La col también tiene una actividad bactericida, especialmente sobre una bacteria responsable de las úlceras de estómago. Las investigaciones han demostrado que la col tiene una acción protectora contra el cáncer de pulmón y del aparato digestivo.

● Los componentes de la col (glucosinolatos) se activan en contacto con una enzima durante la masticación y producen una molécula capaz de frenar el desarrollo del cáncer. En las mujeres, el consumo regular de col puede ayudar a la prevención del cáncer de ovario y de riñón. Las coles también contienen compuestos de indol que actuarían contra los cánceres de colon, estómago, esófago, recto y vejiga.

BENEFICIOS NUTRICIONALES

Bajo su aspecto poco glamuroso, la col encierra numerosas propiedades nutricionales. Basta con saber cocinarla bien para obtener todos su beneficios. Es tonificante y cubre el 50 % de nuestras necesidades en vitaminas B1, A y E. Combate la fatiga y nos permite estar en forma durante todo el invierno. Es rica en minerales y en fibra, facilita el tránsito intestinal, alivia los dolores gástricos y favorece una buena circulación sanguínea. En una dieta de adelgazamiento, la col bate todos los récords, ya que es muy poco calórica y estimula la eliminación de azúcares, grasas y toxinas. Es una buena fuente de vitaminas C, B1, B6, B9, K y de ácido fólico, hierro (principalmente la col roja) y manganeso.

Valores nutricionales por 100 gramos	Col roja cruda	Col blanca cruda
Energía	33 kcal	29 kcal
Agua	90,2 g	91,5 g
Fibra	2,3 g	1,7 g

COMPRARLA Y COCINARLA

Truco para prepararla. A veces causa aversión por su reputación de verdura difícil de digerir. Sin embargo, hay algunos trucos para evitar los derivados del azufre malolientes que contiene, como rallarla finamente y comerla cruda. Para cocerla, siempre hay que escaldarla 5 minutos en agua hirviendo, y luego optar por una cocción en la sartén, al vapor o guisada. Si se hierve en una olla con agua, va muy bien añadir unas semillas de comino, hinojo o anís.
Ideas de recetas. Para hacer una sopa de repollo facilísima, poner un corazón de col verde, tocino salado, tres cebollas, tres zanahorias, tres patatas y un clavo de olor. En ensalada, mezclar la col cruda con unas pasas.

ROLLITOS DE PRIMAVERA VEGETARIANOS

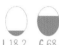

94,9 KCAL   L 18,2   G 68   P 13,8

PREPARACIÓN 40 MIN ● FÁCIL ● €

1 zanahoria grande
½ pepino
1 aguacate
80 g de col roja
½ manojo de cilantro
½ manojo de menta
1 lima
40 g de fideos de arroz
12 hojas de papel
de arroz
100 g de salsa para
rollos de primavera

Lo más complicado es que el relleno no se salga y apretar bien los rollitos de primavera. Si se pone demasiado relleno, resultará difícil cerrarlos. Sea como sea, hay que cogerle el tranquillo. A menudo, los primeros son los menos conseguidos, pero después de hacer unos cuantos ¡ya resulta más fácil!

1. Preparar las verduras. Cortar las zanahorias y los pepinos en bastoncitos delgados de unos 8 cm de largo. Cortar el aguacate en láminas finas, y la col roja, en tiras muy finas. Deshojar el cilantro y la menta. Cortar la lima por la mitad. Reservar cada ingrediente aparte, para así tenerlos todos listos en el momento de preparar los rollitos de primavera.

2. Poner los fideos de arroz en un bol con agua muy caliente durante unos 10 minutos.

3. Antes de empezar a rellenar los rollitos, preparar un paño húmedo sobre la encimera, un plato hondo con agua templada y todas las verduras en boles separados.

4. Empezar el montaje: mojar una hoja de arroz en el agua templada hasta que esté bien reblandecida. Ponerla sobre el paño húmedo. En el centro, poner dos hojas de menta hacia el exterior, luego un poco de zanahoria, de pepino, de col roja y de aguacate. Añadir unas gotas de zumo de lima sobre el aguacate, unas hojas de cilantro y acabar con unos cuantos fideos de arroz. Vigilar que el relleno quede bien centrado. Doblar los dos lados, luego el extremo más cercano, aguantando el relleno, y enrollar el rollito de primavera.

5. Antes de servir, cortarlos por la mitad al bies, para que se vean bien los bonitos colores, y degustarlos con la salsa.

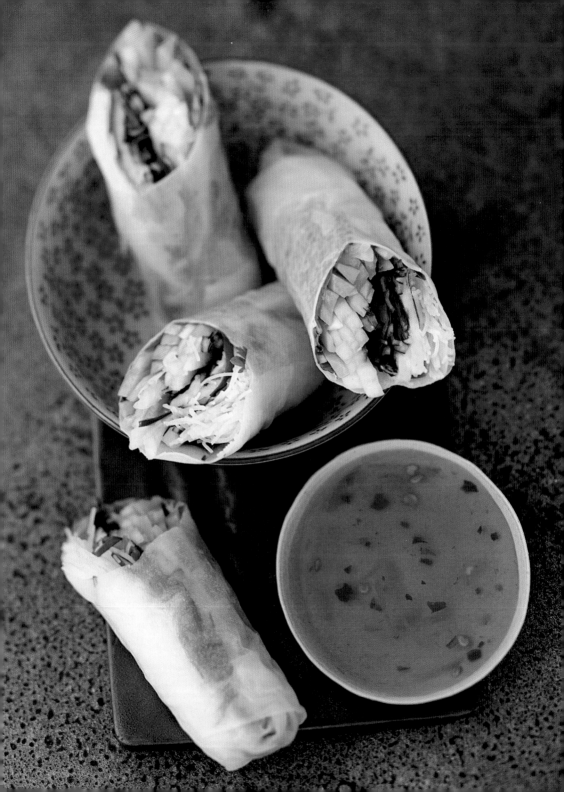

PASTA CON COLIFLOR

PREPARACIÓN 10 MIN ● COCCIÓN 20 MIN ● FÁCIL ● €

40 g de almendras
700 g de ramitos
de coliflor
350 g de espaguetis
1 cucharada de aceite
4 dientes de ajo
el zumo y la ralladura
de 1 limón
30 g de alcaparras
50 g de parmesano
20 g de mantequilla
1 manojo de perejil
sal, pimienta

1. Precalentar el horno a 180 °C.

2. Poner las almendras sobre una bandeja cubierta con papel vegetal y hornear unos 10 minutos hasta que estén doradas. Dejar enfriar, luego trocearlas gruesas. Reservar.

3. Cocer los ramitos de coliflor en agua hirviendo salada durante 1 o 2 minutos. Deben quedar apenas cocidas. Escurrir y reservar.

4. Poner a hervir agua para la pasta, cocerla 1 minuto menos del tiempo de cocción indicado en el paquete.

5. Mientras, calentar el aceite de oliva en una sartén. Añadir los dientes de ajo pelados y los ramitos de coliflor. Salpimentar y añadir la ralladura y el zumo de limón y las alcaparras. Rehogar durante 5 o 10 minutos a fuego medio.

6. Rallar el parmesano y picar el perejil. Reservar aparte.

7. En el momento de escurrir la pasta, guardar un vaso de agua de la cocción.

8. Poner la pasta en la sartén a fuego medio, añadir el agua de cocción, el parmesano, la mantequilla y mezclar bien durante 1 o 2 minutos; de este modo todos los ingredientes se integrarán bien y la pasta no se resecará. Apagar el fuego, añadir el perejil y las almendras.

9. Servir de inmediato para que la pasta no se reseque.

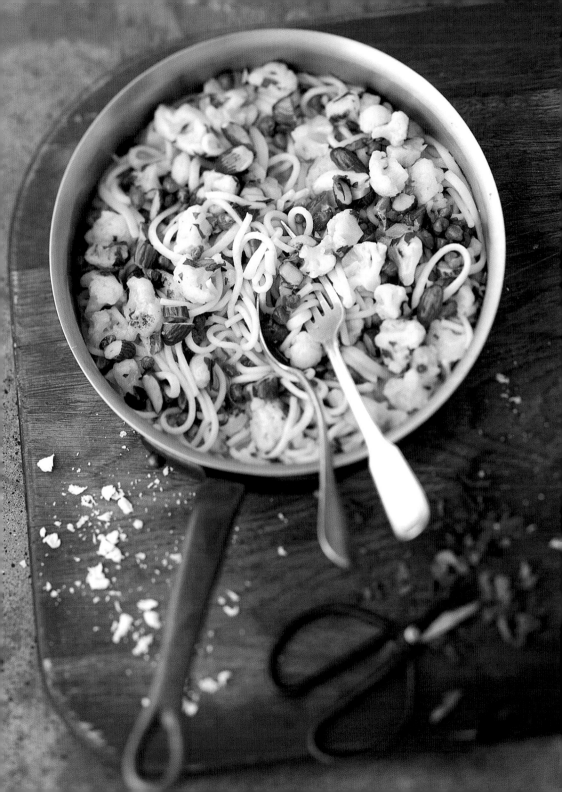

LA CÚRCUMA

La cúrcuma, esta especia con mil propiedades, además de sus efectos beneficiosos para algunas enfermedades, es el alimento anticancerígeno por excelencia en una dieta preventiva. También es una especia maravillosa que realzará tus platos.

La cúrcuma, conocida desde la Antigüedad por sus propiedades medicinales, es un colorante amarillo obtenido al moler la raíz (rizoma) de la *Curcuma longa*, una planta de aproximadamente un metro, originaria del sur de Asia. Los primeros indicios de la utilización de la cúrcuma se remontan al siglo VII en la medicina china e india. La cúrcuma pertenece a la familia de las zingiberáceas, como el jengibre y la galanga. Llamada también el «azafrán de la India», hoy en día se cultiva en la India, China, isla Mauricio y Reunión. Si bien se utiliza como colorante y tinte, su éxito se debe a su sabor exótico. En la cocina, forma parte de la composición del famoso curri, realza los platos y colorea de forma natural carnes y verduras. Pero, además, ¿sabías que tiene numerosos beneficios para la salud? La cúrcuma es también uno de los elementos esenciales de la medicina ayurvédica india y de las medicinas tradicionales asiáticas.

PROPIEDADES ANTICANCERÍGENAS

Potente antioxidante, protege y ayuda a luchar contra numerosos tipos de cáncer

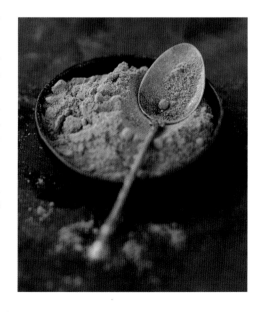

● Los efectos antioxidantes y antiinflamatorios de la curcumina podrían desempeñar un papel en la prevención y el tratamiento del cáncer. La curcumina inhibe la proliferación de las células cancerosas favoreciendo la fabricación de enzimas. En efecto, estudios epidemiológicos demuestran que algunos tipos de cáncer (colon, mama, próstata, pulmón) son menos frecuentes en los países asiáticos donde se consume mucha cúrcuma.

● Utilizada sola o en combinación con la quimioterapia, la curcumina (8 g/día) podría estabilizar la evolución del cáncer de páncreas y colorrectal, en algunos casos. Se ha demostrado que con el consumo de curcumina durante varios meses las lesiones precancerosas, como los pólipos intestinales, experimentan una regresión. La curcumina podría ser útil como tratamiento coadyuvante del cáncer, ya que podría aumentar los efectos terapéuticos de la radioterapia y de la quimioterapia haciendo que las células cancerosas fueran más sensibles a estos tratamientos y reduciendo sus efectos indeseables.

BENEFICIOS NUTRICIONALES

La cúrcuma contiene diferentes nutrientes pero son, sobre todo, los curcuminoides (los pigmentos amarillos que le proporcionan su color) los que la hacen particularmente interesante. Son antioxidantes muy potentes, que permiten luchar contra los radicales libres. Esta especia se usa en el tratamiento de trastornos inflamatorios, entre ellos los dolores debidos a la artritis o reumáticos. Se utiliza para tratar las úlceras de estómago y los trastornos hepáticos, reduce la hiperlipidemia y el riesgo de enfermedades cardiovasculares. La eficacia de los rizomas de cúrcuma está reconocida contra los trastornos digestivos, las náuseas, la pérdida de apetito y también para mejorar las funciones biliares. Esta especia sería también beneficiosa para la enfermedad de Crohn y el Alzheimer. Finalmente, estudios recientes demuestran que la cúrcuma podría tener un efecto preventivo contra la diabetes. Hay que recordar que, para sacar el máximo provecho de los beneficios de esta preciosa especia, es necesario añadir pimienta negra recién molida, que mejora la absorción de los curcuminoides.

Valores nutricionales por 100 gramos	Cúrcuma
Energía	3,1 kcal
Fibra	0,2 g

COMPRARLA Y COCINARLA

Realzar los platos. Generalmente, esta especia se utiliza en polvo, pero puede encontrarse el rizoma fresco en algunas tiendas asiáticas. Puede incluirse fácilmente en la composición de numerosos platos y mezclas de especias; una cucharadita basta para dar color y aromatizar el arroz, salteados de verduras, aves de corral... También puede aromatizar sopas, tajines y salsas. Prueba la sopa de zanahorias, menta y cúrcuma con un efecto detox garantizado, o las brochetas de pollo con curri y jengibre.

Conservación. Para aprovechar todas las propiedades de esta especia, es mejor comprarla en pequeñas cantidades. La cúrcuma fresca se conserva en el frigorífico de una a dos semanas en una bolsa de plástico agujereada. Si es en polvo, debe guardarse protegida de la luz en un recipiente opaco. Así se conservará hasta un año.

PAV BHAJI

349 KCAL

L 13,1   G 70,4   P 16,5

PREPARACIÓN 10 MIN ● COCCIÓN 40 MIN ● FÁCIL ● €

300 g de patatas
2 zanahorias
400 g de coliflor
100 g de guisantes
½ pimiento verde
sal, pimienta

LAS ESPECIAS
4 dientes de ajo
3 cebollas rojas
200 g de tomates
2 cucharadas de aceite
de oliva
1½ cucharaditas
de garam masala
1½ cucharaditas
de comino en polvo
1 cucharadita rasa
de guindilla
1 cucharadita
de cúrcuma

PARA EL ACABADO
1 manojo de cilantro
fresco
2 limas

PARA EL
ACOMPAÑAMIENTO
4 panecillos tipo muffin
o panecillos de
hamburguesa

1. Cocer todas las verduras al vapor o en una cacerola con agua caliente. Las patatas y las zanahorias peladas y cortadas en trozos grandes y los ramitos de coliflor, los guisantes y el pimiento verde sin semillas. Tienen que quedar bien cocidas y tiernas.

2. Salpimentar ligeramente y luego chafarlo un poco en un plato aparte. No debe quedar como un puré demasiado liso, ni dejar trozos excesivamente grandes de verduras. Reservar.

3. Mientras se cuecen las verduras, triturar bastante finamente el ajo, la cebolla y los tomates. Salpimentar.

4. Calentar el aceite en una sartén grande, luego verter la mezcla a base de cebolla. Añadir todas las especias, mezclar bien y calentar a fuego medio durante unos 10 minutos, hasta que esté algo dorado.

5. Añadir las verduras y un vaso grande de agua y rehogar a fuego muy suave 30 minutos. Durante la cocción, ir añadiendo un poco de agua si es necesario para obtener una consistencia no demasiado espesa.

6. Deshojar el cilantro y cortar las limas en trozos.

7. En el momento de servir, esparcir el cilantro fresco. Servir con trozos de lima y un panecillo tostado por persona.

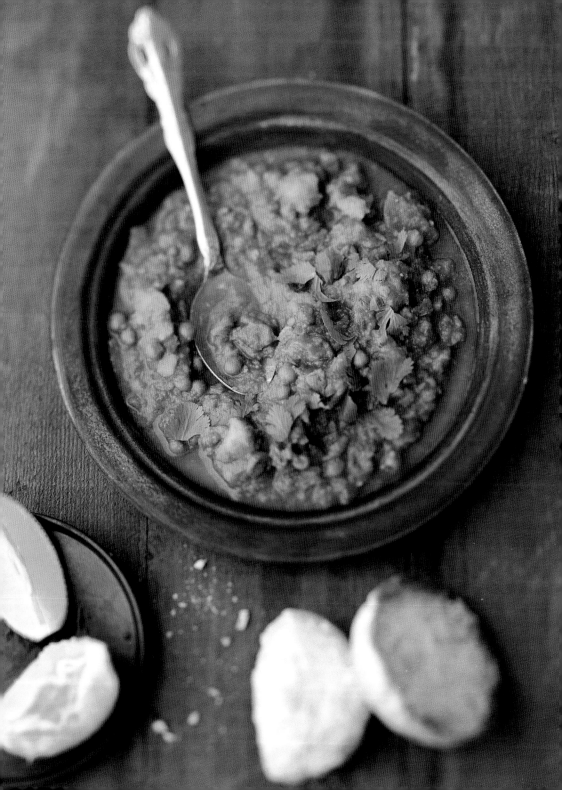

LAS ALBÓNDIGAS DE BACALAO
DE MI ABUELA

237 KCAL

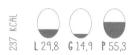

L 29,8   G 14,9   P 55,3

PREPARACIÓN 15 MIN ● COCCIÓN 15 MIN ● REPOSO 10 MIN ● FÁCIL ● €€

400 g de filetes
de bacalao
6 cucharadas de sémola
mediana
2 cucharaditas
de cúrcuma
4 dientes de ajo
1 manojo pequeño
de perejil
2 huevos
sal, pimienta

PARA LA SALSA
3 cucharadas de aceite
de oliva
1 cucharadita
de cúrcuma
½ cucharadita
de pimentón
1 vaso de agua
el zumo de 2 limones

1. Picar el bacalao bastante grueso. Ponerlo en un bol y salpimentar.

2. Añadir la sémola, la cúrcuma, el ajo machacado, el perejil picado finamente y los huevos. Mezclar con las manos para incorporarlo todo y repartir bien los ingredientes.

3. Con las manos húmedas para que la preparación no se pegue, formar albóndigas de unos 2 cm de grosor y 8 cm de ancho (aproximadamente del tamaño de un limón). Si se rompen, ponerlas durante unos 10 minutos en la nevera, así la masa será más compacta.

4. Para preparar la salsa, calentar el aceite en una sartén, y cuando esté bien caliente añadir las especias y un vaso de agua. Salpimentar.

5. Cuando la salsa empiece a hervir, bajar el fuego y poner las albóndigas en la sartén. Cocerlas a fuego muy suave; de lo contrario se romperían.

6. Pasados 5 minutos de cocción, darles la vuelta y dejarlas cocer 5 minutos más.

7. Cuando la salsa empiece a espesar, desglasarla con el zumo de los limones. Cocer 5 minutos más, apagar el fuego y dejar reposar durante unos 10 minutos antes de servir. Estas albóndigas pueden comerse tanto calientes como templadas o incluso frías el día siguiente con un chorrito de limón.

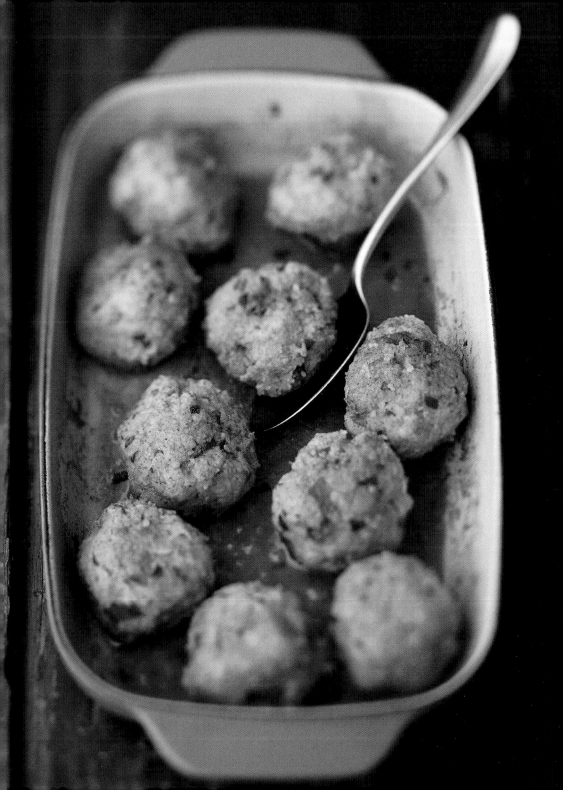

LOS FRUTOS SECOS

Aportan un toque sabroso a tu dieta diaria, y su combinación de fibra,
polifenoles y vitaminas representa un activo importante en una dieta anticancerígena.
Cuidado con sus calorías, porque solo un pequeño puñado
aporta muchos beneficios.

El término «frutos secos» incluye tanto las frutas secas obtenidas deshidratando la fruta fresca
(albaricoque, plátano, uva...) como los frutos oleaginosos secados de forma natural (almendras,
nueces, avellanas...). La deshidratación de fruta fresca es un método milenario de conservación.
Permitía guardar reservas de comida, vitales para afrontar los períodos de penuria agrícola.
Las poblaciones de la cuenca mediterránea siempre han apreciado los frutos secos, que formaban
parte de su alimentación cotidiana. Por ejemplo, en la Roma antigua los esclavos de la casa tenían
la obligación de tener reservas suficientes durante todo el año para satisfacer a su amo. En la Edad
Media, los frutos secos fueron un símbolo de frugalidad en la religión cristiana, como demuestra
el nombre «frutos de Cuaresma» con que se les conocía. Hoy en día, los frutos secos gozan de un
interés creciente ya que representan un factor de equilibrio y bienestar interior en una alimentación
sana y natural.

PROPIEDADES ANTICANCERÍGENAS

**Protección del sistema digestivo ● Acción beneficiosa contra la inflamación del orga-
nismo**

● El consumo moderado pero frecuente de frutos secos complementa la ingesta diaria de fibra
alimentaria. Desde hace años, se ha puesto de
manifiesto que una dieta rica en fibra protege
contra el riesgo de cáncer colorrectal. Por lo
tanto, los frutos secos tienen un papel nada despreciable en la prevención de este cáncer, que
se encuentra entre los más diagnosticados en
los países occidentales.

● Los frutos secos también presentan una
importante actividad antioxidante gracias a los
numerosos polifenoles y vitaminas que contienen, por lo que disminuyen el estrés oxidativo y
la inflamación crónica de los tejidos del cuerpo.
También contribuyen a limitar las mutaciones
genéticas de las células, responsables de la aparición del cáncer.

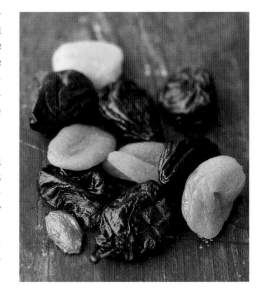

● Los compuestos bioactivos que no se destruyen con la deshidratación de la fruta son las antocianinas, catequinas, ácidos fenólicos, terpenos y vitamina E. Su actividad antioxidante actúa directamente sobre las células cancerosas para inhibir su crecimiento.

BENEFICIOS NUTRICIONALES

Es cierto que son calóricos, pero tienen un interés nutricional evidente. Los frutos secos están
repletos de vitaminas y minerales como la vitamina E, vitaminas del grupo B, calcio, potasio, o
hierro. También son una fuente interesante de fibra.

Al ser tan calóricos, deben consumirse en pequeñas cantidades, aproximadamente un puñado al
día. Las calorías de los frutos oleaginosos provienen de su contenido en lípidos, y las de los frutos
deshidratados, de su contenido en glúcidos y azúcares simples. Sin embargo, para una ración de
30 g de frutos secos, estas cantidades de azúcares simples son comparables a las que aporta la fruta
fresca.

Valores nutricionales por 100 gramos	Albaricoque seco	Uva pasa	Higo seco	Plátano deshidratado
Energía	81,3 kcal	90,9 kcal	75,6 kcal	88,2 kcal
Agua	81,3 g	5,1 g	9,2 g	8,4 g
Glúcidos (azúcares incluidos)	15,9 g (12,2 g)	19,9 g (17,8 g)	15,1 g (14,4 g)	17,1 g
Fibra	1,7 g	0,9 g	2,4 g	0 g

Véase también los valores nutricionales de algunos frutos oleaginosos en la p. 249.

COMPRARLOS Y COCINARLOS

Dónde encontrarlos. Los frutos secos están disponibles todo el año y se conservan bien. Los
frutos oleaginosos pueden recogerse directamente cuando caen del árbol. Los frutos deshidratados,
por su parte, podemos prepararlos nosotros mismos a partir de la fruta fresca; basta invertir en un
pequeño electrodoméstico, el deshidratador.

La calidad en primer lugar. Siempre es preferible comprarlos de agricultura ecológica o sostenible para evitar el consumo de pesticidas.

Como complemento. El proceso de deshidratación de la fruta reduce en gran medida el contenido de vitamina C, por lo que hay que complementar el consumo de frutos secos con frutas frescas
ricas en esta vitamina (cítricos, frutos rojos, papaya o kiwi).

El momento ideal para degustarlos. En el desayuno, solos o con cereales; como tentempié,
acompañados con una fruta fresca y un poco de chocolate negro; o cuando se realiza algún deporte,
1 hora antes y 1 hora después del esfuerzo. Y, para aportar un toque crujiente a los platos, pueden
añadirse a los tajines, curris, filetes de pescado y platos de aves de corral.

GRANOLA CASERA

595 KCAL   L 29,6   G 56,8   P 13,6

PREPARACIÓN 10 MIN ● COCCIÓN 50 MIN ● FÁCIL ● €

60 ml de aceite
80 ml de jarabe
de agave
½ cucharadita
de canela
una pizca de flor de sal
200 g de copos
de avena
20 g de sésamo
15 g de lino dorado
50 g de almendras
picadas gruesas
20 g de semillas
de calabaza
50 g de pasas
50 g de albaricoques
secos

1. Precalentar el horno a 160 °C.

2. En una cacerola, calentar a fuego suave el aceite, el jarabe de agave, la canela y la flor de sal y mezclar para obtener un líquido homogéneo. Dejar templar.

3. Mientras, poner el resto de ingredientes en un bol grande, excepto las pasas y los albaricoques.

4. Verter sobre los ingredientes secos el líquido templado y mezclarlo todo con una espátula. Todos los ingredientes deben quedar bien cubiertos con el líquido.

5. Verterlo sobre una bandeja que pueda ir al horno forrada con papel vegetal, y extender la preparación por toda la superficie de la bandeja para que todos los ingredientes se mezclen y se peguen unos a otros.

6. Hornear durante unos 50 minutos. Cada 15 minutos, sacar la bandeja del horno y remover la granola para que no se queme.

7. Dejar enfriar fuera del horno, luego añadir las pasas y los albaricoques secos cortados en daditos.

8. Verter la granola en un tarro; así puede conservarse durante dos semanas.

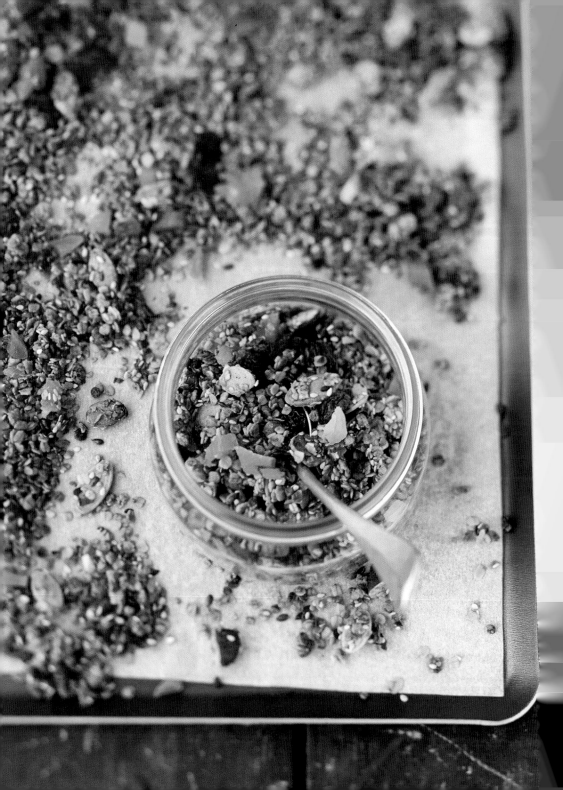

PASTEL DE CIRUELAS

521 KCAL   L 9,8   G 78,3   P 11,9

PREPARACIÓN 10 MIN ● COCCIÓN 1 H ● REPOSO 1 H ● FÁCIL ● €

90 g de harina
70 g de azúcar de caña
una pizca de sal
3 huevos
500 ml de leche
10 g de mantequilla
2 cucharadas de azúcar
de caña líquido
300 g de ciruelas pasas
deshuesadas

1. Precalentar el horno a 200 °C.

2. Tamizar la harina.

3. En un bol, mezclar el azúcar, la sal y la harina tamizada. Añadir los huevos y mezclar de nuevo. Verter la leche poco a poco mezclando con un batidor de varillas para que no se formen grumos.

4. Untar el molde con mantequilla y cubrir el fondo con el azúcar de caña líquido.

5. Poner las ciruelas pasas en el fondo del molde y añadir la preparación de harina, huevos y leche.

6. Hornear y dejar cocer durante 1 hora, hasta que el pastel esté dorado.

7. Dejar enfriar a temperatura ambiente, luego dejarlo reposar 1 hora en la nevera antes de degustarlo.

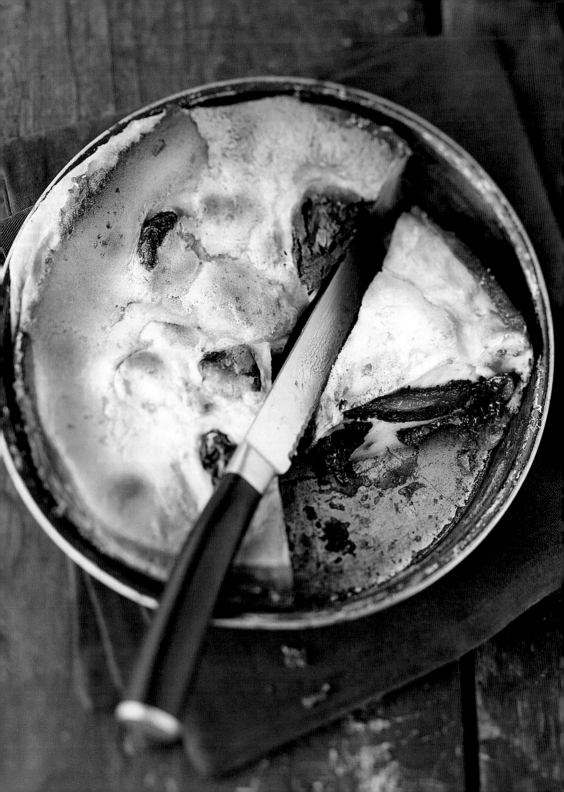

LA GRANADA

Una fruta que no cesa de desvelar sus beneficios para la salud.
Es uno de los tres alimentos imprescindibles en una dieta anticancerígena,
un elixir maravilloso que también tiene el poder
de combatir las células cancerosas.

La granada es una baya compuesta por semillas rodeadas de una pulpa roja característica, el arilo. El fruto del granado se ha utilizado durante miles de años por sus efectos beneficiosos para la salud. Originaria de Oriente Próximo, la granada tenía una enorme ventaja para los viajeros porque su corteza gruesa permitía conservarla durante mucho tiempo y su pulpa rica en agua saciaba la sed. Con la pulpa roja también se fabricaba tinta. Hoy en día, se cultiva en las regiones cálidas subtropicales de Europa, África, Asia y hasta en América. La granada se ha asociado a muchos mitos y creencias. Era un fruto del paraíso, y parece ser que Eva cogió una granada del árbol prohibido y no una manzana... Aunque es poco conocida, la granada tiene numerosos beneficios. Existen diferentes variedades, que difieren por su acidez, dulzor, tamaño o color de la cáscara.

PROPIEDADES ANTICANCERÍGENAS

Acción antioxidante contra el envejecimiento y la enfermedad

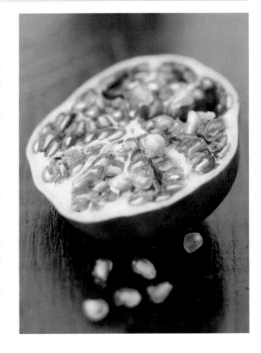

● Lo que hace a la granada excepcional es la combinación del efecto de los taninos y de los flavonoides, que redobla su acción anticancerígena. Sus antioxidantes ayudan al organismo a luchar contra los radicales libres y contra la enfermedad. De hecho, los estudios realizados en el laboratorio demuestran que el zumo de granada o sus extractos frenarían el avance del cáncer de colon, próstata y mama.

● El consumo diario de zumo de granada reduciría el crecimiento de las células cancerosas. En el cáncer de próstata, dividiría por tres la proliferación de las células malignas.

● Permitiría retrasar la recurrencia del cáncer. En los pacientes operados de un cáncer de próstata, un vaso de zumo al día podría retrasar el tiempo de aparición del PSA (marcador de recurrencia presente en la sangre) a 54 meses en lugar de 15.

BENEFICIOS NUTRICIONALES

Su particularidad es su gran riqueza en antioxidantes y un alto contenido en polifenoles (taninos, flavonoides) que tienen una acción muy beneficiosa para la salud, por lo que su poder antioxidante es de tres a cuatro veces superior al del té verde o del vino tinto. La granada cruda también contiene una cantidad importante de vitaminas B5, B6, E y C: tanto la fruta fresca como el zumo es tonificante. Además, contiene minerales (potasio, fósforo, magnesio) y oligoelementos (zinc, hierro). Sus potentes antioxidantes ejercen una acción beneficiosa en el corazón, en el cerebro, en los dientes y en los huesos. Controla el nivel de colesterol, posee propiedades antienvejecimiento, antiinflamatorias y antivíricas. El zumo de granada también disminuiría la presión sanguínea en las personas con hipertensión.

Valores nutricionales por 100 gramos	Granada fresca, pulpa y semillas
Energía	71 kcal
Agua	81 g
Fibra	2,3 g

COMPRARLA Y COCINARLA

Dónde encontrarla. Hoy en día, la granada se encuentra fácilmente en los mercados y supermercados. Para elegir el fruto bien maduro, hay que comprobar que emita un sonido metálico cuando lo golpeamos con la palma de la mano. A igual tamaño, los frutos más pesados serán mucho más jugosos. La cáscara debe ser lisa, brillante, de un bonito color rojo intenso y sin manchas marrones.

Preparación. Para extraer el zumo, cortarla por la mitad y pasarla por un exprimidor, como si fuera un pomelo. Para preparar un jarabe casero, hervir 2 tazas de pulpa y 2 tazas de azúcar (o de miel). Pasar por un colador con una tela para eliminar las semillas. También se encuentra zumo y concentrados en las tiendas.

En la cocina. La granada se presta a numerosas recetas. Puede añadirse a una ensalada salada o dulce y servirla con un queso blanco. También puede usarse la pulpa con arroz integral y almendras. El zumo de granada puede utilizarse para hacer coulis, salsas, o para marinar carnes y pescados.

Conservación. La fruta fresca se conserva unas semanas en el frigorífico, y el zumo, varios días. La pulpa fresca se conserva un año en el congelador, y seca (entera o en polvo) tiene que conservarse en un lugar fresco y seco protegido de la luz.

ENSALADA TEMPLADA DE COLIFLOR ASADA CON COMINO, QUESO FETA Y GRANADA

175 KCAL

L 53,2   G 21,3   P 23,5

1 coliflor (unos 500 g,
una vez cortada
en ramitos)
2 cucharaditas
de comino en polvo
3 cucharadas de aceite
de oliva
½ granada
100 g de queso feta
la ralladura de ½ limón
pimienta

1. Precalentar el horno a 200 °C.

2. Escaldar los ramitos de coliflor en agua hirviendo salada durante 2 o 3 minutos, solo para precocerlos.

3. Escurrirlos bien y ponerlos en una fuente que pueda ir al horno. Añadir el comino en polvo y el aceite de oliva. Sazonar con pimienta. No es necesario poner sal porque el agua de cocción ya está salada, y el queso feta también es salado. Mezclar bien para que la coliflor quede cubierta de comino y aceite de oliva.

4. Hornear unos 20 minutos hasta que la coliflor esté dorada.

5. Mientras, desgranar la granada retirando el máximo de partes blancas posible. Para ello, cortar los dos extremos de la fruta, luego hacer unos cortes en los lados. Abrir con cuidado la granada y desgranarla encima de un bol de agua fría, para que las semillas se separen de todas las partes blancas. Reservar las semillas en un bol.

6. En otro bol, desmenuzar el queso feta con los dedos en pequeños trozos irregulares. Reservar.

7. Cuando la coliflor esté bien dorada, dejar templar unos minutos en la fuente de cocción. Añadir la ralladura de limón y mezclar bien.

8. Esparcir el queso feta desmenuzado, las semillas de granada y servir de inmediato.

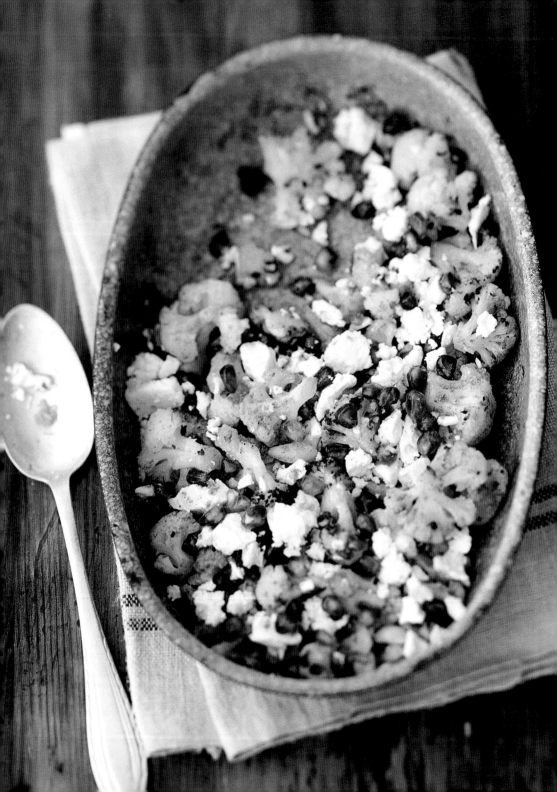

PUDIN CON SEMILLAS DE CHÍA

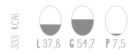

333 KCAL
L 37,8 G 54,7 P 7,5

40 g de semillas de chía
(en tiendas bio)
400 ml de leche de coco
50 ml de jarabe
de agave
1 mango
1 granada

MATERIAL ESPECÍFICO
vasitos

1. La víspera, preparar las semillas de chía: mezclarlas en un bol con la leche de coco y el jarabe de agave. Reservar en la nevera durante 12 horas para que las semillas de chía se hinchen con el líquido.

2. El día siguiente, mezclar este pudin y verterlo en los vasitos.

3. Cortar el mango en trocitos y añadirlos.

4. Desgranar la granada y agregar las semillas.

5. Se pueden preparar los vasitos con antelación y guardarlos en la nevera hasta el momento de servir.

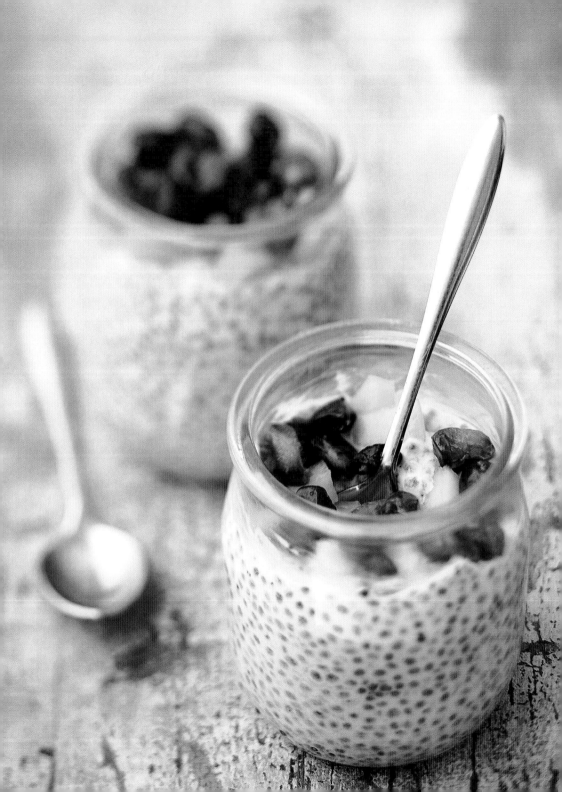

LA LENTEJAS Y LAS LEGUMBRES

Las legumbres, esas virtuosas desdeñadas, son unas plantas nutritivas que contienen preciosos beneficios, tanto por su acción protectora anticancerígena como por su riqueza en fibra, vitaminas y minerales. Además, son fáciles de cocinar.

Las legumbres, llamadas también legumbres secas o leguminosas, pertenecen a la gran familia de las feculentas. Hoy en día, en el mundo se conocen más de 7.000 especies, siendo las más nutritivas para el hombre las lentejas (verdes, marrones, negras, rojas), las habas y alubias (alubias blancas, rojas, negras, pintas, mungos, azukis, soja, etc.) y los guisantes (rotos, enteros, garbanzos). No hay duda de que las leguminosas fueron las primeras plantas que se cultivaron. Son la base de la alimentación en Oriente Medio, Asia, África del Norte y la India. Durante mucho tiempo fueron consideradas como el alimento de los pobres, y, hoy en día, vuelven a nuestras mesas gracias a la combinación de varias cualidades: una composición nutritiva interesante, un bajo precio, la producción agrícola local, que es poco apremiante y enriquece los suelos con fertilizantes naturales. Todas ellas grandes ventajas en un momento en que el aumento de la población mundial requiere enfrentarse al desafío de la alimentación del futuro.

PROPIEDADES ANTICANCERÍGENAS

Protección del aparato digestivo, del colon y de la mama en la mujer

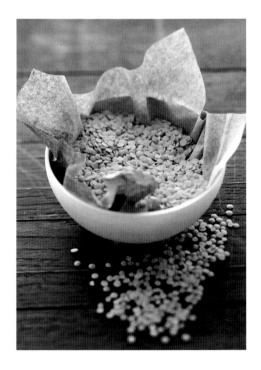

- La fibra alimentaria que aportan las legumbres favorece y acelera el tránsito intestinal en el colon, limitando el tiempo de contacto entre las células intestinales y las sustancias potencialmente cancerígenas. De este modo, las legumbres reducirían en aproximadamente un 38 % el riesgo de aparición de cáncer colorrectal, siempre que las consumamos en cantidad suficiente.
- También tendrían una acción protectora contra los cánceres de páncreas y mama. Los estudios han puesto de manifiesto la existencia de varios ingredientes anticancerígenos en la composición de las legumbres. Por ejemplo la lectina —una proteína de la lenteja que actúa como factor antinutriente— tiene la capacidad en el laboratorio de inhibir el crecimiento de las células cancerosas.

● La lenteja negra beluga también contiene delfinidina, un antioxidante de la familia de las antocianinas. Estudios *in vitro* han demostrado que este compuesto reduciría el crecimiento de las células cancerosas en el hombre.

BENEFICIOS NUTRICIONALES

La composición nutricional de las legumbres es particularmente interesante como parte de una dieta equilibrada y sana. Son ricas en proteínas vegetales de buena calidad. Por ejemplo, una porción de 200 g de lentejas nos aporta 16 g, ¡el equivalente de una ración de carne! Acompañadas de verduras y de cereales, constituyen un plato completo ideal para reducir el consumo de carne. Además, el índice glucémico de las legumbres es bajo, lo que favorece la saciedad y limita la secreción de insulina del organismo. También son ricas en fibra, por lo que facilitan el tránsito intestinal. Finalmente, las legumbres contribuyen a cubrir nuestras necesidades diarias en varias vitaminas y minerales, como las vitaminas del grupo B, el magnesio, el calcio o el selenio, un antioxidante que ayuda a luchar contra el envejecimiento de la piel. Cabe destacar que las lentejas se encuentran entre las legumbres más digeribles gracias a su contenido reducido en celulosa.

Valores nutricionales por 100 gramos	Lentejas cocidas	Alubias blancas cocidas	Garbanzos cocidos	Guisantes rotos cocidos
Energía	112 kcal	84,4 kcal	139 kcal	121 kcal
Agua	69,6 g	74,9 g	63,9 g	65 g
Proteínas	8,1 g	4,1 g	8,9 g	8,5 g
Glúcidos (azúcares incluidos)	16,6 g (1,2 g)	11,7 g (0,7 g)	21,1 g	14 g (0,7 g)
Fibra	4,2 g	7,1 g	4,8 g	10,6 g

COMPRARLAS Y COCINARLAS

Conservación y remojo. Las legumbres se conservan en un recipiente hermético, en un lugar fresco y seco, durante aproximadamente un año. Excepto las lentejas, es necesario ponerlas en remojo antes de la cocción para romper su piel gruesa y seca.

En la cocina. El tiempo de cocción varía según el tipo de legumbre: si bien las lentejas coral cuecen en 15 minutos de promedio, los garbanzos requieren aproximadamente 1 h 30 de cocción. En la cocina, las legumbres se utilizan en la preparación de un gran número de platos, desde entrantes, platos principales o postres. Hay muchas opciones a elegir: un caldo de habas, un dhal (plato tradicional de la cocina india a base de lentejas coral), chile con carne y crepes de harina de garbanzos.

CREPES DE HARINA DE GARBANZOS

407 KCAL

L 26,5　G 45,1　P 28,3

PREPARACIÓN 30 MIN ● REPOSO 30 MIN ● COCCIÓN 30 MIN ● MEDIO ● €

PARA LA MASA DE CREPES

250 g de harina de garbanzos
1 cucharadita de bicarbonato
500 ml de agua
4 cucharaditas de aceite de oliva
unas pizcas de orégano
sal, pimienta

PARA LA GUARNICIÓN

1 cebolla roja
150 g de queso feta
50 g de aceitunas negras pequeñas
50 g de parmesano
3 calabacines
200 g de setas
3 cucharadas de aceite de oliva
1 diente de ajo
½ manojo de albahaca
½ manojo de perejil

1. Para preparar la masa de la crepe, poner en un bol la harina de garbanzos con el bicarbonato. Verter el agua poco a poco mezclando con un batidor de varillas. Añadir el aceite, el orégano, luego salpimentar para realzar el sabor de la harina de garbanzos. Dejarla reposar 30 minutos en la nevera.

2. Mientras, preparar la guarnición. Cortar la cebolla roja en rodajas finas, desmenuzar el queso feta grueso, deshuesar las aceitunas, hacer virutas de parmesano, cortar los calabacines en tallarines grandes con un pelador de verduras y reservar todos los ingredientes por separado en boles pequeños. En una sartén, rehogar las setas cortadas en trozos grandes con 1 cucharada de aceite de oliva y con el diente de ajo. Reservar.

3. Precalentar el horno a 180 °C.

4. Calentar un chorrito de aceite de oliva en una sartén bastante grande bien caliente. Verter un cucharón grande de masa y extenderla por toda la superficie de la sartén. Cuando salgan burbujas en la superficie, darle la vuelta y dejar cocer de 1 a 2 minutos más. La masa puede ser un poco quebradiza en el momento de girarla; hay que untar bien la sartén con aceite para que no se pegue. Darle la vuelta con un golpe seco.

5. Poner las crepes sobre una bandeja que pueda ir al horno cubierta con papel vegetal, como para hacer una pizza. Añadir los calabacines, las setas, el queso feta desmenuzado, las rodajas de cebolla roja y las aceitunas negras. Verter un chorrito de aceite de oliva. Sazonar con pimienta.

6. Cocer durante 15 o 20 minutos en el horno.

7. Picar finamente la albahaca y el perejil, y añadirlos en el último minuto con las virutas de parmesano.

8. Degustar como plato principal o cortada en trocitos para el aperitivo.

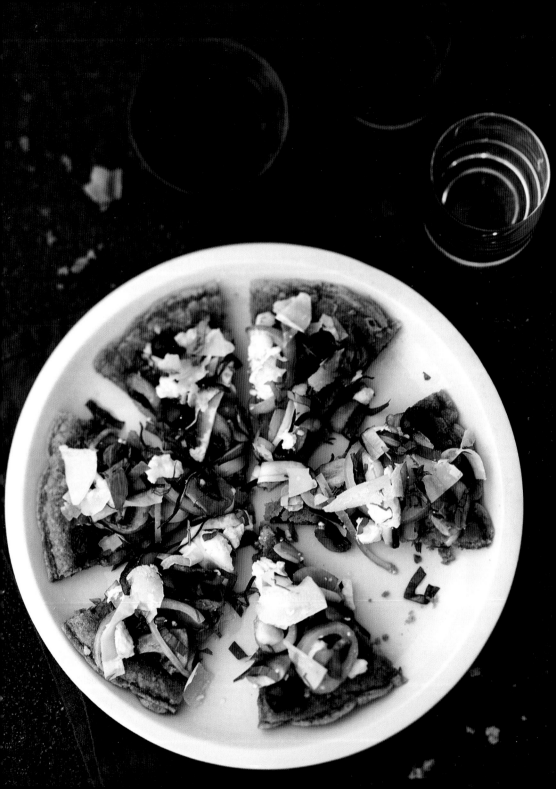

FALAFELS LIGEROS
CON LENTEJAS CORAL

PREPARACIÓN 30 MIN ● COCCIÓN 20 MIN ● FÁCIL ● €

462 KCAL

L 34,1   G 43,7   P 22,2

120 g de lentejas coral
4 dientes de ajo
1 cebolla roja
½ manojo de perejil
120 g de garbanzos
en conserva
dos pizcas de pimiento
de Espelette
½ cucharadita
de comino en polvo
½ cucharadita
de cilantro en polvo
20 g + 40 g de harina
de garbanzos
4 cucharadas de aceite
de oliva
sal, pimienta

PARA LA SALSA
80 g de tahini
el zumo de ½ limón
8 cucharadas de agua
dos pizcas de pimentón
20 g de semillas de
sésamo tostadas

1. Precalentar el horno a 200 °C.

2. Lavar las lentejas coral, luego cocerlas a fuego medio durante 10 minutos con unos 350 ml de agua en una cacerola tapada, con los dientes de ajo y una pizca de sal.

3. Mientras, picar gruesos la cebolla roja, el perejil y los garbanzos en un robot. Salpimentar y añadir las especias.

4. Cuando las lentejas estén cocidas, aplastarlas un poco junto con los dientes de ajo. Es importante que queden trozos y no un puré liso.

5. Añadir las lentejas a la mezcla a base de garbanzos, mezclar bien y agregar los 20 g de harina de garbanzos. Hay que obtener una masa espesa en la que se distingan los trozos.

6. Formar albóndigas pequeñas con las manos y rebozarlas con el resto de harina de garbanzos para que queden ligeramente cubiertas.

7. Poner las albóndigas sobre una bandeja que pueda ir al horno cubierta con papel vegetal, untarlas con un poco de aceite de oliva y hornear durante 20 minutos, dándoles la vuelta a media cocción.

8. Mientras, preparar la salsa. Mezclar el tahini, el zumo de limón, el agua y el pimentón. Salpimentar y reservar en la nevera.

9. En el momento de servir, poner los falafels en un plato y verter la salsa en hilito por encima, y finalmente esparcir el sésamo tostado.

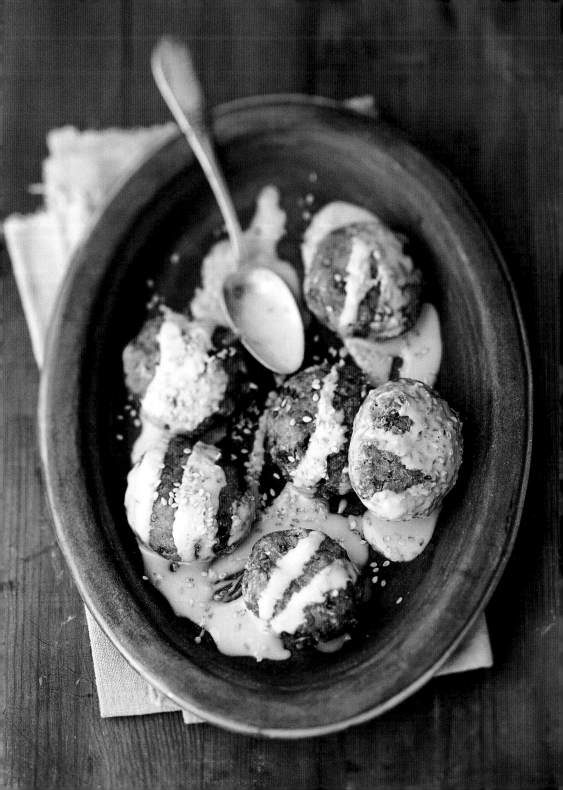

LA CABALLA

Un pescado azul que vale la pena consumir por su carne nutritiva
y rica en vitaminas. Su aporte en selenio es especialmente beneficioso
en la prevención de algunos tipos de cáncer. Los pescados azules
no están libres del riesgo de contaminación, pero la caballa sigue siendo
un buen alimento saludable desde múltiples puntos de vista.

La caballa es un pescado azul que pertenece a la familia de los escómbridos, como el atún. Varias especies abundan en los diferentes mares del mundo, como el Pacífico, el Atlántico y el Mediterráneo. La más frecuente en las costas europeas y americanas es la *Scomber scombrus*, la caballa común llamada también «verdel». Se reconoce fácilmente por su forma alargada, su dorso azul metálico con ondulaciones marmóreas negras y su vientre blanco plateado. Se sitúa en medio de la cadena alimentaria y se alimenta principalmente de zooplancton, peces pequeños y moluscos; pero, a su vez, es presa de peces más grandes, mamíferos marinos y del hombre. Es un animal gregario, pues se desplaza en bancos que pueden extenderse varios quilómetros a poca profundidad, hasta 200 m bajo la superficie. La mayoría de especies de caballa están clasificadas en la categoría «bajo riesgo de extinción», que es la categoría de las especies más extendidas y abundantes.

PROPIEDADES ANTICANCERÍGENAS

Protección de la próstata en el hombre y de la vejiga en la mujer

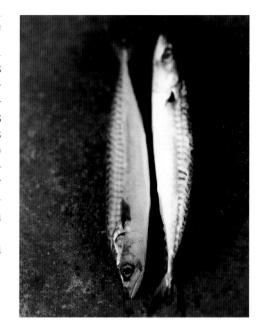

● Los medios acuáticos en los que viven los peces (mar, agua dulce, etc.) están contaminados por metales pesados y otras sustancias químicas consideradas cancerígenas. Los tejidos grasos de los pescados azules acumulan estos elementos, y una parte de ellos pasa a nuestro cuerpo cuando los consumimos, lo que representa un riesgo para la salud a largo plazo. Por ello, los organismos oficiales recomiendan limitar el consumo de pescado azul a una ración a la semana y variar la procedencia del pescado.

● Entre los pescados azules, es mejor elegir la caballa antes que el salmón, el atún o el fletán, ya que presenta una mejor relación entre el aporte nutricional y el nivel de contaminación de estos elementos cancerígenos.

● Un filete de 100 g cubre el 94 % de los valores nutricionales de referencia en selenio. Este micro-nutriente inhibe los radicales libres y limita el estrés oxidativo. Además, también estimula la auto-destrucción de las células cancerosas. En el hombre, una alimentación rica en selenio reduciría a la mitad el riesgo de cáncer de próstata y, en general, de cáncer del aparato digestivo. En la mujer, se ha asociado el selenio a la prevención del cáncer de vejiga.

BENEFICIOS NUTRICIONALES

La caballa es un pescado azul, como el salmón, el arenque, la sardina y el fletán. De promedio, 100 g de filete aportan 15,8 g de lípidos, principalmente ácidos grasos insaturados que desempeñan un papel beneficioso para la salud cardiovascular. Entre estos lípidos, unos 3 g son omega-3, en forma de EPA y DHA, dos ácidos grasos indispensables porque nuestro cuerpo no puede producirlos en cantidad suficiente, y, por consiguiente, debemos ingerirlos a través de la alimentación y, princi-palmente, de los pescados azules. Los omega-3 desempeñan un papel importante en el desarrollo y funcionamiento del cerebro, del sistema nervioso y de la vista en los niños y adultos jóvenes. También podrían prevenir la depresión y otros trastornos cerebrales y visuales. Asimismo, la caba-lla es rica en proteínas y constituye una excelente fuente de vitamina B12, vitamina D, selenio, yodo, magnesio y fósforo.

Valores nutricionales por 100 gramos	Caballa cocida al horno
Energía	238 kcal
Agua	61,5 g
Proteínas	23,9 g
Lípidos (de los cuales saturados/monoinsaturados/poliinsaturados)	15,8 g (4,6/6,5/4 g)

COMPRARLA Y COCINARLA

Escogerla bien. La carne de la caballa tiende a deteriorarse muy deprisa a partir del momento de su captura, y puede formarse histamina en caso de una conservación inadecuada. La ingesta impor-tante de esta molécula puede provocar una intoxicación con síntomas de tipo alérgico. Por lo tanto, es aconsejable consumir la caballa en las 24 horas siguientes de haberse pescado. Cuando la compremos en la pescadería, debemos fijarnos en dos indicios que garantizan su frescor: los ojos brillantes y la rigidez de la piel.

También en conserva. Podemos consumir caballa en conserva, al natural o en un adobo con vino blanco, una excelente alternativa a las conservas de atún, poco recomendables desde el punto de vista sanitario (por la presencia potencial de metales pesados, PCB, etc.) y sobre todo ecológico.

ENSALADA DE PATATAS Y CABALLA

476 KCAL

L 45,4   G 36,1   P 18,6

PREPARACIÓN 25 MIN ● COCCIÓN 20 MIN ● FÁCIL ● €€

650 g de patatas
1 cebolla roja pequeña
40 g de cebolletas
¼ de manojo de menta
(o un puñado grande)
¼ de manojo
de eneldo (o un puñado
grande)
¼ de manojo
de cilantro (o un puñado
grande)
5 cucharadas de vinagre
de vino tinto
8 cucharadas de aceite
de oliva
el zumo y la ralladura
de 1 limón
200 g de caballa
ahumada con pimienta
sal, pimienta

1. Cocer las patatas en agua hirviendo salada sin pelarlas. Hacer un pequeño corte alrededor de las patatas, y así se pelarán más fácilmente cuando estén cocidas. Comprobar la cocción clavando un cuchillo para ver si ya están tiernas.

2. Escurrirlas, pasarlas por agua fría y pelarlas. Si se saca la piel a partir del corte, saldrá fácilmente.

3. En una fuente de servir, poner las patatas cortadas en rodajas con las dos clases de cebollas, también cortadas en rodajas finas. Salpimentar. Añadir las hierbas frescas picadas finamente y mezclar.

4. Preparar una vinagreta mezclando el vinagre, el aceite, el zumo de limón, y sazonar con sal y pimienta. No hay que ser demasiado generoso con la pimienta porque la caballa ya tiene un sabor acentuado.

5. Cubrir las patatas con la vinagreta y mezclarlas para que queden bien aliñadas con la salsa.

6. Desmenuzar la caballa en trozos grandes y disponerla sobre la ensalada. Acabar con la ralladura de limón.

7. Esta ensalada templada puede degustarse como un entrante o como acompañamiento, o también comerla fría.

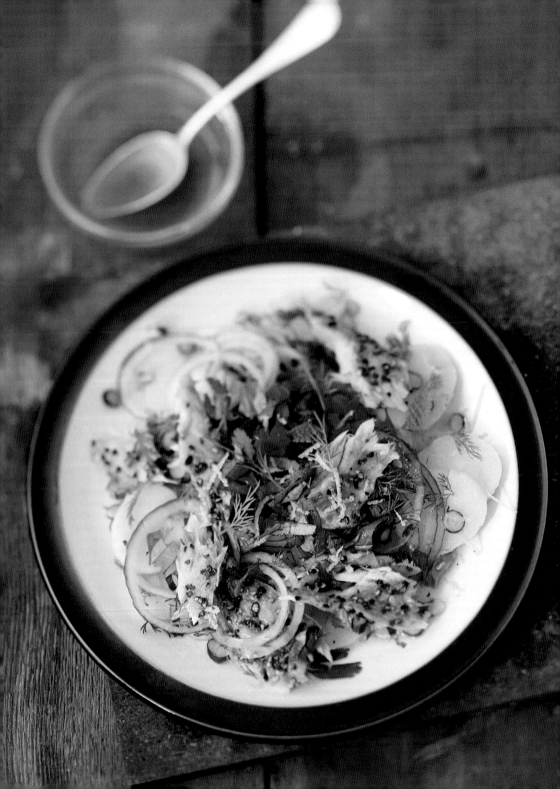

ROLLITOS DE CABALLA ASADA CON ARROZ INTEGRAL

646 KCAL

L 21   G 50,9   P 28,2

PREPARACIÓN 15 MIN ● COCCIÓN 30 MIN ● FÁCIL ● € €

2 caballas grandes
4 cucharadas de salsa de soja
1 cucharada de vinagre de arroz
2 cucharadas de aceite de sésamo
250 g de arroz integral
pimienta

PARA EL ROLLITO
1 lechuga
1 manojo pequeño de cilantro
½ pepino
40 g de cebolleta
2 limas

1. Precalentar el horno a 190 °C.

2. Hacer unos pequeños cortes en la carne del pescado por ambos lados. Abrir las caballas a lo largo por la parte de la tripa (si en la pescadería han limpiado el pescado de tripas, ya estará un poco abierto). Poner las caballas en una fuente, con el lado abierto hacia abajo y la piel hacia arriba. Verter la salsa de soja, el vinagre de arroz y el aceite de sésamo. Sazonar con pimienta pero no con sal, porque la salsa de soja ya es muy salada.

3. Hornear durante 30 minutos.

4. Mientras, cocer el arroz integral en una cacerola con agua hirviendo, tapar y bajar el fuego durante la cocción.

5. Al tiempo que se cuece el arroz, preparar la guarnición. Separar las hojas de la lechuga y reservar las más bonitas que servirán de envoltorio para los rollitos. Deshojar el cilantro y reservar. Vaciar el pepino, cortarlo a lo largo en tiras finas de unos 10 cm para que quepan en los rollitos. Hacer lo mismo con la cebolleta: primero cortarla en dos o tres partes, luego en tiras finas a lo largo. Cortar las limas en trozos.

6. En el momento de servir, disponer todos los ingredientes en una fuente para que cada comensal prepare sus rollitos. Coger una hoja de lechuga y poner un poco de arroz integral, un trozo de caballa, hierbas y las hortalizas crudas. Acabar con unas gotas de zumo de lima. Enrollarlos y ya están listos para tomar.

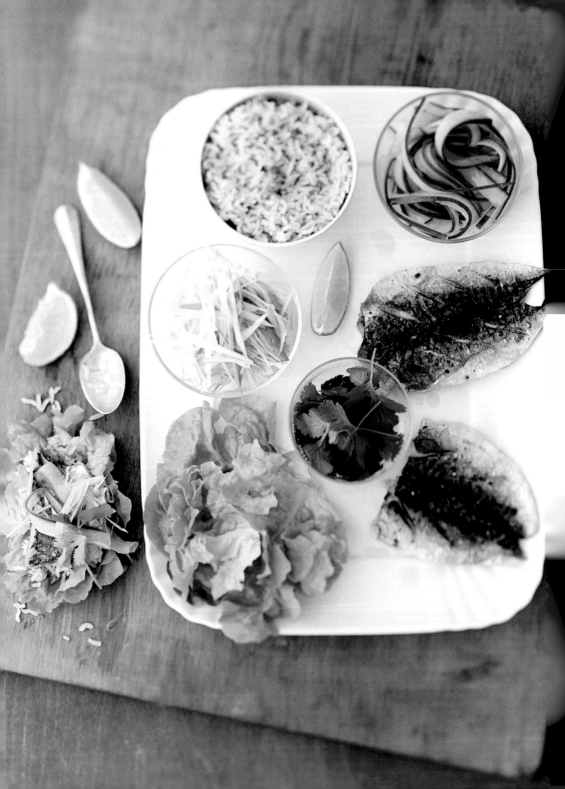

EL PAN INTEGRAL

Por su contenido en magnesio y su riqueza en fibra,
este complemento de las comidas constituye una auténtica barrera
contra algunos tipos de cáncer. Sin lugar a dudas,
el pan integral debe ser el elegido.

El pan es un alimento que ocupa un lugar fundamental en la alimentación humana desde hace miles de años. En su origen, la receta de su elaboración consistía en una masa hecha con agua y harina que se amasaba, se le daba forma y se cocía en el horno. Según parece, los egipcios descubrieron el pan fermentado por casualidad, dejando reposar unas gachas de cereales contaminadas por una levadura o una bacteria silvestre, lo que habría dado lugar a una fermentación espontánea y a un pan hinchado. El pan integral se elabora a partir de harina integral, compuesta de semillas de cereales integrales, es decir, de semillas que han conservado su corteza de salvado. Por el contrario, la harina blanca, llamada «refinada», se obtiene a partir de la semilla del grano de trigo tras haber eliminado las numerosas capas superficiales que la cubren. Al carecer de salvado, ha perdido la mayoría de sus vitaminas, minerales y fibra. Por eso, se recomienda encarecidamente optar por el pan integral, tanto por su sabor único como por su excelente calidad nutricional.

PROPIEDADES ANTICANCERÍGENAS

Protección del intestino y del colon ●
Protección de las mamas en la mujer

● La fibra alimentaria que contiene el pan integral facilita el tránsito intestinal, lo que, a largo plazo, reduciría el riesgo de cáncer de colon.

● Uno de los mecanismos que explica este hecho es el menor tiempo de contacto entre los agentes carcinógenos y el tejido colorrectal, debido a la aceleración del tránsito que provoca la fibra. Varios estudios clínicos realizados en el hombre también han asociado una dieta alimenticia rica en magnesio con una disminución del riesgo de cáncer de colon. Llegaron a la conclusión de que un consumo regular y frecuente de alimentos ricos en magnesio, como el pan integral, podía ser un mecanismo de prevención real contra este tipo de cáncer.

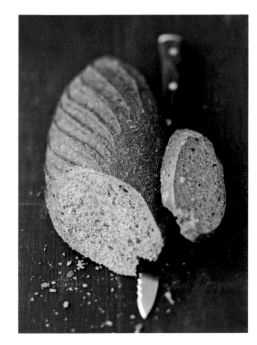

● Además, el magnesio limitaría la acción de la creatina C, una proteína implicada en el estado inflamatorio y en la aparición de enfermedades crónicas. El consumo de pan integral de harina de centeno también se asocia con la prevención del cáncer de mama.

BENEFICIOS NUTRICIONALES

A igual cantidad, el pan integral aporta cerca de seis veces más de magnesio que el pan blanco. El magnesio es uno de los minerales más abundantes en el cuerpo humano y debemos ingerirlo en cantidad suficiente a través de la alimentación. Interviene en varios procesos metabólicos esenciales como la producción de energía, la síntesis y reparación del ADN, la proliferación de las células, entre otros. El pan integral también se recomienda por su contenido en fibra. Si se consume en cada comida alternándolo con otros tipos de pan o de féculas, contribuirá al buen funcionamiento del tránsito intestinal.

Valores nutricionales por 100 gramos	Pan integral o harina integral T150	Pan, baguette corriente
Energía	269 kcal	286 kcal
Agua	30,9 g	27,4 g
Glúcidos (azúcares incluidos)	50,6 g (1,7 g)	56,6 g (2,1 g)
Fibra	5,6 g	3 g

COMPRARLO Y COCINARLO

Preferiblemente ecológico. Es aconsejable consumir pan integral procedente de la agricultura ecológica o sostenible, ya que los residuos de pesticidas se concentran principalmente en el salvado de los cereales. El tipo de harina que se utiliza influye en el sabor, la textura y el aspecto del pan. Las harinas de trigo, centeno y espelta son panificables (su contenido en gluten permite elaborar una masa elástica), mientras que las harinas de cebada, avena, castaña o nuez no son panificables y se utilizan principalmente para aportar un sabor especial al pan.

Escoger un buen pan integral. Para saber el grado de refinado de una harina, basta con mirar el código indicado en el envoltorio, una letra T seguida de un número. Cuanto más elevado es ese número, menos refinada es la harina, siendo el máximo para una harina integral la T150. La harina blanca, por su parte, tiene el código T55. Para ir variando el placer de comer pan, déjate tentar por dos panes integrales alemanes, el vollkornbrot, pan negro con levadura madre y melaza, y el pumpernickel, un pan negro a base de centeno, cocido lentamente y tostado.

PASTELITOS DE CANGREJO

197 KCAL L 22,3 G 26,5 P 51,2

400 g de carne
de cangrejo
2 cucharadas rasas
de mayonesa ligera
1 huevo
el zumo y la ralladura
de 1½ limón
10 g de cebollino
10 g de eneldo
30 g de cebolleta
4 rebanadas de pan
integral (mejor sin
la corteza)
2 pizcas de pimiento
de Espelette
2 pizcas de pimentón
dulce
2 cucharadas de aceite
de oliva
sal, pimienta
flor de sal

1. En un bol, mezclar la mayonesa, el huevo, el zumo de medio limón y la ralladura del limón y medio. Añadir las hierbas y la cebolleta finamente picadas, con la miga de pan, desmigada bien pequeña. Mezclarlo todo bien, sazonar con sal, pimienta, pimiento de Espelette y pimentón dulce, luego añadir el cangrejo.

2. Mezclar de nuevo para obtener una preparación homogénea y lisa y dejar reposar en la nevera durante 20 minutos.

3. Formar bolas con la preparación del tamaño de una pelota de golf, aplastándolas ligeramente con la palma de la mano.

4. Calentar el aceite en una sartén y cocer los pastelitos de cangrejo de 3 a 4 minutos por cada lado. Dejarlos escurrir sobre papel absorbente.

5. Degustarlos calientes o templados con un chorrito de zumo de limón.

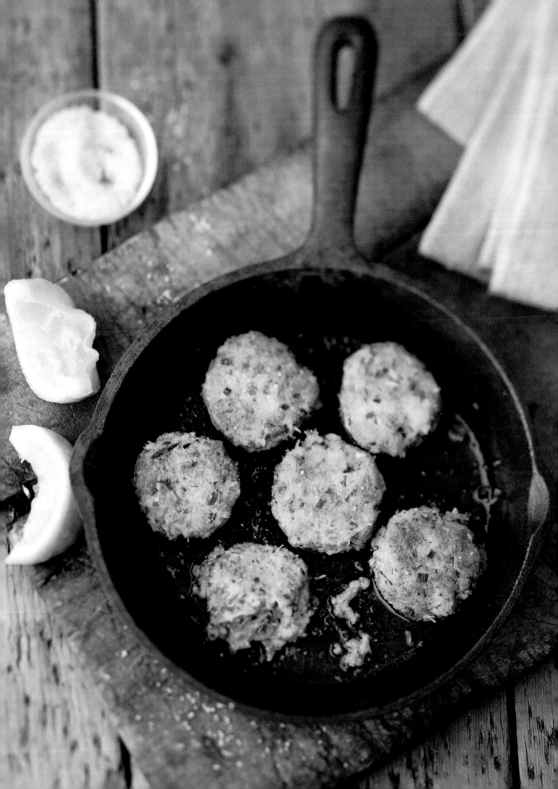

TOSTADA CON AGUACATE Y HUEVO POCHÉ

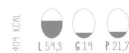

409 KCAL

L 59,3   G 19   P 21,7

PREPARACIÓN 20 MIN ● COCCIÓN 12 MIN ● FÁCIL ● €

4 aguacates maduros
el zumo de 1 limón
el zumo de 1 lima
tres pizcas de pimiento
de Espelette
1,5 l de agua
150 ml de vinagre
blanco
½ manojo de cilantro
½ manojo de cebollino
4 huevos
4 rebanadas grandes
de pan integral de unos
2 cm de grosor
sal, pimienta

1. Poner la pulpa de los aguacates en un bol y aplastarlos un poco con un tenedor.

2. Añadir el zumo de lima y de limón junto con el pimiento de Espelette. Salpimentar generosamente y mezclarlo todo bien. Reservar en la nevera con un film transparente directamente en contacto con la preparación para evitar que se ennegrezca.

3. Hervir agua en una cacerola con el vinagre blanco.

4. Picar finamente las hierbas frescas y reservar.

5. Cascar los huevos en tacitas o boles individuales y preparar un bol grande con agua templada al lado.

6. Cuando el agua con vinagre hierva, bajar un poco el fuego para que no borbotee. Con una espumadera, formar un pequeño torbellino en el centro de la cacerola para sumergir los huevos más fácilmente, de uno en uno. Introducir los huevos con cuidado, directamente de los boles. Juntar la clara alrededor de la yema con la ayuda de dos cucharas. Al cabo de 2 o 3 minutos, retirar los huevos con la espumadera y comprobar que la clara esté firme y elástica. Poner los huevos en el bol de agua templada unos minutos para parar la cocción.

7. Escurrir bien los huevos y ponerlos sobre papel absorbente para eliminar el exceso de agua. Si se desea, se puede quitar un poco de clara con unas tijeras.

8. Tostar ligeramente las rebanadas de pan. Disponer encima una capa gruesa de puré de aguacate. Colocar un huevo sobre cada tostada. Sazonar con flor de sal, una o dos vueltas de molinillo de pimienta y acabar esparciendo las hierbas frescas. Degustar de inmediato.

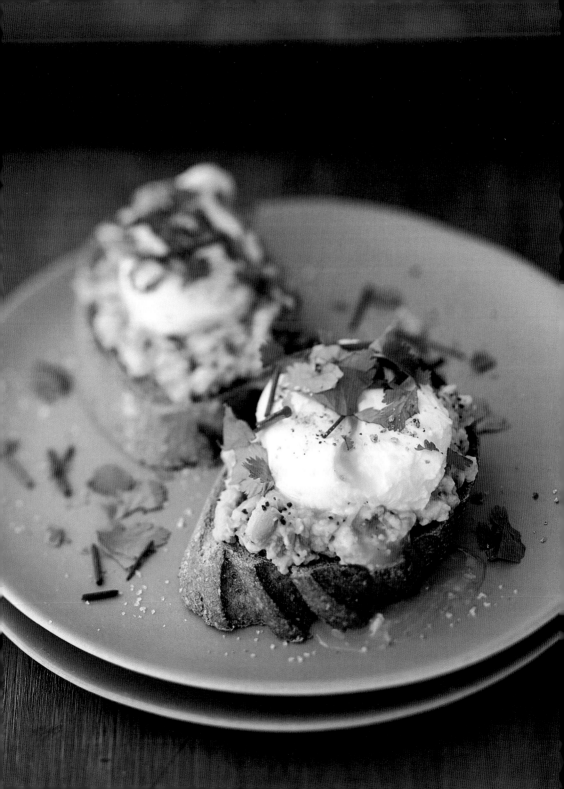

EL POMELO

Este cítrico, aliado repleto de vitaminas contra las carencias de hierro,
también es muy importante por su riqueza en naringina, neohesperidosida
y otros flavonoides que protegen el sistema digestivo.

Los botánicos clasifican el pomelo (*Citrus maxima* o *Citrus grandis*) como una de las cuatro especies originales de cítricos, a partir de las cuales aparecieron todas las otras frutas de esta gran familia, con el limón, la mandarina y la lima kaffir. Es un fruto piriforme, de color verde amarillento y de gran tamaño. Se le considera el mayor cítrico que existe, pudiendo llegar a pesar hasta 5 u 8 kilos. Habitualmente crece en los densos bosques tropicales de Asia Oriental y se adapta al clima de las islas. Se encuentra en las islas Fiji, en el archipiélago de la Polinesia francesa y en Jamaica, donde fue introducido en el siglo XVII. Una curiosidad en torno a esta fruta: su nombre se emplea comúnmente para designar el pomelo rosado (*Citrus paradisi*), un cítrico redondo amarillo rosado que, en realidad, es un híbrido entre la naranja y el auténtico pomelo, con el que no debe confundirse.

PROPIEDADES ANTICANCERÍGENAS

Rico en antioxidantes ● Protección del aparato digestivo

● Los cítricos tienen, en su conjunto, una acción preventiva contra los cánceres del tracto gastrointestinal (esófago, estómago, intestino). Según un amplio estudio del USDA (Departamento de Agricultura de Estados Unidos) sobre la composición en polifenoles de los cítricos, el pomelo contiene, mayoritariamente, naringina y neohesperidosida. Estos dos flavonoides, responsables del amargor de la fruta, han sido objeto de numerosos estudios en células cancerosas humanas. Han demostrado tener propiedades antitumorales y antiproliferativas, y actuarían principalmente estimulando la autodestrucción de las células dañadas.

● Un estudio reciente llevado a cabo con ratas también puso de manifiesto los beneficios que aportaría un suplemento de piel de pomelo en polvo para prevenir la fibrosis hepática, una inflamación crónica del hígado que puede degenerar en cirrosis y en cáncer de hígado.

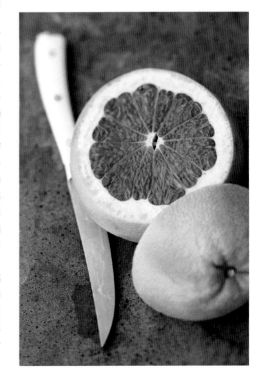

● El pomelo también es rico en vitamina C, un antioxidante que desempeña un papel contra los radicales libres responsables del estrés oxidativo del organismo.

BENEFICIOS NUTRICIONALES

Como todos los otros cítricos, el pomelo está repleto de vitamina C y constituye una fuente muy interesante cuando llega la estación fría. Este micronutriente tiene propiedades antifatiga, antioxidantes y estimula el sistema inmunitario, además de mejorar la absorción del hierro. Por lo tanto, es recomendable que las mujeres en edad fértil, que sufran carencias de hierro, consuman simultáneamente alimentos ricos en vitamina C y alimentos ricos en hierro.

Interacción con medicamentos. Al igual que el pomelo rosado, el pomelo podría aumentar o disminuir la eficacia de ciertos fármacos. De modo que si estamos siguiendo un tratamiento con medicamentos, se recomienda consultar con el médico, dejar un espacio de unas a horas entre la toma de medicamentos y la ingesta de pomelo y evitar su consumo excesivo de forma regular.

Valores nutricionales por 100 gramos	Pomelo, pulpa fresca
Energía	38 kcal
Agua	89,1 g
Glúcidos (azúcares incluidos)	9,6 g
Fibra	1 g

COMPRARLO Y COCINARLO

Pocos años atrás, el pomelo (que no hay que confundir con el pomelo rosado), todavía no era demasiado conocido en los países occidentales. Ahora empieza a dejarse ver en las tiendas de alimentación de esta parte del mundo.

Asia al alcance del tenedor. Sin duda crea confusión —el pomelo rosado se conoce como «pomelo» de forma errónea—, pero también es la ocasión de hacer viajar a nuestras papilas hasta Asia, Vietnam o Tailandia, por ejemplo. Allí, la ensalada de pomelo (respectivamente «goi buoi» o «yam som o») se encuentra entre los platos tradicionales.

Aprender a prepararlo. Cortar los dos extremos del pomelo sobre una tabla, y luego hacer unos cortes verticales en la piel con un cuchillo. Cuando lo tenemos precortado en gajos, quitar la piel gruesa pasando el pulgar desde el corte de la parte superior de cada trozo hasta el corte inferior.

SORBETE
DE POMELO Y CHAMPÁN

239 KCAL

L 0,2 G 99,2 P 0,6

PREPARACIÓN 1 H ● COCCIÓN 10 MIN ● REPOSO 1 H ● FÁCIL ● € €

65 ml de zumo
de pomelo sin pulpa
300 ml de agua
200 g de azúcar de caña
100 ml de champán
½ granada fresca

MATERIAL ESPECÍFICO
sorbetera

1. Poner el agua y el azúcar en una cacerola. Hervir hasta obtener un almíbar, de 5 a 10 minutos a fuego medio.

2. Fuera del fuego, añadir el zumo de pomelo y luego el champán.

3. Dejar reposar en la nevera aproximadamente 1 hora.

4. Verter la preparación en una sorbetera y turbinar unos 45 minutos.

5. Mientras, desgranar la granada retirando el máximo de partes blancas posible. Para ello, cortar los dos extremos de la fruta, luego hacer unos cortes en los lados. Abrir con cuidado la granada y desgranarla encima de un bol de agua fría, para que las semillas se separen de todas las partes blancas. Reservar las semillas en un bol.

6. En el momento de servir, poner una o dos bolas de sorbete en un bol y añadir unas cuantas semillas de granada. Degustar de inmediato.

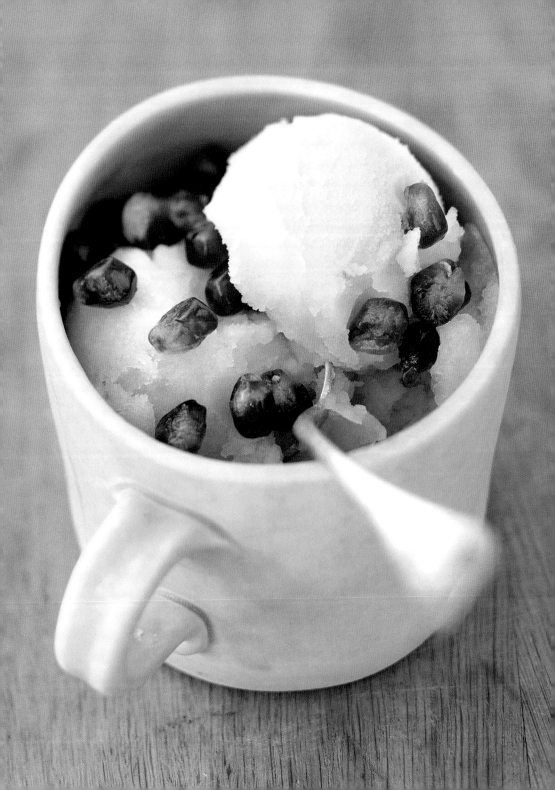

CÁSCARA DE POMELO CONFITADA CON CHOCOLATE

207 KCAL

L 13,9   G 82,8   P 3,3

PREPARACIÓN 45 MIN ● COCCIÓN 1 H ● REPOSO 1 H ● MEDIO ● €

3 pomelos
azúcar
agua
1 vaina de vainilla
200 g de chocolate negro
1 cucharada de aceite (opcional)

MATERIAL ESPECÍFICO
Termómetro de cocción

1. Cortar las bases de los pomelos para que sean estables y se pueda retirar la cáscara. Cortar tiras anchas de cáscara desde arriba hacia abajo de la fruta, luego cortarlas en tiras delgadas.

2. Poner las tiras en una cacerola y cubrirlas con agua fría. Llevar a ebullición y, cuando hierva, apagar el fuego, escurrir las cáscaras y pasarlas por agua fría. Escurrir de nuevo, repetir la operación tres veces cambiando el agua cada vez. Este paso es importante para eliminar el amargor de la piel del cítrico.

3. Pesar las cáscaras. En otra cacerola, poner el mismo peso de cáscaras en azúcar (si hay 200 g de cáscaras, añadir 200 g de azúcar). Verter el doble del peso de azúcar en agua (si hay 200 g de azúcar, verter 400 ml de agua). Añadir la vaina de vainilla junto con las semillas rascadas y llevar a ebullición. Añadir las cáscaras y cocer a fuego suave durante 1 hora. Dejar templar fuera del fuego y escurrir las cáscaras.

4. Mientras las cáscaras se enfrían, temperar el chocolate para que sea brillante. Derretir el chocolate al baño María hasta que alcance los 50 °C (sin que sobrepase los 55 °C, si no, aparecerán manchas blancas). Dejarlo enfriar a 27-28 °C removiendo a menudo. Para acelerar el proceso de enfriamiento, se puede sumergir el bol en agua fría. Poner de nuevo el bol al baño María hasta que el chocolate esté a 30-32 °C. Cuando el chocolate alcance esta temperatura, tiene que estar derretido pero no caliente. Si este proceso te parece demasiado complicado, derretir el chocolate al baño María con 1 cucharada de aceite neutro.

5. Preparar una bandeja cubierta con papel vegetal. Sumergir las cáscaras hasta la mitad en el chocolate, escurrir el exceso de chocolate en el bol y luego dejar la cáscara sobre la bandeja. Repetir la operación con todos los trozos de cáscara y secar a temperatura ambiente hasta que se endurezcan. Se puede conservar las cáscaras de pomelo confitadas con chocolate en un recipiente de plástico durante 2 semanas.

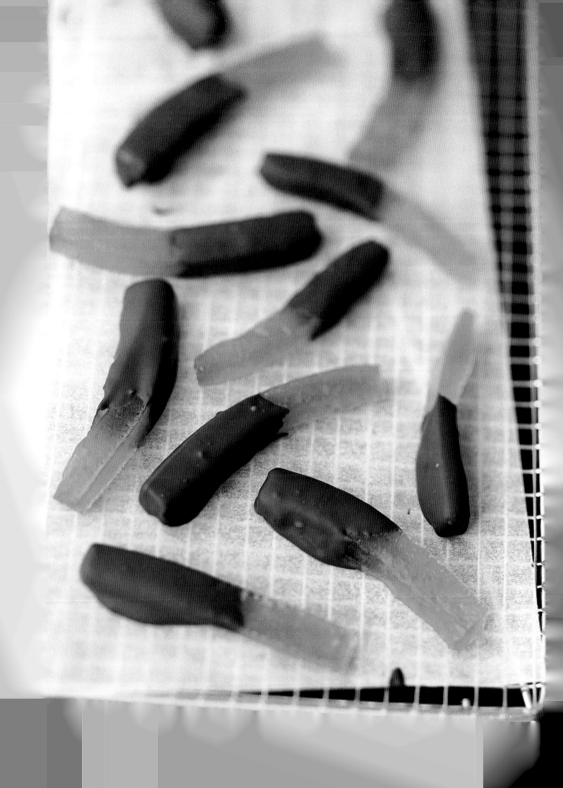

LA PAPAYA

La papaya es una fruta exótica que debemos incorporar a nuestra dieta,
porque su contenido en vitamina C es increíblemente alto,
así como sus propiedades anticancerígenas, por lo que se trata
de un fruto de una gran sinergia.

La papaya (*Carica papaya*), originaria de América Central, crece en las regiones tropicales y subtropicales. Es una fruta alargada, piriforme o redondeada según las variedades, mide entre 10 y
50 cm de largo y los frutos más grandes pueden llegar a pesar más de 5 kilos. Está repleta de un
jugo refrescante y aromático, y su pulpa jugosa varía del amarillo anaranjado al rojo intenso. Su
textura es parecida a la del melón cantaloup, pero la papaya es más blanda. Su cavidad central
contiene numerosas semillas pequeñas recubiertas por un mucílago con un sabor ligeramente
picante. Existen otras especies semejantes a la papaya como la papaya de montaña —o chamburo
(*Carica pubescens*)— y el babaco (*Carica pentagona*). Al igual que la piña, la papaya contiene una
enzima que disuelve las proteínas (provoca su ruptura y las convierte en aminoácidos) y tiene
propiedades suavizantes. De hecho, los primeros pueblos que la cultivaron la utilizaban para ablan-
dar la carne. Esta enzima, llamada papaína, que se extrae de las frutas todavía verdes, hoy en día se
utiliza en la industria alimentaria, farmacéutica y en la fabricación de cuero y látex.

PROPIEDADES ANTICANCERÍGENAS

**Ayuda a luchar contra el estrés oxidativo ● Acción antiinflamatoria y protección
del ADN**

● La papaya tiene una composición rica en licopeno, un carotenoide semejante al betacaroteno. Como este último, posee propiedades antioxidantes y ayuda a luchar contra los derivados
reactivos del oxígeno responsables del estrés
oxidativo.

● Varios estudios realizados en cultivos de
células cancerosas han demostrado que el licopeno actúa contra el crecimiento de los tumores
y que sería particularmente eficaz contra los
efectos de las radiaciones. Además del licopeno, otros compuestos de la papaya son de
gran interés para los investigadores.

● De este modo, un estudio ha puesto de manifiesto que las semillas de papaya, ricas en
flavonoides, podrían desempeñar un papel

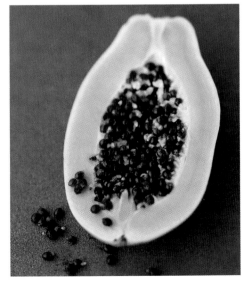

preventivo contra el cáncer gracias a su acción antioxidante, antiinflamatoria y protectora del genoma.

● El látex de la papaya, esta savia blanca presente en los frutos inmaduros, también ha sido objeto de un estudio con resultados prometedores. Los extractos de látex han presentado una actividad antiproliferativa sobre las células cancerosas de pulmón y de cerebro.

BENEFICIOS NUTRICIONALES

La papaya, con muy pocas calorías, es rica en vitaminas, sobre todo en vitamina C, con un contenido superior a la pulpa de naranja o de pomelo. Esta vitamina es ideal en invierno, ya que contribuye a mantener el funcionamiento normal del sistema inmunitario e interviene en la protección contra los radicales libres. La papaya también es rica en potasio, y contiene carotenoides. El fruto del papayo es asimismo una fuente de fibra alimentaria que facilita el tránsito intestinal y potencia la sensación de saciedad.

Valores nutricionales por 100 gramos	Papaya fresca, pulpa
Energía	43,3 kcal
Agua	87,3 g
Glúcidos (azúcares incluidos)	7,8 g (7,8 g)
Fibra	2 g

COMPRARLA Y COCINARLA

Cómo elegirla. Para aprovechar al máximo las cualidades organolépticas de la papaya, hay que escogerla bien madura. La piel externa no debe ser verde sino de color amarillo anaranjado y no debe tener manchas marrones. Otro indicio de madurez es que la fruta debe ceder ligeramente cuando la presionamos con los dedos.

Degustarla. La papaya se conserva durante varios días en el frigorífico, pero es preferible consumirla inmediatamente después de comprarla. La forma más sencilla de comerla es ingerir su pulpa como si fuera un melón. Pero también podemos hacer zumo de papaya, ponerla en una macedonia de frutas o elaborar un sorbete. Las papayas verdes y duras pueden servirse en ensalada o en platos que requieran cocción. Si la preparamos en chutney, su sabor dulce aportará algo de exotismo a los platos.

En platos salados. También podemos cocinarla sin artificios, como una calabaza, para acompañar un plato de carne blanca o de marisco. En los países de Latinoamérica y Asia, la papaya verde se consume a menudo en forma de ceviche, una marinada acidulada para pescado y marisco crudos.

CHUTNEY DE PAPAYA

93,6 KCAL   L 2,2   G 92,7   P 5,2

PREPARACIÓN 5 MIN ● COCCIÓN 40 MIN ● FÁCIL ● €

500 g de papaya
(aproximadamente
½ papaya)
1 cebolla amarilla
2 cucharadas de azúcar
de caña
½ cucharadita de sal
dos pizcas de canela
100 ml de agua

1. Pelar y cortar la papaya en daditos.

2. Hacer lo mismo con la cebolla amarilla.

3. Ponerlo todo en una cacerola, con el azúcar, la sal, la canela y el agua.

4. Rehogar a fuego medio durante 30 a 40 minutos, removiendo a menudo para que la preparación no se pegue, hasta obtener una consistencia de compota. Según la consistencia de chutney deseada, se tendrá que chafar más o menos los trozos de papaya durante la cocción.

5. Dejar enfriar a temperatura ambiente.

6. Puede servirse con aves de corral, gambas o incluso con queso.

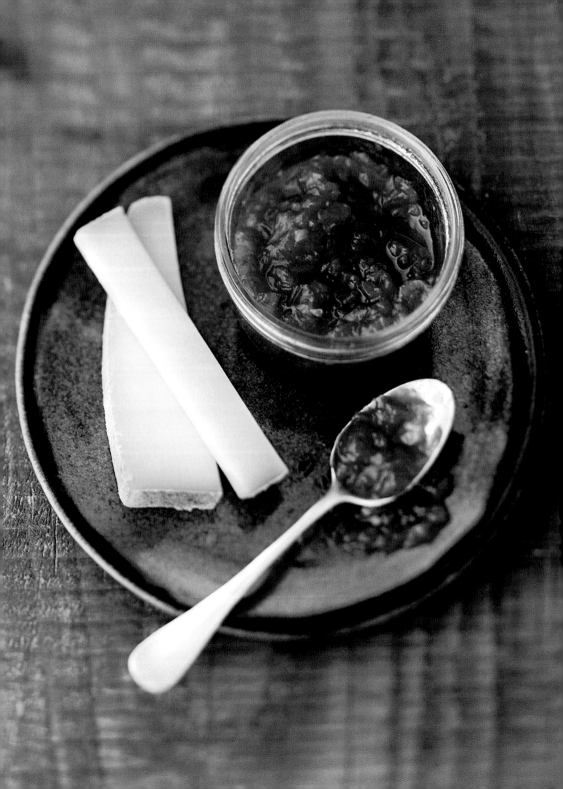

POLOS
DE PAPAYA Y PIÑA

87,4 KCAL

L 2,8   G 90,2   P 7,1

300 g de papaya
(⅓ de papaya)
100 ml de agua de coco
el zumo y la ralladura
de 1 lima
150 g de pulpa de piña
(⅓ de una piña)

1. Pelar y cortar la papaya en trozos grandes.

2. Triturar la papaya con el agua de coco, el zumo y la ralladura de lima, hasta obtener una textura lisa, como una sopa.

3. Pelar la piña y cortarla en daditos.

4. Añadir los dados de piña a la preparación y mezclar.

5. Poner esta preparación en moldes para polos con bastoncitos, o, si no disponemos de ellos, en moldes de cupcakes, o incluso en botes de yogur o de petit-suisse vacíos.

6. Poner un palito de madera en cada molde y reservar en el congelador toda la noche.

7. Desmoldar y degustarlos.

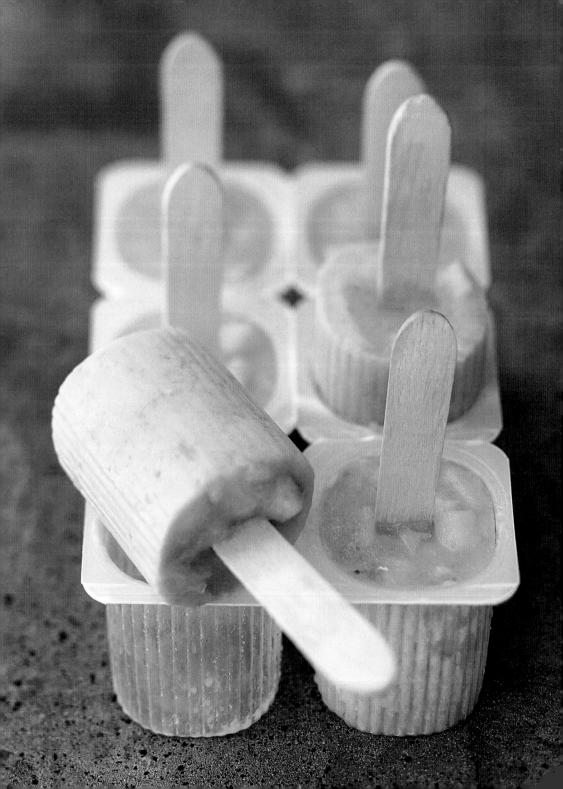

LA PERA

Su pulpa dulce y suave es una fuente natural de azúcar y de fibra
que facilitan el tránsito intestinal, por lo que actúan en la prevención
de algunos tipos de cáncer.

La pera, originaria de Asia Central, se cultivó primero en China y luego en Grecia antes de que los romanos la trajeran hasta nuestras regiones. Fueron estos últimos los que contribuyeron en gran medida a diversificar las variedades de peras. Hoy en día, se conocen cerca de 15.000 variedades en todo el mundo. La belle epine Mas, la louise-bonne o la mantecosa hardy, todas estas variedades provienen de cruces entre la pera europea y la asiática. Generalmente son de color amarillo, rojo o verde claro, aunque algunas peras lucen colores insólitos, como la pera negra de Worcester. La williams es la variedad más apreciada y más cultivada en América del Norte y en Europa. Sin embargo, en la Edad Media, esta fruta no gozaba de gran consideración y se consumía sobre todo cocida. No fue hasta la época de Luis XIV de Francia que la pera se puso de moda. Ahora tiene infinidad de usos culinarios, tanto como ingrediente de entrantes y postres, como de acompañamiento de un plato principal.

PROPIEDADES ANTICANCERÍGENAS

Acción beneficiosa en el intestino ●
Protección del organismo contra el envejecimiento

● La pulpa de la pera contiene fibra insoluble de celulosa, hemicelulosa y lignina. La fibra alimentaria desempeña un papel esencial en el buen funcionamiento del tránsito intestinal y se asocia con un menor riesgo de cáncer colorrectal. Acelera el movimiento de las materias fecales en el colon, disminuyendo así el tiempo de contacto entre los agentes potencialmente cancerígenos y el tejido del intestino grueso.

● Los resultados de varios estudios también sugieren una posible relación entre la ingesta de fibra y la prevención de otros tipos de cáncer, en particular el de próstata. Un estudio epidemiológico realizado con más de 43.000 japoneses concluyó que una baja ingesta diaria de fibra aumenta el riesgo de cáncer de próstata.

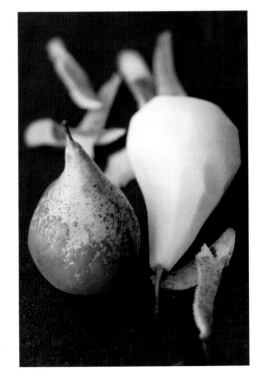

• Por último, la piel de la pera concentra compuestos fenólicos, como el ácido clorogénico, la catequina o el ácido cumárico, que tienen todos ellos una actividad antioxidante, actividad que protege los tejidos del organismo y el ADN de la acción de los radicales libres y previene así la aparición del cáncer.

BENEFICIOS NUTRICIONALES

La pera contiene una cantidad de azúcares simples que puede diferir según su variedad, condiciones climáticas y grado de madurez en el momento de la cosecha. Al tener un índice glucémico considerado bajo, proporciona al cuerpo energía que se utiliza rápidamente sin crear un pico de glucemia elevado en sangre —como lo harían, por ejemplo, los dulces o galletas—, lo que a largo plazo impediría la aparición de diabetes del tipo 2. Aunque la pera contiene pocas vitaminas y minerales, en cambio aporta contenidos nada despreciables de vitamina C y potasio, y constituye, sobre todo, una fuente interesante de fibra alimentaria.

Valores nutricionales por 100 gramos	Pera fresca, pulpa y piel
Energía	53 kcal
Agua	85,4 g
Azúcares	10,4 g
Fibra	3 g

COMPRARLA Y COCINARLA

Conservarla. Ya sean variedades de otoño-invierno o de verano, la pera está disponible todo el año. Al ser una fruta que sigue madurando después de cosecharla, se puede comprar todavía verde y dejarla madurar en los días o semanas después de la compra. Una vez en casa, la pera madurará más deprisa si la guardamos al lado de manzanas o de plátanos.

Consumirla. Para beneficiarnos de sus propiedades antioxidantes, es aconsejable seleccionar frutas de agricultura ecológica o sostenible. Si esto no fuera posible, hay que lavar bien la piel de la pera con agua jabonosa y enjuagarla a conciencia antes de comerla. No conviene excederse cuando se trata de personas que tienen un tránsito intestinal sensible o de niños pequeños: una pera al día es suficiente, sobre todo si variamos las fuentes de fibra, vitaminas y minerales. Siempre es preferible una pera de pulpa dulce y jugosa (como la williams, la mantecosa hardy y la decana del comicio), cuya fibra se digiere mejor, que una pera de pulpa granulosa (como la passacrassana).

PERAS ESCALFADAS CON ESPECIAS Y CREMA CHANTILLY

527 KCAL L 18,2 G 78 P 3,8

PREPARACIÓN 15 MIN ● COCCIÓN 25 MIN ● REPOSO 2 H ● FÁCIL ● €

1 l de agua
150 g de azúcar de caña
2 anises estrellados
5 semillas
de cardamomo
aplastadas
3 clavos de olor
una rama de canela
la ralladura
de ½ naranja
1 vaina de vainilla
4 peras maduras
pero bien firmes
150 ml de nata líquida
150 g de chocolate
negro
4 galletas speculoos

1. En una cacerola grande, calentar el agua con el azúcar, las especias y la ralladura de naranja.

2. Cortar la vaina de vainilla en dos a lo largo y rascar las semillas con un cuchillo. Añadir la vaina y las semillas al agua caliente.

3. Mientras se calienta el agua, pelar las peras dejándolas enteras con el tallo.

4. Cuando el agua esté bien caliente, sumergir las peras en el líquido y dejarlas cocer durante unos 20 minutos, según su variedad y su grado de madurez.

5. Dejar enfriar las peras en el almíbar.

6. Para preparar la ganache, calentar la nata líquida y verterla en tres veces sobre el chocolate cortado finamente. Mezclar con una espátula hasta obtener una ganache lisa. Cubrir la ganache con film transparente directamente en contacto sin dejar aire entre la preparación y el film para evitar que se forme una corteza. Reservar en la nevera por lo menos durante 2 horas.

7. En el momento de servir, montar la ganache con un batidor de varillas hasta que esté pálida y esponjosa. Servir una pera por persona, acompañada con 1 cucharada de ganache montada. Acabar desmenuzando un speculoos por encima, que le dará el toque crujiente al postre.

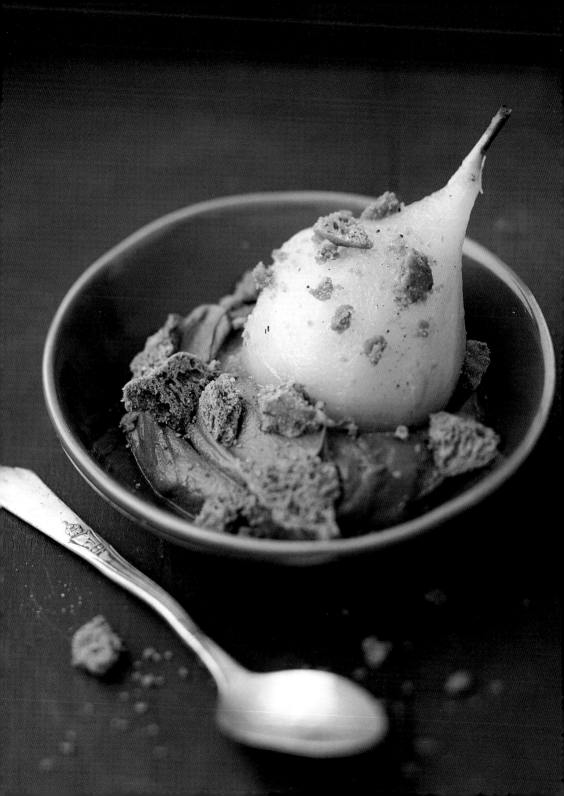

GRANIZADO DE PERA AL ROMERO

172 KCAL

L 0,8   G 97,3   P 1,9

PREPARACIÓN 10 MIN LA VÍSPERA ● COCCIÓN 20 MIN ● MEDIO ● €

2 peras
la ralladura de ½ lima

PARA EL GRANIZADO
750 ml de zumo de pera
2 ramitas de romero fresco
el zumo de 1½ limas

1. La víspera, preparar el granizado. En una cacerola, calentar el zumo de pera con las hojas de romero. Dejarlo en infusión a fuego suave durante unos 20 minutos. Según la calidad del romero y del zumo de pera, el sabor a romero será más o menos intenso. Si el sabor fuera demasiado suave, dejarlo cocer más tiempo.

2. Cuando el zumo de pera esté listo, retirar las hojas de romero y añadir el zumo de limón.

3. Verterlo en una fuente lo suficientemente grande para luego poder rascarlo con facilidad con un tenedor. Dejar enfriar a temperatura ambiente, luego ponerlo en el congelador 10 horas como mínimo, o mejor toda la noche.

4. Al día siguiente, rallar el líquido helado con un tenedor para obtener una consistencia como de hielo picado. Poner de nuevo en el congelador.

5. Pelar las peras, retirar el corazón y cortarlas en daditos.

6. En el fondo de cada bol, poner los daditos de pera, luego el granizado. Acabar con la ralladura de lima para decorar los boles y servir de inmediato.

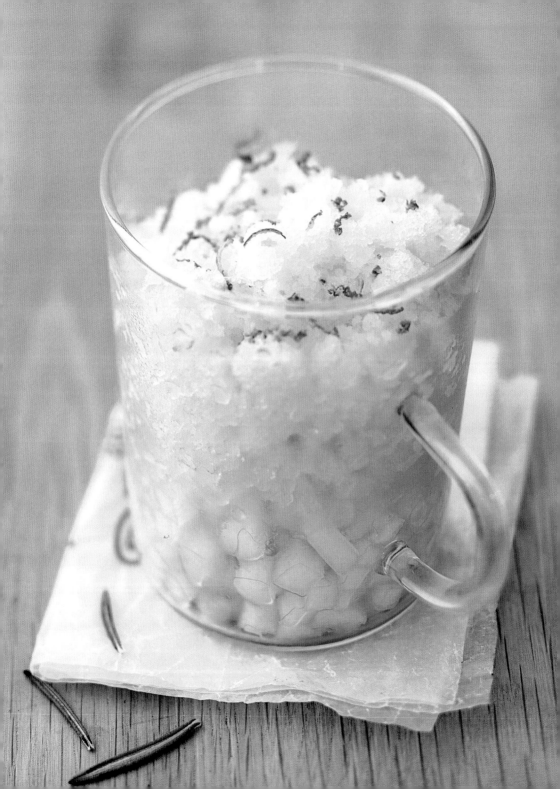

LA MANZANA

Esta fruta, que según el dicho mantiene al médico alejado, tiene numerosos beneficios nutricionales, sobre todo para permanecer delgado. Además, los estudios demuestran que el consumo regular de manzanas contribuye a prevenir algunos tipos de cáncer.

Desde Adán y Eva hasta nuestros días, la manzana es LA fruta simbólica por excelencia desde el principio de los tiempos. Durante la Prehistoria, el hombre descubrió distintas variedades comestibles producidas por un arbusto que crecía en estado silvestre. En época grecorromana, la manzana pertenecía a los «frutos hermosos» y se cultivaba por sus numerosos sabores. En la Edad Media, el manzano tenía bastante mala reputación porque se veía como el «árbol de la tentación» vinculado con el pecado original... ¡Y se asociaba al mal! Lo cierto es que la historia de la manzana —con sus redondeces, su pulpa dulce y aromática— se encuentra estrechamente relacionada con la de la mujer. Lejos de esta reputación diabólica, para algunas tradiciones la manzana es símbolo de sabiduría y de inmortalidad. La encontramos en todas partes y ha alimentado nuestro imaginario: en la mitología (manzana de la discordia), en los hermanos Grimm (Blancanieves) o en la ley de gravitación universal descubierta por Newton, Hoy en día, la manzana es la fruta más cultivada en el mundo con más de 6.000 variedades. Todas ellas son deliciosas: amarillas, rojas, verdes, etc., frescas, cocidas o en zumo.

PROPIEDADES ANTICANCERÍGENAS

Protección del colon, del pulmón, y de las mamas en la mujer

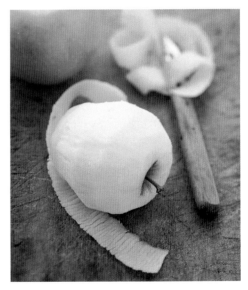

● Estudios en el laboratorio demuestran que el consumo regular de zumo de manzana o de una manzana o más al día tendrían un efecto preventivo contra los cánceres colorrectales, de mama y de pulmón. Los polifenoles de la manzana y de su zumo tienen efectos antioxidantes y disminuyen la proliferación de células cancerosas.

● Además, la manzana contiene un flavonoide particular, la quercetina, que es un auténtico protector contra el cáncer. Para sacar el máximo provecho de sus beneficios, es preferible comer la manzana con la piel, ¡pero no sin antes haberla lavado cuidadosamente!

● La piel tiene un poder antioxidante de dos a seis veces más elevado que la pulpa, y, además, contiene triterpenos (entre ellos el ácido ursólico) que tienen la propiedad de reducir la multiplicación de las células cancerosas.

BENEFICIOS NUTRICIONALES

Para ser una fruta, la manzana es poco energética y sus glúcidos le dan su sabor dulce. Es refrescante, una fuente de fibra, vitaminas (A, C, B, E, K), sales minerales y oligoelementos (potasio, magnesio, fósforo, zinc, cobre, etc.). También es un aliado en las dietas de adelgazamiento, porque sacia el apetito, tiene una acción diurética y favorece la eliminación renal. Además, regula la tasa de colesterol y de azúcar en sangre, y favorece el buen funcionamiento del tránsito intestinal gracias a la pectina. «Una manzana al día mantiene al médico en la lejanía», decían nuestras abuelas. Lo cierto es que desempeña un papel de prevención contra las enfermedades cardiovasculares y mejora la función respiratoria. Tiene propiedades antioxidantes gracias a sus numerosos polifenoles: flavonoides (entre ellos, quercetina) y compuestos fenólicos. Comer manzanas con regularidad nos ayuda a mantener una buena salud. Además, pueden consumirse en cualquier lugar y en cualquier momento del día.

Valores nutricionales por 100 gramos	Manzana fresca, pulpa y piel	Manzana, zumo puro
Energía	53,2 kcal	42,4 kcal
Agua	85,3 g	88,4 g
Azúcares	11,3 g	9,7 g
Fibra	2 g	< 0,5 g

COMPRARLA Y COCINARLA

Saber escogerlas. Podemos comprar manzanas todo el año, pero las mejores las encontraremos en otoño. En el momento de cosecharlas o de comprarlas, la fruta debe estar bien firme. Para poder comerlas con piel sin problemas, hay que comprarlas procedentes de una agricultura que limite el uso de pesticidas.

Saber conservarlas. Las manzanas se conservan en el cajón de las verduras de la nevera, y, preferiblemente, en una bolsa perforada. Si las dejamos a temperatura ambiente, pueden madurar demasiado y perder su sabor.

Preparaciones variadas. La manzana se presta a todo tipo de recetas: cruda o cocida, salteada en la sartén o al horno. Cada variedad se caracteriza por un aspecto y un sabor particulares. Desde las más dulces a las ácidas, fundentes o muy crujientes, hay para todos los gustos: golden, chantecler, reineta, clochard, reineta gris de Canadá, gala o granny, etc.

ENSALADA DE COL, MANZANA VERDE Y SEMILLAS DE AMAPOLA

287 KCAL

L 36,5   G 60,1   P 3,4

PREPARACIÓN 15 MIN ● FÁCIL ● €

150 g de col blanca
60 g de apio
100 g de hinojo
1½ manzanas verdes
100 g de arándanos
rojos secos

PARA LA SALSA
el zumo de 1 limón
3 cucharadas grandes
de yogur
1 cucharada de vinagre
de manzana
6 cucharadas de aceite
de oliva
8 g de semillas
de amapola

1. Cortar finamente la col blanca, el apio y el hinojo, eliminando los extremos, y luego cortar horizontalmente. Es mejor hacerlo con la mandolina, si se dispone de una, para obtener trozos lo más finos posible.

2. Cortar la manzana verde en juliana fina manteniendo la piel: cortarla en rodajas finas y luego en bastoncitos.

3. Poner todas las hortalizas crudas y los bastoncitos de manzana en un bol.

4. Preparar la salsa mezclando el zumo de limón, el yogur, el vinagre de manzana, el aceite de oliva y las semillas de amapola.

5. Verter la salsa sobre la ensalada y mezclar.

6. Añadir los arándanos rojos y mezclar de nuevo.

7. Servir rápidamente para que la ensalada no pierda el toque crujiente.

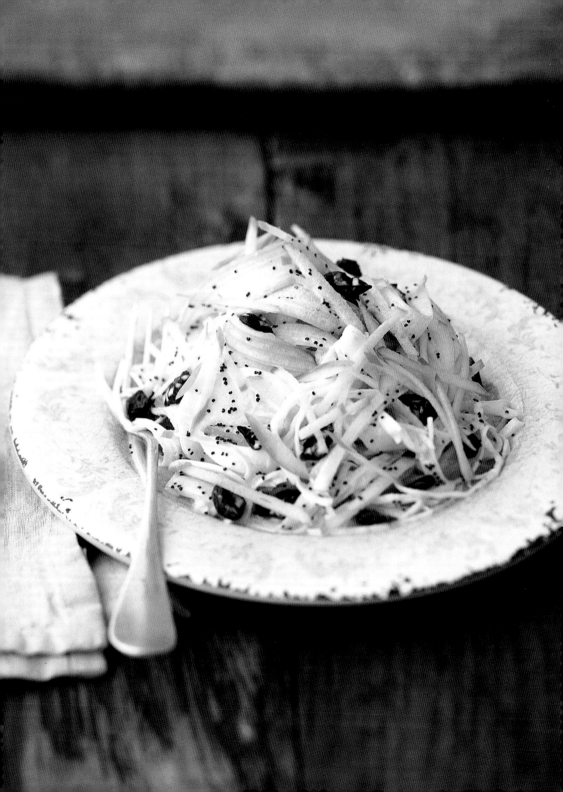

TARTA DE MANZANA
CON HARINA DE ESPELTA

511 KCAL   L 32,8   G 58,4   P 8,9

PREPARACIÓN 30 MIN ● COCCIÓN 30 MIN ● FÁCIL ● €

PARA LA MASA
90 g de harina clásica
90 g de harina
de espelta
30 g de azúcar moreno
una pizca de canela
3 g de sal
130 g de mantequilla
35 ml de agua

PARA LA GUARNICIÓN
3 manzanas
el zumo de ½ limón
30 g de azúcar moreno
½ cucharadita
de canela

PARA EL ACABADO
1 huevo
20 g de azúcar moreno

1. Precalentar el horno a 180 °C.

2. Preparar la masa mezclando los ingredientes secos: las dos harinas, el azúcar, la canela y la sal. Añadir la mantequilla cortada en daditos y trabajarla con los dedos como si fuera un crumble. Agregar el huevo y amasar hasta que la masa esté homogénea. Ponerla sobre la encimera, aplastarla con la palma de la mano para que se integren bien todos los ingredientes, pero sin trabajarla demasiado. Cuando esté bien homogénea, estirar la masa en un círculo grande o en cuatro pequeños. Los bordes deben ser irregulares para que la tarta tenga un aspecto «casero». Disponer el disco o los discos pequeños de masa sobre una bandeja que pueda ir al horno cubierta con papel vegetal.

3. Retirar el corazón de las manzanas y cortarlas en láminas delgadas. Ponerlas en un bol con el zumo de limón, el azúcar y la canela. Mezclar con cuidado para que las manzanas queden bien cubiertas.

4. Disponer las manzanas de forma regular en el centro de la masa, dejando un reborde vacío bastante ancho. Doblar el borde de masa sobre las manzanas.

5. Con un pincel, untar los bordes con el huevo entero batido, luego espolvorear con el azúcar moreno para que tome un bonito color dorado durante la cocción.

6. Hornear 30 minutos.

7. Puede servirse la tarta caliente, templada o fría, al gusto de cada uno.

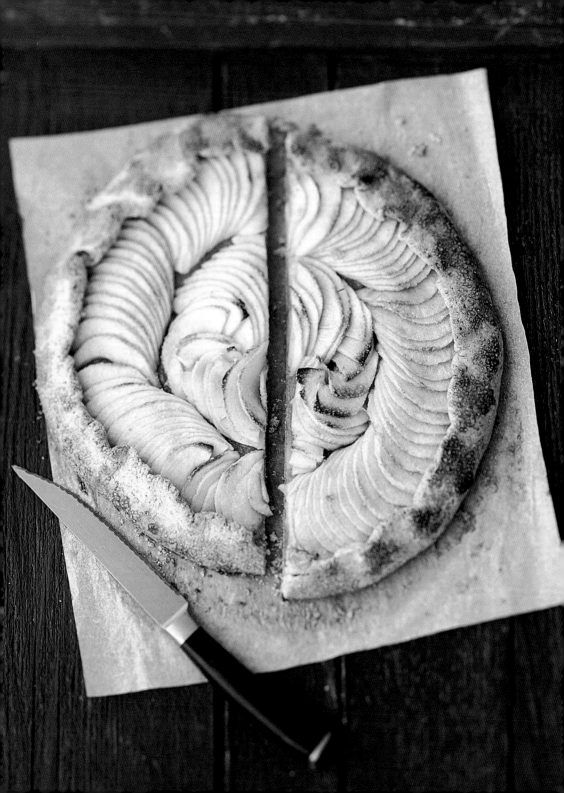

LA SARDINA

Una carne repleta de cualidades nutricionales, un contenido muy importante en selenio que actúa en la prevención del cáncer y omega-3 buenos para la salud del cerebro. Este pequeño pescado, que habría que consumir una vez a la semana, puede hacer mucho para tu salud.

La sardina común, o *Sardina pilchardus*, vive en una amplia zona geográfica que se extiende desde el Atlántico Norte hasta las costas de Senegal. El nombre «sardina» parece ser de origen griego y designa un pescado pequeño que se pesca en el Mediterráneo, alrededor de Cerdeña. Con su forma alargada, su vientre plateado y su dorso azulado, este pequeño pescado de unos 15 a 20 cm de largo a menudo se confunde con el arenque. Durante toda su vida se desplaza en enormes bancos a poca profundidad (entre 10 y 50 m por debajo de la superficie) y se alimenta de plancton.

La sardina, alimento emblemático de la lata de conserva, fue uno de los primeros en conservarse gracias al método de la apertización en el siglo xix. Como consecuencia de su éxito comercial, los especialistas observaron entre 1995 y 2005 una disminución de su población debida a la sobrepesca. A pesar del agotamiento de los recursos de sardina, sigue perteneciendo a la categoría de especies abundantes y no amenazadas según la Unión Internacional para la Conservación de la Naturaleza (UICN).

PROPIEDADES ANTICANCERÍGENAS

Protección contra el estrés oxidativo provocado por los radicales libres ● Acción preventiva del selenio contra algunos tipos de cáncer

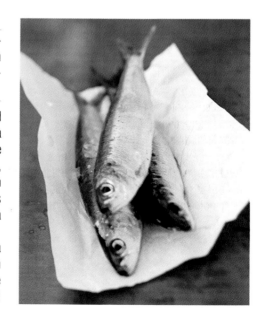

● La Agencia nacional francesa de seguridad sanitaria de la alimentación (Anses) recomienda ni más ni menos que una ración semanal de pescado azul. De hecho, según su proveniencia, los tejidos de estos animales marinos pueden estar más o menos contaminados por metales pesados y otros contaminantes debidos a la actividad humana.

● Los tejidos de la sardina, al estar situada en la parte baja de la cadena alimentaria, tienen menos concentración de estos elementos que los pescados azules de mayor tamaño como el atún o el salmón; por lo que debemos consumirla con frecuencia, al tiempo que la alternamos con la caballa.

● Su contenido en selenio hace que sea una aliada interesante para luchar contra el estrés oxidativo causado por los radicales libres en el organismo. Una dieta rica en selenio se ha asociado a un menor riesgo de cáncer, en particular de próstata.

BENEFICIOS NUTRICIONALES

La sardina es uno de los productos más ricos en proteínas, en el conjunto de los alimentos. Por ello, deberíamos ponerla con regularidad en el plato en lugar de carnes tradicionales como la ternera o el cerdo. Además, su perfil en lípidos es excelente, con una proporción de $2/3$ de ácidos grasos insaturados por $1/3$ de ácidos grasos saturados. El consumo suficiente de ácidos grasos insaturados contribuye a mantener una buena salud cardiovascular. Además, la sardina es uno de los pescados más ricos en EPA y DHA, dos ácidos grasos de la familia de los omega-3 que el cuerpo no puede fabricar. Consumirlos en cantidad suficiente favorece el mantenimiento de una buena salud cerebral. Por último, la sardina es rica en vitamina B12, vitamina D y selenio, y también aporta una buena cantidad de yodo, magnesio y zinc.

Valores nutricionales por 100 gramos	Sardina asada	Sardinas de lata, filetes en aceite escurridos
Energía	214 kcal	246 kcal
Agua	55,7 g	60,5 g
Proteínas	30 g	24,9 g
Lípidos (de los cuales saturados/ monoinsaturados/poliinsaturados)	10,4 g (3,1/3,1/3,8 g)	16,3 g (4,6/5,6/5,3 g)

COMPRARLA Y COCINARLA

Dos opciones. Hay quienes comen entera la sardina, incluyendo la cabeza y las espinas, y otros que prefieren solo los filetes. Los primeros optan por las sardinas más pequeñas ya que, a partir de cierto tamaño, comerla con tripas puede ser desagradable. De lo contrario, habrá que aprender a filetear la sardina.

Una gran cantidad de preparaciones. Fresca o en conserva, marinada, asada o en paté, sobre una rebanada de pan o en una tarta salada. Hay para todos los gustos. Sin embargo, no deberíamos prepararlas en la barbacoa, pues provoca la ingesta de compuestos cancerígenos. También es aconsejable limitar el consumo de sardinas asadas que acaban carbonizadas en la sartén.

Un sabor a Mediterráneo. La sardina puede aromatizarse con ajo, cilantro, albahaca, tomates secos, aceitunas, alcaparras u otros condimentos típicos de la cocina mediterránea.

———

PASTA CON SARDINAS

956 KCAL   L 14,5   G 65   P 20,6

PREPARACIÓN 10 MIN ● COCCIÓN 15 MIN ● FÁCIL ● € €

500 g de espaguetis
sal, pimienta

PARA LA SALSA
1 hinojo grande
4 cucharadas de aceite
de oliva
1 cebolla amarilla
2 dientes de ajo
½ cucharadita de
semillas de hinojo
500 g de tomates cherry
8 sardinas, escamadas
y en filetes
el zumo y la ralladura
de 1 limón
1 manojo de albahaca

1. Poner agua a hervir en una cacerola grande para la pasta. Añadir una pizca de sal y la mitad del hinojo cortado en trozos grandes.

2. En una sartén, calentar la mitad del aceite de oliva. Agregar la cebolla cortada finamente, los dientes de ajo pelados y enteros, y las semillas de hinojo. Rehogar la cebolla a fuego medio durante 5 minutos. Salpimentar. Cortar los tomates cherry por la mitad y añadirlos a la sartén. Rehogar 5 minutos más a fuego medio, y luego a fuego suave.

3. Cocer la pasta en la cacerola donde cuece el hinojo.

4. Mientras, añadir los filetes de sardina en la sartén, romperlos en trozos grandes dentro de la salsa para que queden trozos irregulares. Incorporar la ralladura de limón, probar y rectificar la sazón.

5. Cortar el otro medio hinojo crudo en láminas muy delgadas, mejor con la mandolina, y ponerlas en un bol. Añadir el zumo de limón, la otra mitad de aceite de oliva, salpimentar y reservar.

6. Deshojar la albahaca y reservarla.

7. Cuando la pasta esté cocida, escurrirla guardando un vasito de agua de la cocción. Añadir la pasta a la sartén, mezclar y verter un poco de agua de la cocción. El agua absorberá el almidón de la pasta y hará que la salsa la cubra bien. Subir el fuego y rehogar unos minutos.

8. Disponer la pasta en una fuente de servir y repartir las láminas de hinojo crudas y la albahaca fresca. Tomar enseguida.

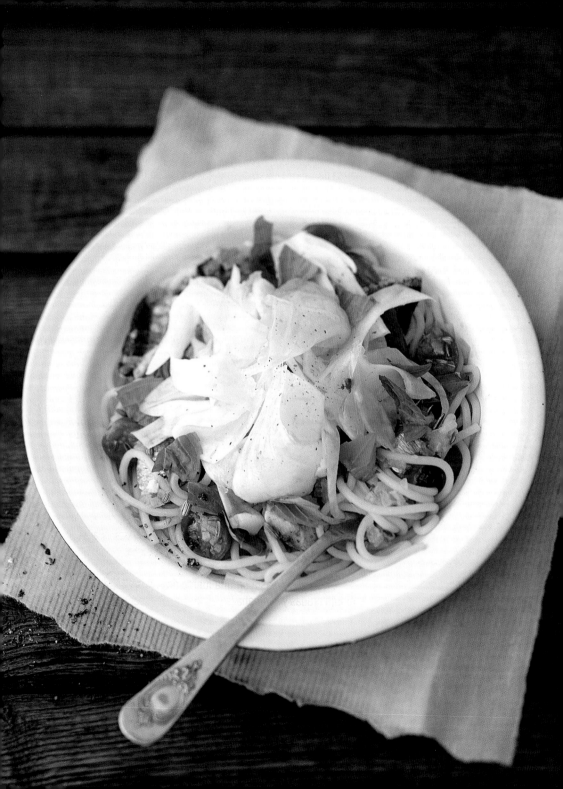

SARDINAS ASADAS
CON SALSA CHIMICHURRI

PREPARACIÓN 10 MIN ● COCCIÓN 10 MIN ● FÁCIL ● € €

459 KCAL   L 51,4   G 9,3   P 39,3

12 sardinas grandes
sin tripas
1 chorrito de aceite
de oliva
4 dientes de ajo
sal, pimienta

PARA LA SALSA
CHIMICHURRI
7 dientes de ajo
2 chalotas
10 g de cilantro fresco
lavado
10 g de albahaca fresca
lavada
cuatro pizcas grandes
de orégano seco
⅓ de pimiento verde
90 ml de aceite de oliva
½ guindilla roja
70 ml de vinagre
de vino

1. Precalentar el horno a 210 °C.

2. Para preparar la salsa chimichurri, pelar y cortar grandes los ajos y las chalotas. Añadir las hierbas frescas y las secas, el pimiento y la guindilla, ambos sin semillas y en trozos grandes. Añadir una cuarta parte del aceite de oliva. Triturarlo todo finamente.

3. Añadir el resto de aceite, el vinagre y triturar de nuevo. El aspecto de la salsa será parecido a un pesto, pero con una consistencia algo más líquida. Salpimentar al gusto. Reservar en la nevera.

4. Preparar las sardinas. Hacer 1 o 2 cortes pequeños al bies sobre la carne y ponerlas en una fuente que pueda ir al horno. Salpimentar y verter un chorrito de aceite de oliva sobre las sardinas. Darles varias vueltas para que queden bien cubiertas con el aliño. Añadir los dientes de ajo con piel.

5. Cocerlo todo durante 8 o 10 minutos según el tamaño de las sardinas, dándoles la vuelta a media cocción.

6. Cuando las sardinas estén cocidas, pueden cubrirse con un hilito de salsa chimichurri, de origen argentino, o dejar que los comensales se sirvan la cantidad de salsa que deseen. La salsa sobrante puede guardarse en el frigorífico durante 5 días.

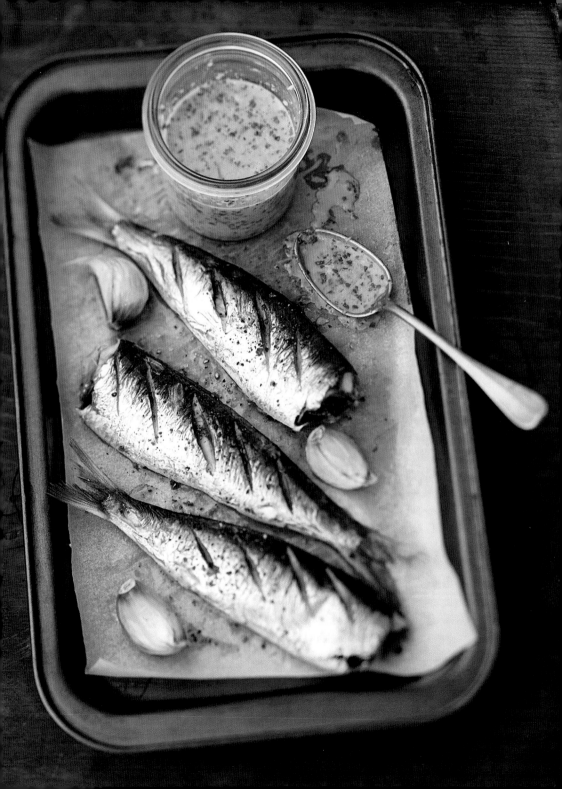

CONCLUSIÓN DEL PROFESOR DAVID KHAYAT

Juntos acabamos de pasar revista a 60 alimentos «saludables» y a 120 recetas; un montón de ideas para ayudarte, día tras día, a elaborar una dieta variada, que es sinónimo de salud. He optado por incluir recetas con poca carne, más abundantes en verduras frescas y legumbres, con menos sal, menos azúcar y menos grasas.

Mi deseo es que la información que te hemos aportado te haya resultado interesante y que las recetas te hayan gustado, al tiempo que te hayan mantenido en forma, igual que a nosotros. Son recetas deliciosas que demuestran, si era necesario hacerlo, que se puede comer de forma saludable y, al mismo tiempo, disfrutando.

Una vez más, me gustaría decir que estoy demasiado apegado a la verdad científica para intentar convencerte de que existe una auténtica «dieta anticancerígena»; en otras palabras, que comiendo tal o cual alimento o eliminando otros reducirás del todo las posibilidades de padecer un cáncer o, que aquellos que ya se han visto afectados por esta enfermedad, evitarán una recaída.

Por desgracia, en medicina, y todavía menos en cancerología, no existen los milagros. Pero sí es cierto que, en algunos casos, comer mejor puede contribuir, aunque solo sea en una pequeña medida, a reducir el riesgo de desarrollar un cáncer.

Por este motivo, junto con Nathalie Hutter y mi hija Cécile, hemos trabajado para poner a tu disposición este libro y todos los consejos que contiene.

Pero, ¡cuidado!, una verdadera actitud «anticáncer» no puede limitarse a comer mejor. Es fundamental que vaya de la mano de la práctica casi diaria de algo de ejercicio físico, un control del peso y la moderación en el consumo de embutidos o de vino, por ejemplo. Y, sobre todo, es importante no fumar y evitar que los amigos fumen a nuestro alrededor.

El camino hacia la prevención del cáncer es todavía largo, y este libro, probablemente, sea tan solo una de las primeras etapas en este camino.

Pero ahora, tras leer este libro, eres plenamente consciente de los retos y peligros, por lo que ya has empezado a avanzar en este largo camino.

Así que ¡buena salud para todos!

LAS REGLAS DE ORO PARA REDUCIR EL RIESGO DE CÁNCER

Cuando estés cocinando, recuerda unas reglas sencillas de prevención general y unos hábitos útiles para proteger tu salud.

DE MANERA GENERAL

No fumes: no olvides que el tabaco es cancerígeno desde el primer cigarrillo.

Varía tu alimentación: no te prives de nada. Puede ser peligroso consumir demasiado a menudo y en gran cantidad algunos productos potencialmente cancerígenos.

Adapta tu balance energético: aumenta la actividad física y reduce la ingesta de calorías. No piques entre las comidas.

Haz deporte.

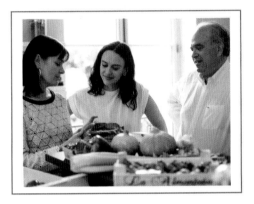

EN LA COCINA

Diversifica los métodos de cocción: las cocciones al vapor o a fuego lento y el salteado ligero en sartén son mucho mejores para la salud.

Consume preferentemente productos artesanales, de la zona, de agricultura sostenible: elige siempre productos con la menor cantidad de pesticidas posible.

Lava cuidadosamente las frutas y las verduras, incluso con un poco de jabón, antes de enjuagarlas.

Pela las frutas y las verduras.

Come algo menos de carne y más verduras frescas.

Deja desangrar la carne antes de cocerla. Y, aunque pueda parecer sorprendente, lávala antes de prepararla.

No comas la piel de las aves de corral cada vez que las consumas.

Reduce el consumo de embutidos. No los comas demasiado a menudo y escoge siempre los que sean de calidad.

Come con menos sal, menos azúcar y menos grasas.

TABLA DE RECETAS SEGÚN SU VALOR CALÓRICO

Receta	Kcal por ración	Página
Zumo verde de kiwi, apio y manzana verde	41,9	160
Chips de fresas	52,3	48
Té helado de rooibos	53,8	190
Rábanos encurtidos	57,5	74
Polos de papaya y piña	87,4	362
Chutney de papaya	93,6	360
Dip de queso con hierbas	96,5	66
Rollitos de primavera vegetarianos	94,9	312
Calabaza asada con salvia	122	270
Ensalada de alcachofa con botarga	122	202
Dim sum de gambas al vapor	141	232
Panecillos de Pascua	145	276
Mermelada de tomate	146	98
Granizado de pera al romero	172	368
Ensalada templada de coliflor asada con comino, queso feta y granada	175	330
Granizado de agua de coco, pomelo y granada fresca	177	264
Ostras con soja y jengibre	187	246

Receta	Kcal por ración	Página
Sorbete exprés de frambuesa y flor de saúco con ruibarbo	188	142
Albóndigas de pavo aromatizadas	191	102
Rollos de canela con harina de espelta	196	240
Pastelitos de cangrejo	197	348
Cáscara de pomelo confitada con chocolate	207	356
Limonada con bayas de goji	211	26
Tortilla de calabacines, ricotta y menta	224	134
Músicos de chocolate con bayas de goji	236	24
La salsa putanesca de Julie	236	56
Las albóndigas de bacalao de mi abuela	237	320
Blinis con berros y bacalao ahumado	239	228
Sorbete de pomelo y champán	239	354
Ensalada de otoño	240	268
Brócoli con guindilla y almendras	251	124
Papillotes de gambas	252	234
Ostras con nata de rábano picante	253	244

Receta	Kcal por ración	Página
Zanahorias tiernas asadas y granola con semillas	255	300
Ceviche de dorada	257	72
Hummus de edamames	258	92
Pavlova con yogur griego	268	50
Bol de açaí para el desayuno	286	110
Ensalada de col, manzana verde y semillas de amapola	287	372
Latkes de batatas	290	62
Sopa Tom Kha Kai	293	214
Melocotones asados con pimienta y miel	294	172
Ensalada asiática de pomelo rosado	304	262
Suflés de frambuesas y chocolate	304	140
Tarta invertida de ciruelas	304	178
Ensalada de calabacines y tomates asados con miel	305	136
Tarta de piña	307	296
Puré de aguacate con espárragos verdes y vinagreta templada	312	210
Scones de chocolate	312	308
Pesto de brócoli	317	122
Ensalada de zanahorias con nueces del Brasil	322	250
Crumble bars de arándanos	328	164
Pudín con semillas de chía	333	332

Receta	Kcal por ración	Página
Curri vegetariano	340	148
Pav bhaji	349	318
Brioche de frutos rojos	359	166
Ensalada de espinacas, queso feta y arándanos rojos	370	220
Pop tarts de ciruelas	380	176
Panzanella	383	96
Hojaldre con acelgas	393	36
Panes planos con cebolletas	397	60
Muesli Bircher con albaricoques asados	398	194
Crepes de harina de garbanzos	407	336
Tostada con aguacate y huevo poché	409	350
El ragú de Gaby	411	38
Ricotta casera con rúcula	412	86
Caldo de fideos soba	418	282
Tortilla verde	424	30
Ñoquis de rúcula	427	84
Focaccia	430	54
Bo bun de ternera	435	90
Ensalada de berros con cítricos	435	226
Frutas exóticas, mousse de mascarpone a la vainilla	453	68
Empanadillas de col rizada	459	152
Sardinas asadas con salsa chimichurri	459	380
Falafels ligeros con lentejas coral	462	338

Receta	Kcal por ración	Página
Ensalada templada de col rizada	467	154
Ensalada de patatas y caballa	476	342
El arroz con huevos de Barbara	479	80
Yogur helado	492	196
Tarta de remolacha, semillas de amapola y queso de cabra	505	116
Galletas de copos de avena	506	222
Radicchio de Treviso con trigo sarraceno tostado	506	280
Tarta de manzana con harina de espelta	511	374
Pastel de ciruelas	521	326
Pastel de crepes de té verde matcha y chocolate	526	288
Peras escalfadas con especias y crema chantilly	527	366
Cazuela de pescado	549	32
Pastel de zanahoria	563	302
Ensalada César ligera	572	20
Lionesas París-Brest	580	252
Quinoa como un arroz con leche	580	184
Manzanas crujientes, limón, alcaparras y romero	588	44
Tortitas con açaí y arándanos	593	112
Granola casera	595	324
Arroz con canela, piñones y pasas	608	274

Receta	Kcal por ración	Página
Setas rellenas	609	216
Pie de puerros	613	258
Pastel de chocolate y remolacha	616	118
Vitello tonnato	620	42
Tortitas de quinoa vegetarianas	633	182
Cobbler con ajo asado y tomates cherry	636	18
Canelones con alcachofas y espinacas	639	204
Pollo de inspiración asiática	639	104
Pasta con coliflor	644	314
Rollitos de caballa asada con arroz integral	646	344
El gratinado de calabacines de mi madre	670	78
Mousse de chocolate y rooibos	681	188
Risotto de puerros y guisantes	701	256
Tarta cappuccino	711	306
Espaguetis cacio e pepe	756	170
Orzo con limón y col rizada	786	128
Escanda menor con berberechos	803	238
Tacos de gambas con salsa de kiwi	819	158
Ochazuke de caballa	839	286
Ensalada de pasta a la niçoise	917	146
Ensalada de fideos soba	932	208
Pasta con sardinas	956	378
Pastel de limón sin gluten	1016	130
Pollo agridulce	1081	294

ÍNDICE DE RECETAS
POR TIPO DE PLATO

ÍNDICE ALFABÉTICO DE RECETAS

ÍNDICE GENERAL

PRIMAVERA

VERANO

OTOÑO

INVIERNO

AGRADECIMIENTOS DE DAVID KHAYAT

A mis padres que me enseñaron a apreciar la buena comida.

A mi esposa y a mis hijas, mis cobayas preferidas, que han probado todas estas recetas, incluso cuando todavía estaban en período de prueba.

A mis amigos que me soportan mientras escribo cuando se supone que estoy de vacaciones con ellos:

Gilbert y Danièle,

Claude y Bénédicte,

René y Adèle,

Hubert y Catherine.

A Laura Zuili por su ayuda.

A Odile Jacob que siempre me ha guiado con sus buenos consejos.

AGRADECIMIENTOS DE CÉCILE KHAYAT

Agradezco de todo corazón a Caroline su paciencia sin límites, así como a Pierre-Louis y a Valéry sus magníficas fotos.

Mis más sinceras gracias a mi padre ¡por este gran proyecto! Y, en general, por haberme transmitido su pasión por la cocina y los valores de compartir y de generosidad que se encuentran alrededor de una mesa. Doy las gracias también a mi madre, a mi familia y a mis amigos por haber compartido conmigo todas sus ideas, su inspiración y sus consejos.

Finalmente, muchísimas gracias a Olivier por su apoyo y su entusiasmo, ¡incluso frente a los peores fracasos!